MAREIKE PETERS

NATUR FÜR DEINE HAUT

Pflanzliche Wirkstoffkosmetik zur richtigen Pflege
für jeden Hautzustand

Mit 42
Rezepten zum
Selbermachen

INHALT

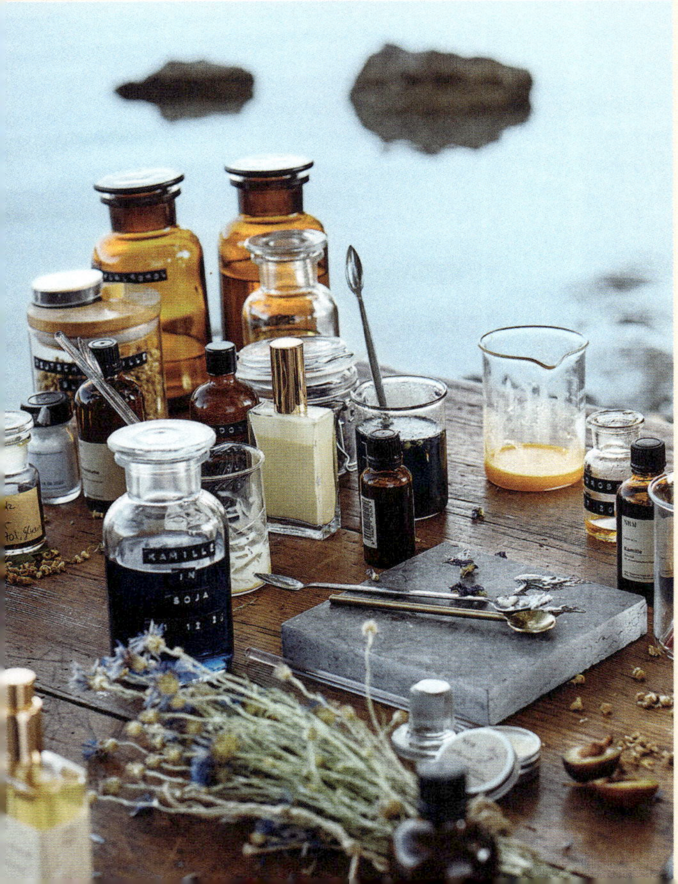

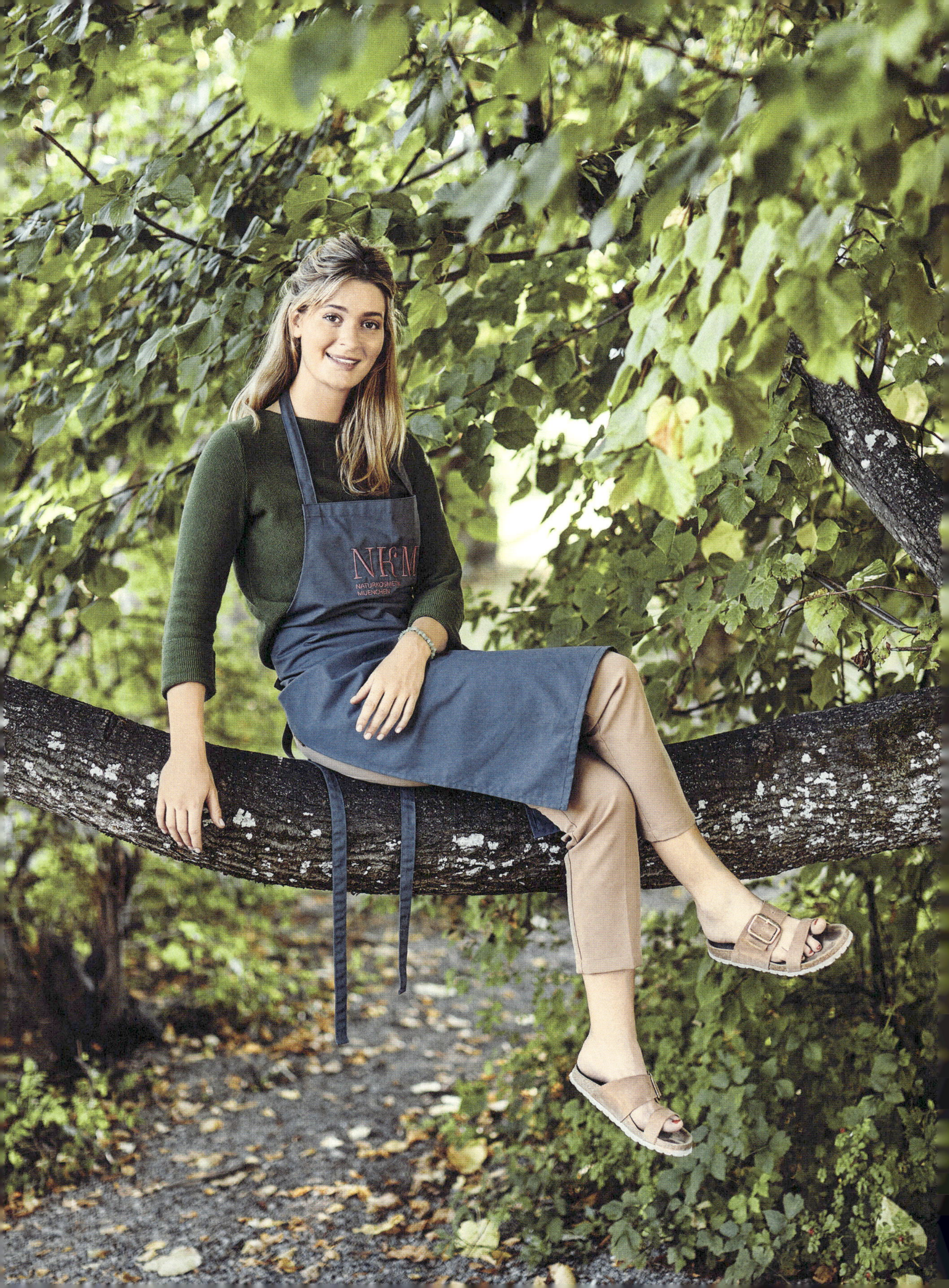
NKM
MUENCHEN

VORWORT

Mein Name ist Mareike, meine Eltern sind Betreiber von Barfußparks, weshalb ich praktisch barfuß im Wald groß geworden bin. Ich war ein glückliches und neugieriges Kind und fühle mich auch heute als Erwachsene so. Man sagt, ich sei herzlich, authentisch und natürlich. Doch dazwischen, da kamen mir diese Eigenschaften eine Zeit lang abhanden: Um zu erkennen, wer ich selbst bin, gingen mir die Werte meiner Familie kurzzeitig verloren. Das Ergebnis: ein ungleiches, entzündetes Hautbild.

Ich fand die Antwort auf meine Hautprobleme im Garten: Es kann kein Zufall sein, dass die Natur genau die richtigen Wirkstoffe produziert. Nachdem ich mir die Kosmetikwissenschaft genauso angeeignet hatte wie den Stoff aus der Uni, rührte ich fünf Jahre nur für mich meine Hautpflege selbst. Seit Oktober 2018 ist Hautpflege mein Beruf: Aus meinem Informationskanal »@naturkosmetik muenchen« wurde meine Hautpflegefirma NKM. Erst boten wir nur Produkte für die Herstellung von Kosmetik an, dann auch fertig angerührte. Heute beschäftige ich bei NKM über 40 Mitarbeitende. Ich schätze mich unglaublich glücklich, dass meine Kreationen nun in mehr als 80.000 Haushalten stehen und ich Menschen helfen kann, bessere Haut zu bekommen und dabei die Umwelt zu schützen.

ALLES FÜR DEINE INDIVIDUELLE PFLEGE

Wieso ein Buch über Hautpflege? Kann man nicht schon gute Hautpflege fertig angerührt kaufen? Ja, durchaus. Und auf keinen Fall möchte ich sagen, dass Kaufkosmetik nicht gute Qualität haben kann. Vielmehr spreche ich all diejenigen an, die die Wechselwirkung zwischen Haut und Hautpflege besser verstehen und auf den eigenen Hautzustand und dessen Bedürfnisse eingehen möchten. Die verstehen möchten, woher die Zutaten und die Verpackung der Pflege stammen, woraus sie besteht und was uns lange toll aussehen lässt. Für schöne Haut sollten weder Tier noch Umwelt leiden; die Lieferkette sollte transparent sein.

PFLANZLICH, WIRKSAM, REGIONAL

Alle Rezepte in diesem Buch stammen von mir. Teils sind sie bereits jahrelang fester Bestandteil meiner Pflegestrategie, teils habe ich sie extra für dieses Buch geschrieben. Du findest bei mir vor allem regionale Zutaten wie Leinsaat statt Açaí, Traubenkernöl statt Jojobaöl. Und ich möchte dich anregen, an Marktständen nach toller Lebensmittelqualität für deine Hautpflege Ausschau zu halten und die Zutaten bewusst und von hoher Qualität einzukaufen.

Hautpflege selber machen ist die perfekte Mischung aus Wissenschaft und Kunst. Und ich freue mich darauf, mit dir meine Faszination für Haut und Hautpflege zu teilen. Dieses Buch enthält alles, was du brauchst, um deiner Haut zu einem strahlenden Erscheinungsbild zu verhelfen, egal ob durch Kaufkosmetik oder selbst hergestellte Pflegeprodukte. Viel Spaß und Inspiration damit!

Ganz liebe Grüße,
Deine Mareike

NATURKOSMETIK SELBER MACHEN – AUS GUTEM GRUND!

Wir alle wollen natürliche, ebenmäßige, feinporige Haut und, wenn wir älter sind, nur sympathische Lachfältchen und keine fiesen Trockenheits- oder Zigarettenfalten. Nur wie soll man in dem Dschungel an Informationen am Kosmetikmarkt erkennen, was wirklich hilft?

Ich kann es verstehen: Unmittelbare Faltenauffüllung und ein glattes Hautbild über Nacht klingen vielversprechend. Wer unter seinem Hautbild leidet, möchte möglichst sofort Besserung sehen. Doch steht die kurzfristige Besserung nicht der langfristigen Hautgesundheit im Weg? Was tut gut? Was ist gesund?

GESUNDE HAUT IST SCHÖNE HAUT

Hautgesundheit wird dann erzielt, wenn die natürlichen Funktionen unserer Haut ungestört ablaufen können. Wir wollen demnach die Hautfunktionen unterstützen und sie keinesfalls ersetzen.

Wie schade wäre es, wenn wir in bester Absicht, unserer Haut Gutes zu tun, den natürlichen Funktionen unserer Haut im Wege stehen würden – einfach weil wir ihr nicht geben, was sie braucht! Dem können wir nur mit Wissen vorbeugen.

WARUM VERSCHWINDEN ÜBERHAUPT PICKEL DURCH HAUTPFLEGE?

Ich möchte verstehen, was da auf meiner Haut passiert. Ich will wissen, wie genau die vorzeitige Hautalterung aufgehalten wird und wie Pickel über Nacht verschwinden. Nur wenn du dich damit beschäftigst, was du dein Organ Haut täglich in sich aufnehmen lässt, und wenn du möglichst den Rührlöffel selbst in die Hand nimmst, findest du das heraus. Falls das Selberrühren doch nichts für dich ist – kein Thema: Dann befolge einfach die Empfehlungen in diesem Buch, und du wirst mit funktionierender Hautpflege belohnt.

WO KOMMEN DIE PRODUKTE HER?

Seit Onlineshopping nur drei Klicks und einen Tag später ein Päckchen vor die Haustür bringt, sind wir vollständig daran gewöhnt, nicht zu wissen, wo unse-

SANDDORN, KAMILLE UND VIELES MEHR HÄLT DIE NATUR FÜR GESUNDE UND SCHÖNE HAUT BEREIT.

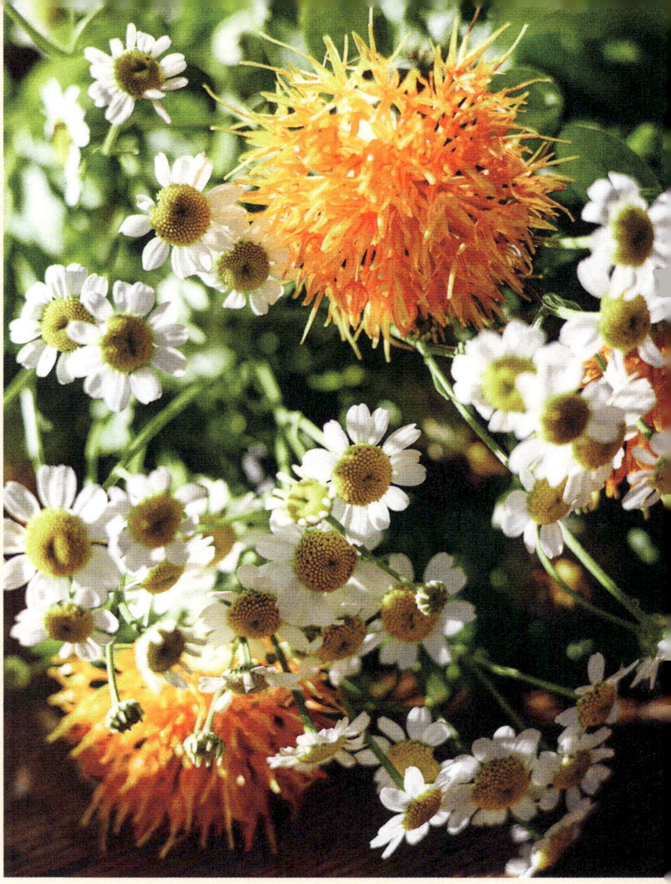

re Produkte herkommen. Wer weiß, wer unser Päckchen gepackt hat, wo das Päckchen seinen Ursprung hat, wo und von wem die Plastikflasche im Bad hergestellt wurde und woher die Inhaltsstoffe stammen? Wir blenden in unserem Alltag auch die Frage aus, welche Kinderarbeit, welche Fabriken und welche Umweltbelastungen wir irgendwo auf der Welt mit unserem Konsumverhalten unterstützen. In einer Welt voller Konsum möchte ich persönlich und mit NKM, Naturkosmetik München, nicht mehr Konsum, sondern bewussteren und besseren Konsum fördern: mit der Produktion im europäischen Mittelstand, mit kurzen Transportwegen und mit transparenten Produktionsketten. Es bedeutet mir sehr viel, dass ich für die Art und Weise, wie wir bei NKM alles neu denken, sogar von Forbes als eine von den »30 under 30« Europas ausgezeichnet wurde. Es ist mein Anliegen, mit diesem Buch ebenso wie mit NKM, Naturkosmetik München, das Wissen um Naturkosmetik zu verbreiten.

WARUM ICH EINE ROUTINE IN MEINE HAUTPFLEGE BRACHTE

»So viel wie nötig und so wenig wie möglich« war das Credo, das mir von zu Hause bezüglich Pflege- und Reinigungsprodukten mitgegeben worden war. Doch als die Unreinheiten dann kamen, warf ich diesen Leitsatz schnell über Bord. Wie eine Ertrinkende klammerte ich mich an jeden Strohhalm, der mir ein gesünderes Hautbild versprach: Viel hilft viel. Peelings glätten die Haut. Umso mehr Produkte, desto besser.

Dass stattdessen Regelmäßigkeit und Maßhalten einige der wichtigsten Aspekte der Hautpflege sind, wurde mir erst bewusst, als ich mich zum Durchhalten einer Pflegeroutine zwang und unmittelbar Verbesserungen feststellte. Oft hat gar nicht das Hinzufügen von Inhaltsstoffen, sondern das Weglassen der falschen Hautpflege positive Auswirkungen auf Hautprobleme.

Seit ich am eigenen Leib erleben konnte, wie das Hautbild mein Selbstbewusstsein beeinflusst, fasziniert mich die Wechselwirkung zwischen Haut und Hautpflege. Wie kann ich meinen Körper bei den Prozessen zu reiner Haut unterstützen? Was bei Unreinheiten und Akne begann, weitete sich schnell auf alle Hautbilder aus: Ich wollte wissen, welche Nährstoffe die Haut benötigt, um sich regenerieren zu können, und welche Komponenten gemeinsam eine gewünschte Wirkung erzielen. So ging ich meine ersten Schritte Richtung Naturkosmetik. Inzwischen ist meine Haut durch diese Strategie längst viel weniger entzündet und schön glatt.

WIESO EIGENTLICH NATURKOSMETIK?

Die Natur produziert genau die richtigen Stoffe für den menschlichen Organismus. Sie bietet uns sehr viele Wirkstoffe, die wir in der Naturkosmetik nutzen können, um unser Hautbild zu verbessern.

Zudem sind Pflanzen die Basis aller Naturkosmetik, selbstverständlich sind sie zu schützen, und so ist es nicht verwunderlich, dass man unter Naturkosmetikern viele überzeugte Klimaschützer findet. Man tut mit Naturkosmetik nicht nur sich selbst, sondern auch seiner Umwelt etwas Gutes.

Schließlich freue ich mich auch darüber, meinem Herkunftsort durch meine Hautpflege Ehre zu erweisen, indem ich wertschätze und einsetze, was vor unserer Haustür wächst.

WIE WIRKSAM SIND PFLANZEN?

Moderne Naturkosmetik bedeutet für mich, die traditionellen Naturheilverfahren mit modernen Forschungsmethoden zu überprüfen und die Wirksamkeit bestimmter Pflanzenteile mit Studien zu belegen, in denen der direkte Zusammenhang zwischen Aktion und Reaktion nachgewiesen wird. Neben diesen Wirksamkeitsstudien zählt für mich auch meine eigene subjektive Erfahrung, die wir in »Claim Support«-Studien prüfen lassen: Subjektive Erfahrungen mit Kosmetikprodukten meiner Rührküche und sichtbare Ergebnisse in meinem Hautbild lassen wir mit extra für uns durchgeführten Wirksamkeitsstudien nachweisen.

SICHTBARE ERGEBNISSE IM HAUTBILD DANK DER NATUR

Dieses Buch enthält alles, was du brauchst, um deinen Weg zur Natur für deine Haut zu gehen.
Zunächst geht es um den Aufbau der Haut und die Funktionen, die wir kennen sollten, wenn wir – durch unsere Hautpflege – das Aussehen sowie die Gesundheit unserer Haut beeinflussen wollen. Außerdem werden verschiedene Hautzustände und Hautpflegerituale sowie die Verarbeitung der Hauptpflege durch unsere Haut beschrieben. Im Abschnitt »Troubleshooting Haut« gebe ich erste Empfehlungen, wie du unwillkommenen Hautzuständen entgegenwirken kannst.

Danach beleuchte ich die verschiedenen Inhaltsstoffe von Kosmetika und deren Wirkung, insbesondere auch die Wirkweise von Pflanzen und wie wir uns diese zunutze machen können. Dadurch kannst du die Produkte in deinem Badezimmer besser verstehen und bei der Wahl deiner Hautpflege gut entscheiden. Eine Tauschtabelle für Rohstoffe und eine für den Fall, dass du Allergien auf bestimmte Pflanzen hast, geben dir zusätzliche Möglichkeiten, deine Hautpflege zu individualisieren.

Anschließend wird es praktisch: Notwendige Pflegeprodukte, Basiszutaten, die Arbeitsweise beim Selberrühren, Grundrezepturen und Kombinationen werden beschrieben, damit du ausgerüstet mit allem notwendigen Know-how ans Selberrühren gehen kannst. Wichtig: Lies dir die Hinweise zu den Rezepten ab Seite 96 genau durch, bevor du mit dem Selberrühren anfängst!

Der Rezeptteil bietet dann 42 Rezepte für Kosmetikprodukte, die zu Hause selber hergestellt werden können. Das ist eine faszinierende, freudvolle Arbeit – und du kannst dadurch die volle Kontrolle gewinnen über die Inhaltsstoffe, die deine Haut täglich absorbiert!

Hast du schon in den Rezeptteil hineingeblättert? Er weist eine große Bandbreite an Pflegeprodukten auf und einige ganz besondere: Es gibt Cremes mit lang anhaltender Feuchtigkeit, ein Multivitamin-Hyaluron-Serum, ein probiotisches Beruhigungsspray bei gereizter Haut, einen enzymatischen Peeling-Pudding und so viel mehr.

Der Weg ist auch bei der Auseinandersetzung mit der eigenen Haut und der Hautpflege zugleich das Ziel: Mit der Zeit wandelt sich das Verhalten der eigenen Haut gegenüber und es entstehen neue Erkenntnisse – und daraus entwickelt sich immer mehr die ganz persönliche Pflegestrategie für gesunde und schöne Haut.

DIE EIGENEN KOSMETIKA HERSTELLEN MACHT FREUDE UND GIBT DIE VOLLE KONTROLLE ÜBER DIE INHALTSSTOFFE.

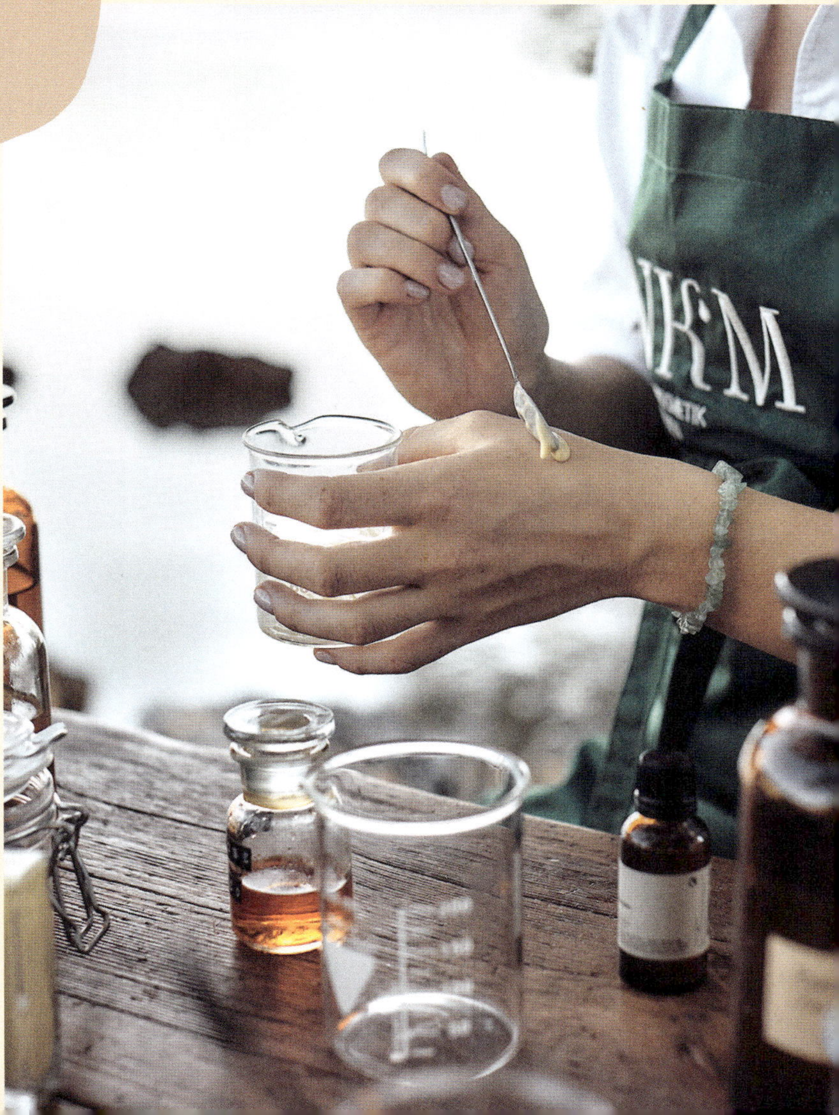

MEIN KONZEPT

Für die Herstellung von Naturkosmetik habe ich einige Prinzipien entwickelt. Sie führen zu den besten Resultaten. Natürlich ist Haut trotzdem etwas Individuelles und jeder sollte für sich selber entscheiden.

FUNKTIONIERENDE HAUT IST SCHÖNE HAUT

Ich möchte die natürlichen Prozesse des Körpers unterstützen und sie nicht ersetzen.

FRISCHE KOSMETIK

Ich verzichte auf starke Konservierungsmittel wie Parabene und mache mir die organischen, natürlichen und Wirkstoffe natürlichen Ursprungs zunutze. Meist erreichen wir eine Produkthaltbarkeit von einem halben Jahr.

UMWELTFREUNDLICHE HAUTPFLEGE

Ich verzichte auf Mineralöle, Silikone und Flüssigplastik, um die Umwelt zu schonen.

VEGAN

Die meisten meiner Rezepte sind vegan formuliert oder bieten eine vegane Alternative. Sollte einmal Bienenwachs oder Lanolin verwendet werden, bitte ich euch, diese Rohstoffe aus verantwortlichen Quellen zu beziehen.

»TIERVERSUCHSFREI«

Tatsächlich ist jeder Rohstoff einmal an Tieren getestet worden. Selbst Wasser!

Seit 1970 ist es verboten, für kosmetische Fertigprodukte Tierversuche durchzuführen. Laut der aktuellen EU-Kosmetikverordnung sind die Tierversuche nicht mehr zugelassen. Daher verzichten wir ganz auf die Auslobung »ohne Tierversuche«, weil es selbstverständlich ist, dass keine Tierversuche für Kosmetikprodukte durchgeführt werden. Ich achte beim Rohstoffeinkauf darauf, dass ich nur Inhaltsstoffe einsetze, die spätestens seit Inkrafttreten der EU-Kosmetikverordnung nicht an Tieren getestet worden sind, auch nicht auf Basis anderer gesetzlicher Vorgaben.

CO_2-EMISSIONSARM

Durch die Verwendung von regionalen Rohstoffen reduzieren wir den Transportweg der von uns verwendeten Zutaten und dadurch unseren ökologischen Fußabdruck.

PLASTIKARM

Verpackungen, Verschlüsse und Zubehör verwende ich überall, wo möglich, frei von Plastik und nehme stattdessen Edelstahl und Glasutensilien. Auch die Packmittel sollten möglichst plastikfrei und wiederverwendbar sein.

TRADITIONELL UND MODERN

Wir kombinieren die traditionellen Verfahren der Naturheilkunde mit modernen Erkenntnissen aus der Kosmetikwissenschaft und passen unsere Pflegestrategie fortwährend dem aktuellen Forschungsstand an.

SELBER MACHEN

Ich ziehe es bis heute vor, meine Hautpflege selbst herzustellen, sodass ich ganz genau weiß, was drin ist. Zudem lernen wir dabei, sowohl mit Haut als auch mit Hautpflege besser umzugehen.

EINFACHER EINSTIEG

Zum Rühren der ersten Rezepte muss man kein Produktentwickler sein. Der Einstieg ist leicht umsetzbar.

GÜNSTIGER EINSTIEG

Wir ersetzen Profiausrüstung wie Magnet- und Laborrührer durch Stabmixer und Aufschäumer.

NATÜRLICH

Wir setzen bei den pflanzlichen Inhaltsstoffen die am meisten naturbelassene und am wenigsten verarbeitete Version ein, die möglich ist.

GEDULDIG

Sichtbare Ergebnisse erreicht man im Hautbild meist nach vier Wochen, da ein Zell-Lebenszyklus so lange dauert. Wir arbeiten in Routinen, die für eine gewisse Zeit angewendet werden müssen, bis sie Ergebnisse zeigen.

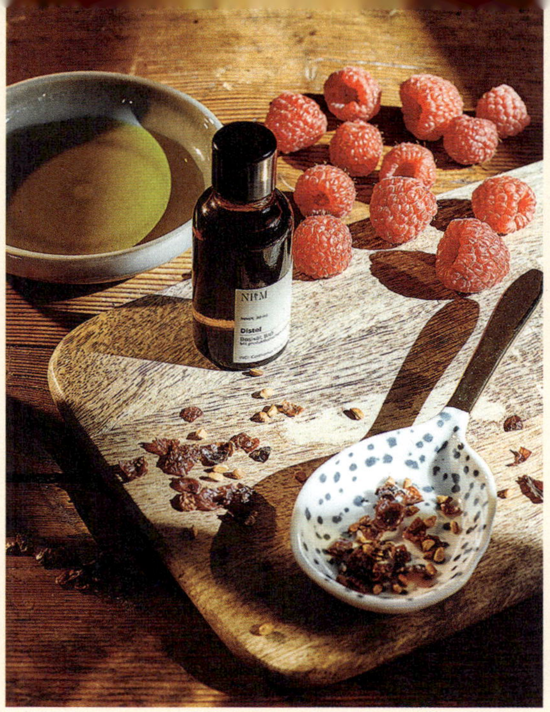

SELBER MACHEN NACH PRINZIPIEN – FÜR BESTE RESULTATE FÜR DIE HAUT UND DIE UMWELT.

RÜCKSICHTSVOLL

Auch wenn man mit Entzündungen oder Rötungen kämpft, lieben wir die Haut, wie sie ist, und wir gehen rücksichtsvoll mit ihr um. Unser Credo ist: Nicht nur schöne Haut ist liebenswert, sondern jede.

ACHTSAM

Jede Haut ist individuell und ihr Zustand teils abhängig von externen Faktoren. Wir achten auf die individuellen Signale der Haut.

WISSENSCHAFTLICH ARBEITEN

Manche Menschen folgen in der Naturkosmetik esoterischen und nicht belegbaren Ansätzen. Wir arbeiten evidenzbasiert und orientieren uns an der aktuellen wissenschaftlichen Forschung.

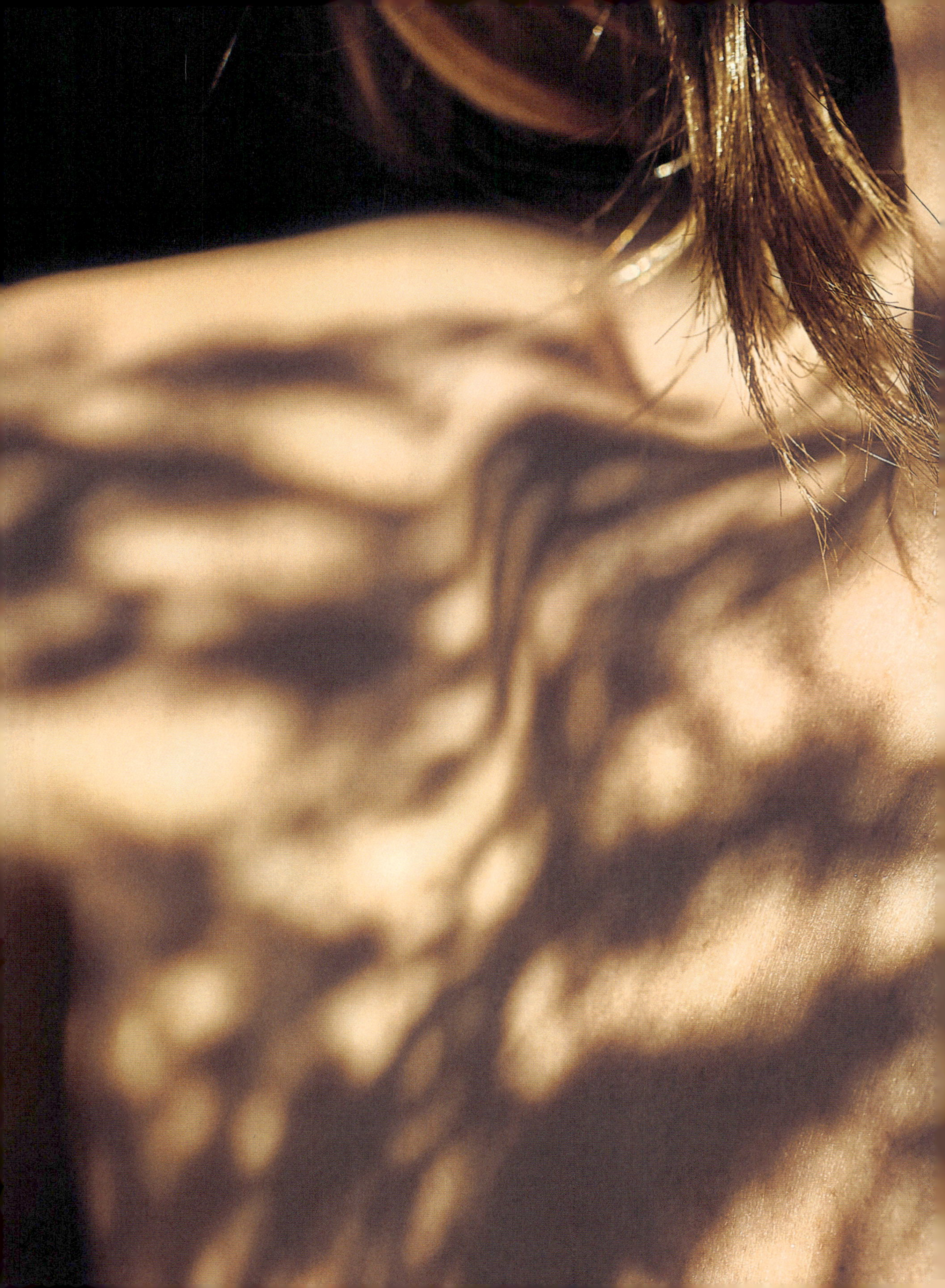

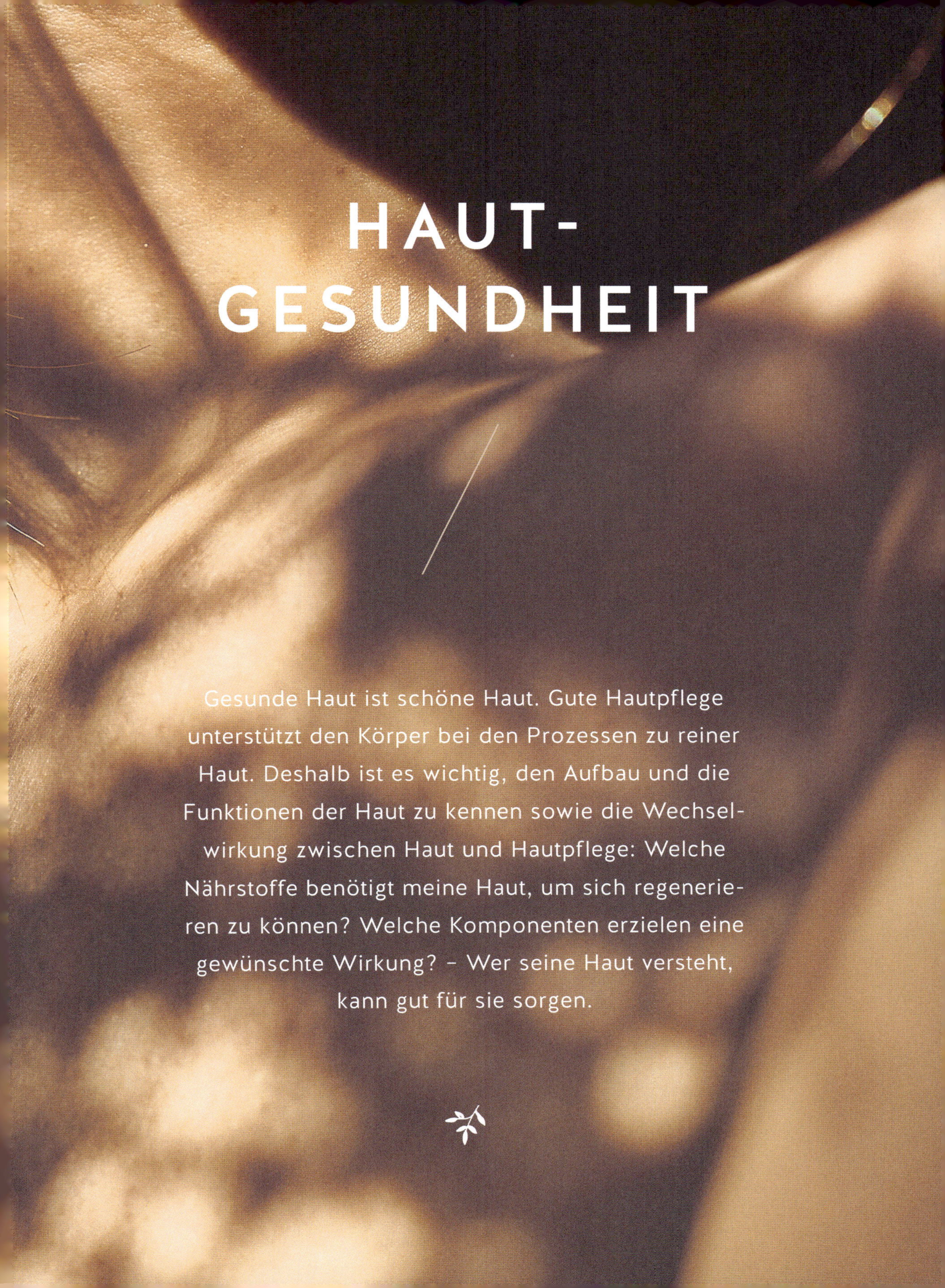

HAUT-GESUNDHEIT

Gesunde Haut ist schöne Haut. Gute Hautpflege unterstützt den Körper bei den Prozessen zu reiner Haut. Deshalb ist es wichtig, den Aufbau und die Funktionen der Haut zu kennen sowie die Wechselwirkung zwischen Haut und Hautpflege: Welche Nährstoffe benötigt meine Haut, um sich regenerieren zu können? Welche Komponenten erzielen eine gewünschte Wirkung? – Wer seine Haut versteht, kann gut für sie sorgen.

DER AUFBAU DER HAUT

Wer weiß, wie Haut funktioniert, weiß auch, wie man sie pflegt. Die Haut ist, und das vergisst man wegen ihrer Sichtbarkeit oft, ein Organ. Genauer: ein Organ mit einer Schutz-, Absorptions- und Ausscheidefunktion. Das bedeutet: Dieses Organ schützt unsere Muskeln, Sehnen und inneren Organe vor Schmutz und Mikroorganismen, und es hat die Fähigkeit, sowohl Substanzen aus der unmittelbaren Umgebung aufzusaugen als auch Substanzen aus dem Körperinneren herauszugeben.

Im Vordergrund steht dabei eigentlich nicht die Optik, sondern die Funktion dieses Organs: Haut, bei der die natürlichen Prozesse ungehindert ablaufen können, ist schöne Haut. Geht bei den Prozessen etwas schief, verstopfen die Poren, startet der Körper Entzündungsprozesse, überwiegen ungewollte Bakterienkulturen oder fehlt Feuchtigkeit, dann verändert dies die Oberfläche. Und die ist sichtbar! Man kann sagen »leider sichtbar«, wenn man nur auf die Optik abstellt. Doch wir können auch sagen »zum Glück sichtbar«, wenn wir Veränderungen auf der Hautoberfläche als Signale für Probleme in der Funktion dieses Organs sehen. Wie wir dann solche Veränderungen verhindern können, wird deutlich, sobald wir unsere Haut etwas besser verstehen.

BESTANDTEILE DER HAUT

Haut wird unterteilt in verschiedene Lagen: die Unterhaut (Subcutis) mit dem Fettgewebe und den größeren Blutgefäßen, darüber die Lederhaut (Dermis), in der die Haarwurzeln, Schweiß und Talgdrüsen beginnen, und dann die Oberhaut (Epidermis), in der Hautpflege am wirksamsten ist.

Während die Schichten unter der Unterhaut und die Unterhaut mit ihren Fettzellen für die Kosmetik nicht so interessant und von Hauptpflege weitestgehend unbeeinflussbar sind, wird es immer spannender, je näher wir der Hautoberfläche kommen.

Die Dermis besteht hauptsächlich aus drei Substanzen, die maßgeblich das Erscheinungsbild der Haut bestimmen: Elastin, Kollagen und Hyaluron.

Kollagen – das Gerüst der Haut

Ein Kollagenstrang ist bis zu zehn Kilogramm reißfest. Das Gerüst aus Fasern erinnert an eine Leiter:

Zwei dickere Stränge werden jeweils durch viele dünnere fest miteinander verbunden. Solche Leitern liegen horizontal und vertikal in der Dermis und verleihen der Haut Stabilität.

Kollagen wird durch Prolin und Lysin gebildet. Durch eine Reaktion, die man »Hydroxylierung« nennt, werden diese beiden ursprünglich instabilen Aminosäuren zu einer stabilen Bindegewebsfaser. Dieser Vorgang nennt sich auch »Kollagensynthese« und kann nur durch ausreichend vorhandenes Vitamin C zustande kommen.

Elastin – wie ein Gummiband

Die Zusammensetzung von Elastin ähnelt der von Kollagen, allerdings enthält Elastin ein Lysin, welches das Protein dehnbar macht. Elastin bildet ähnliche Strukturen wie Kollagen, diese sind jedoch flexibel und machen die Haut elastisch, vergleichbar etwa mit einer Sprungfeder.

Hyaluronsäure – zieht Wasser an

Zwischen den Kollagen- und Elastinfasern befindet sich ein Gemisch aus einer Form von Hyaluronsäure und Feuchtigkeit. Unter anderem verleiht die Hyaluronsäure der Haut die Fähigkeit, Feuchtigkeit zu speichern. Sie kann das Tausendfache des Eigengewichtes an Feuchtigkeit binden.

Die Dermis bestimmt grundlegend das Erscheinungsbild unserer Haut. Je mehr Flüssigkeit in dieser Schicht gebunden wird, desto praller wirkt die Hautoberfläche. Je mehr Kollagenfasern gebildet werden, desto straffer wirkt das Hautgewebe.

DER LEBENSZYKLUS UND DIE FUNKTION VON HAUTZELLEN

Gut 90 Prozent unserer oberen Haut bestehen aus Keratinozyten (zu den weiteren 10 s. S. 16/17). Spannend ist, dass sich diese Hautzellenart stetig bewegt!

Keratinozyten

Die Geburt der Zelle geschieht in der Basalschicht, und ihr Lebenszyklus endet als altes Hautschüppchen, ausgetrocknet und mit nichts mehr als dem harten Zellkern übrig, auf der Hautoberfläche. Eine Zelle durchquert im Laufe ihres Lebens die verschie-

Info

So entflammte meine Liebe zum Organ Haut, denn sie ist ein wahrer Recyclingkünstler! Was für einen spannenden Beweis liefert der Lebenszyklus unserer Hautzellen dafür, dass unser Körper die vorhandenen Ressourcen sinnvoll einsetzt und wiederverwertet. Die Bezeichnung »abgestorbene Hautzelle« ist irreführend: Es heißt nur, dass die Zelle sich verändert hat, nicht dass sie keine Funktion in der Haut mehr einnimmt.

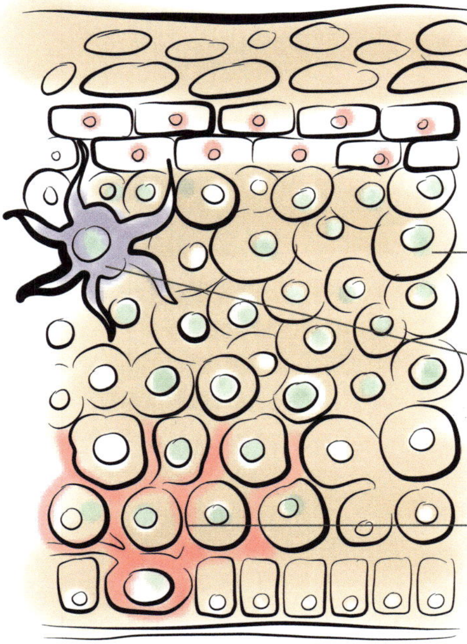

ETWA ALLE 30 TAGE ERNEUERN SICH DIE HAUTZELLEN DER EPIDERMIS VOLLSTÄNDIG: LAUFEN ALLE PROZESSE UNGEHINDERT AB, BLEIBT DIE HAUT GESUND.

denen Schichten der Epidermis und übernimmt stets neue Funktionen in ihr. Die neue Hautzelle entsteht als identisches Duplikat der Zellen der Basalschicht an der untersten Schicht der Epidermis. Sie ist der Inbegriff der Regeneration: Als neue, unbeschadete Zelle wird sie später die Zellen an der Hautoberfläche ersetzen. Zunächst dient sie lediglich der Hautfestigkeit. Die neue, prall gefüllte Zelle braucht Platz – und schiebt deshalb alle Zellen über ihr Richtung Hautoberfläche. Dadurch entsteht die Bewegung der Zellen. Wird später die einst neue Zelle selbst von neueren Zellen Richtung Hautoberfläche geschoben, verliert sie auf diesem Weg immer mehr Feuchtigkeit und wird dadurch immer flacher. Schließlich bleibt von der Zelle nichts mehr übrig als der platte Zellkern, der an der Seite eine Art Widerhaken gebildet hat, sodass sich die Zellen untereinander verhaken können. So komprimiert ist sie eine Weile Teil der Barriereschutzschicht: Wie ein Ziegelstein in einer Mauer klebt sie mit anderen ausgetrockneten Hautzellen aneinander, um der Haut als Rüstung zu dienen. Ihr Weg endet, wenn sie als Plättchen auf der Hautoberfläche liegt und abgeschilfert, also abgesondert wird. Durchschnittlich alle dreißig Tage erneuern sich so die Hautzellen der Epidermis vollständig. Die übrigen 10 Prozent machen hauptsächlich drei weitere Zellarten aus, die verschiedene Funktionen in der Haut übernehmen:

Langerhans-Zellen

Diese Zellen sind die Polizei der Haut: Sie machen Schadstoffe ausfindig und transportieren diese zu den Lymphen.

Melanozyten

Melanozyten produzieren den Farbstoff Melanin, das in die Hornzellen von Haut und Haar eingelagert wird. Dadurch werden der eigene Hautton (der Grad der Hautbräunung) sowie die Haarfarbe bestimmt. Melanin schützt den Körper außerdem vor UV-Strahlen.

Merkelzellen

Diese sind hochsensible Sinneszellen! Erfährt die Haut ein Druckgefühl, berichten die Merkelzellen dem Gehirn, wo und mit welcher Intensität die Berührung geschieht.

VELLUSHAAR UND DRÜSEN

Durch die Oberhaut führen noch einige Kanäle hindurch, die zwar in der Lederhaut ihren Ursprung haben, jedoch für die Funktion der Oberhaut wesentlich sind und die man deshalb ebenso kennenlernen sollte.

Vellushaar

Dieses transparente und biegsame Haar überzieht den ganzen Körper, und an jedem Haarfollikel finden wir eine Talgdrüse, die ihren nährenden und reinigenden Talg über die Haarlänge auf der Hautoberfläche verteilt.

Erst die Hormone bestimmen, ob aus dem flaumigen Vellushaar einmal ein starkes, pigmentiertes Terminalhaar werden wird. Männer und Frauen haben ähnlich viele Haare im Gesicht: Männer haben Bartwuchs, Frauen haben Flaum.

Talgdrüsen

Sie sitzen an den Haarfollikeln und sondern pflegenden und reinigenden Talg beziehungsweise Sebum ab. Es fließt am Haar entlang auf die Hautoberfläche und bildet einen wasserabweisenden Film. Diese Fettschicht kann als natürliche Feuchtigkeitscreme des Körpers betrachtet werden.

Duft- und Schweißdrüsen

Diese Drüsen helfen, unsere Körpertemperatur zu regulieren und Giftstoffe abzuleiten, und sie tragen zu unserem Körperduft bei. Mögen wir den Körperduft unseres Gegenübers gerne riechen, weist dies auf eine besonders gute genetische Kompatibilität hin.

Bereits nun wird deutlich: Auf dem Körper passiert nichts ohne Grund. Hautpflege sollte daher, anders als es in den 80er-Jahren betrieben wurde, die natürlichen Funktionen der Haut nicht ersetzen, sondern sie unterstützen. Das Ziel ist es, der Haut in ein Gleichgewicht zu verhelfen. Dazu können wir in jedem Alter beitragen, aber natürlich je früher, desto besser. Ist die Haut in ihrem natürlichen Gleichgewicht, muss man für ein schönes Hautbild dann »nur noch« fortwährend die Hautfeuchtigkeit, die Entzündungshemmung und die Antioxidantien beobachten. Kennen wir diese grundlegenden Akteure, können wir unserem Bühnenschauspiel der individuellen Hautpflege einen spektakulären Verlauf verleihen.

BARRIERESCHUTZSCHICHT UND HYDRO-LIPID-FILM

Die oberste Schicht der Oberhaut zählt an sich gar nicht zu den Hautschichten, denn sie ist nicht fest mit dem Rest der Haut verbunden und relativ leicht mit Seife abwaschbar. Trotzdem beschäftigen wir uns viel mit diesem Bereich, denn er hat großen Einfluss auf unsere Hautgesundheit.

Barriereschutzschicht

Fehlt die Barriereschutzschicht, dann wird unsere Haut trocken und Bakterien sowie Fremdstoffe können erheblich leichter eindringen. Zu sehen ist eine Art Mauer, bestehend aus Körperfetten und den abgestorbenen Hautzellen, von denen nur noch der Zellkern übrig ist. Die einst feuchte Zelle besteht jetzt nur noch aus Horn, also Keratin. Dieses ist wunderbar dafür geeignet, mit fettbasierten Wirkstoffen gleichsam als Mörtel – wie für Ziegelsteine in einer Hausmauer – der Haut noch eine weitere Schutzschicht zu geben.

Hydro-Lipid-Film

Die Schicht noch darüber heißt Hydro-Lipid-Film, in älterer Fachliteratur auch Säureschutzmantel genannt. Dieser bestimmt, wie sauer die Haut ist. Haut ist nämlich leicht sauer, sie hat einen pH-Wert von ungefähr 5,5. Wasser ist pH-neutral mit pH 7. Haut ist pH-hautneutral leicht sauer bei pH 5,5.

Und der richtige pH-Wert ist unglaublich wichtig: Weist die Haut den richtigen Säuregrad beziehungsweise pH-Wert auf, bewahrt dieser die richtige Hautfeuchte und beeinflusst positiv, welche Bakterien sich auf der Haut wohlfühlen. So kann ein Gleichgewicht aus den wichtigen Bakterien der Haut und denen, die von außen an die Haut gelangen, entstehen. Die Hautbakterien wehren dann solche, die eine Bedrohung der Hautgesundheit darstellen, ab.

Die Schicht ist außerdem in der Lage, Feuchtigkeit aus der Umgebungsluft in die Hautstruktur einzuarbeiten. Und Hautfeuchte ist die wichtigste Komponente einer Anti-Aging-Strategie, weil die Elastizität unserer Haut stark von dem richtigen Feuchtigkeitsgehalt in den Hautzellen abhängig ist. Geringe Hautfeuchte wird durch ein trockenes, schuppiges und juckendes Hautbild sowie schnelleres Altern der Haut sichtbar.

TELOMERE

Hautpflege spricht oft von Erneuerung oder Regeneration. Die Haut soll mehr Zellen produzieren, um schneller jüngere Zellen zu besitzen und praller, ju-

Tipp

Leider kann man den pH-Wert weder sehen noch riechen oder schmecken, und das Messen des Haut-pH-Werts gelingt so richtig nur beim Hautarzt. Und während gesunde Haut den richtigen pH-Wert innerhalb weniger Stunden von selbst regulieren kann, liegt der pH-Wert bei enzymatischer Haut meist dauerhaft höher. Unterstützen wir die Haut, indem wir durch pH-hautneutrale Pflege den pH-Wert stets in den richtigen Bereich zurückverhelfen.

gendlicher, voller, frischer auszusehen. Peelings fördern die Regeneration der Haut, sprich die Produktion neuer, frischer Zellen. Nur geht dies leider nicht unendlich.

Die Zellteilung wird angeleitet von der DNA, die aus einem Strang aus Chromosomen besteht, die aussehen wie kleine X und Y.

An jedem Ende der X und Y ist eine kleine Kappe, die aussieht wie die rote Beschichtung auf einem Streichhölzchen. Und bei jeder neuen Zellteilung nutzt sich diese kleine Beschichtung, die sich Telomer nennt, ein bisschen ab.

Ist die Beschichtung irgendwann ganz verschwunden, schaltet sich die Zelle ab und stirbt. Das macht sie aus gutem Grund, denn die Telomere schützen die DNA. Fehlen die Telomere, ist die Wahrscheinlichkeit hoch, dass die Zellteilung schiefgeht und eine veränderte neue Zelle entsteht.

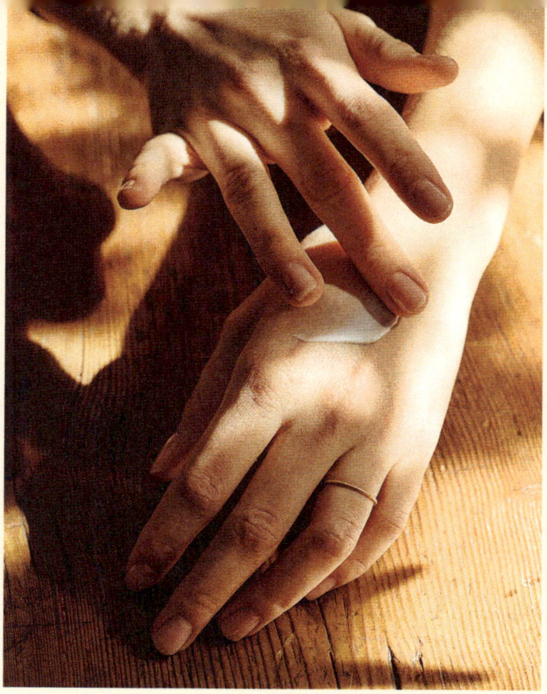

DIE ELASTIZITÄT DER HAUT IST STARK VON DEM RICHTIGEN FEUCHTIGKEITSGEHALT ABHÄNGIG: DESHALB IST DIE HAUTFEUCHTE EINE BESONDERS WICHTIGE KOMPONENTE DER HAUTPFLEGE.

Info

Hautzellen reproduzieren sich normalerweise nur in der Basalschicht und altern dann auf dem Weg zur Hautoberfläche. Teilt sich eine Zelle näher an der Hautoberfläche, hat die DNA eine Fehlinformation bekommen und verhält sich atypisch: Dann können Tumore entstehen. Muttermale sind die Ausnahme, denn da teilt sich kein Keratinozyt, sondern ein Melanozyt, und diese Teilungen sind meist gutartig.

Wir wollen also eine schnelle Regeneration der Zellen. Sollte man jedoch mit der Regeneration und den Telomeren nicht eher sparsam umgehen, um die Chromosomenkappen so lange wie irgend möglich zu erhalten?

Gut ist, dass man die Länge der Telomere und damit die Reproduktion der Zelle fördern kann: durch Telomerase. Lebensstil, Ernährung, Entzündungsgrad des Körpers, all diese Dinge sorgen dafür, dass die Kappen an den Enden unserer Chromosomen lang und frisch bleiben können. Wenn wir also die Länge der Telomere durch gute Hautpflege, einen gesunden Lebensstil und Achtsamkeit für unsere Gesundheit im Auge behalten, sehen wir nicht nur langfristig gesünder aus, sondern wir sind es auch.

DAS MIKROBIOM

Das bekannte Sauberkeitsgefühl nach dem Gebrauch von Seife ist trügerisch, denn Haut ist eigentlich von Hunderttausenden kleinen Bakterien, Hefen und Pilzen übersät: unserem Mikrobiom.

Unterschieden wird bei der Zusammensetzung des Mikrobioms zwischen residenten und transienten Mikroorganismen: Residente sind immer auf unserer Haut, transiente bringt die Umwelt auf unsere Hautoberfläche.

Grundsätzlich sind immer beide Vertreter von Mikroorganismen im Gleichgewicht auf der Haut zu finden, wobei die »guten« Mikroorganismen die »schlechte« Population in Schach halten.

Und während lange der Konsens galt, dass die Bakterien stets von der Haut zu entfernen seien, wurde inzwischen deutlich, dass die Haut stark von diesem Mikrobiom profitiert. Es hilft uns dabei, die Verbreitung von unerwünschten Bakterienkulturen zu hemmen, und schützt uns vor fremd zugeführten Erregern.

Bis heute habe ich jedoch Schwierigkeiten, meine Nutzerinnen und Nutzer von den Vorteilen guter Bakterien auf ihrer Haut zu überzeugen, denn die Vorstellung von Bakterien auf der Haut schreckt viele Menschen ab.

Und doch wird immer wieder deutlich: Wer das Mikrobiom stärkt, ja seiner Haut sogar gute Bakterien zuführt, statt sie ständig intensiv zu reinigen, dem wird das Mikrobiom zu gesunder Haut verhelfen.

Überzeugend finde ich auch, dass sich bei Ausschlägen, Akne oder Psoriasis immer eine Veränderung im Mikrobiom beobachten lässt: So ist zwar das Aknebakterium Propioni oder der Hefepilz Malassezia immer auf der Hautoberfläche zu finden, bemerkt wird es aber erst, wenn durch eine Überpopulation sichtbare Hautveränderungen entstehen.

Antimikrobielle sowie probiotische Produkte können unerwünschte Bakterien an ihrem Wachstum hindern und zugleich die gute Bakterienpopulation fördern, um die Haut wieder ins gesunde Gleichgewicht zu bringen. Wichtig hierfür ist wiederum die Hautfeuchte. Und die ist bei der Hautpflege ohnehin ein zentraler Faktor.

Info

Die Zusammensetzung unseres Mikrobioms ist so individuell wie unser Fingerabdruck. Über die Mikroorganismen, die wir zum Beispiel in der Atemluft in einem Raum zurücklassen, könnte man bestimmen, wer sich in dem Raum aufgehalten hat.

SCHÖNE HAUT, DIE OFFENBAR ALLES HAT, WAS SIE BRAUCHT, UND NICHT ZU VIEL INNERE FEUCHTIGKEIT VERDUNSTET.

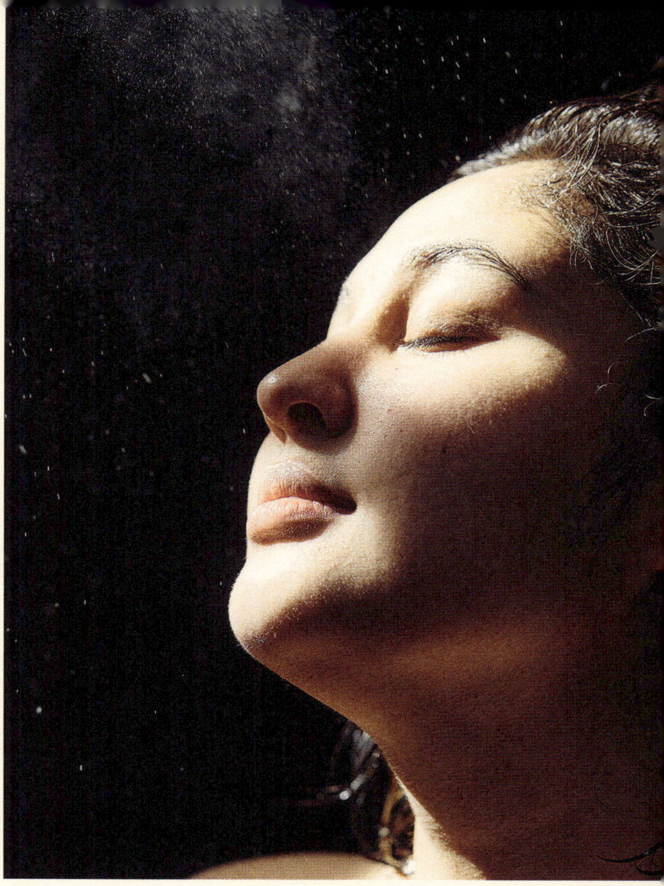

HAUTFEUCHTE: DER TRANSEPIDERMALE WASSERVERLUST (TEWL) UND ZELLTURGOR

TEWL bedeutet »Transepidermaler Wasserverlust«, ein Begriff, den man sich merken sollte: Er bezeichnet die Feuchtigkeit, die über die Haut verdunstet. Dies hängt zusammen mit dem Hautturgor – dem Druck der in einem Gewebe enthaltenen Flüssigkeit. Er bezeichnet, mit wie viel Feuchtigkeit eine Zelle gefüllt ist.

In der Hautpflege erinnern wir uns ständig an diese Begriffe und versuchen stetig, sie zu berücksichtigen. Denn auch wenn wir den TEWL und den Turgor nicht ständig messen, wollen wir doch, dass eine möglichst normale Menge Feuchtigkeit aus der Haut verdunstet und die Feuchtigkeit in einer Zelle in einem gesunden Mittelmaß ist. Schließlich ist eine gesunde Hautfeuchte die allerwichtigste Komponente der faltenvermeidenden Pflegestrategie und der Hauptaspekt, der zu beachten ist, wenn wir wach, frisch, gesund und erholt aussehen wollen.

Bei einer gesunden, intakten Haut hindern die Barriereschutzschicht, der Hydro-Lipid-Film und

Info

Wenn Vaseline auf die Haut gegeben wird, beeinflusst das den TEWL. Vaseline ist für Wasser undurchdringlich, wodurch ein Feuchtigkeitsstau entsteht. Der TEWL sinkt stark, und die überschüssige Feuchtigkeit, die nun kein Ventil mehr findet, schwemmt das Gewebe auf. Kurzfristig können so durch Vaseline Falten optisch gemindert werden, langfristig verschwindet der Effekt, sobald die Vaseline die Hautoberfläche verlässt.

der Aufbau der Epidermis die Feuchtigkeit zu einem gewissen Grad daran, aus dem Hautgewebe heraus zu verdunsten.

Bei trockener, bei empfindlicher und bei Mischhaut, denen typischerweise Substanzen der Hautbarriere fehlen, ist dieser TEWL folglich besonders hoch. Denn mangelt es der Barriereschutzschicht an dringend benötigten Substanzen, entstehen Löcher in der wasserabweisenden äußersten Hautschicht. Durch diese Löcher kann die innere Feuchtigkeit leicht verdunsten. Wäre die Barriereschutzschicht intakt, würde die Haut sich zum Großteil mit der Feuchtigkeit füllen, die wir trinkend zu uns genommen haben.

Trockene, fahl aussehende Haut entsteht, wenn keine wasserabweisende Schutzschicht die Feuchtigkeit daran hindert, die Hautstruktur zu verlassen, und sich somit der Wasserverlust unkontrolliert erhöht.

Der Hautturgor mindert sich mit fortlaufendem Alter: Besonders bei älteren Menschen lässt der Druck der Feuchtigkeit auf die Haut deutlich nach. Andersherum ist ein erhöhter Hautturgor auch ein Indikator für zum Beispiel eine starke Medikamenteneinnahme. Gesunde Haut wird durch einen normalen Hautturgorwert elastisch und dehnbar.

NARBEN

Narben sind spannend, denn sie sind eher so etwas wie ein Pflaster als normale Haut. Und Narben haben eine ganz andere Struktur als normales Hautgewebe! Wird ein Loch in die Rüstung unseres Körpers gerissen, ist zunächst das einzige Ziel des Körpers, dieses Loch zu schließen. Blut, Bakterien und Enzyme arbeiten zusammen und bauen nach und nach das Loch mit frischem Gewebe wieder zu.

Wenn man nun durch Hautpflege und den richtigen, den natürlichen Hautfunktionen entsprechenden Umgang mit der Haut den Heilvorgang unterstützt, signalisiert man dem Körper: »Alles gut, Schorf ist drauf, Loch ist temporär zu, du kannst in Ruhe Hautgewebe bauen!« Und dann entsteht unter dem Schorf wunderschöne neue Haut. Reißt man den Schorf auf, kratzt man daran herum oder ist das

Tipp

Du kannst deinen Hautturgor einfach selbst feststellen: Nimm die Haut zwischen deinen Augenbrauen mit Daumen und Zeigefinger und ziehe leicht daran. Bleibt die Hautfalte kurz stehen, bist du eventuell etwas dehydriert. Verschwindet sie gleich wieder, ist dein Hautturgor ideal. Und ist das Faltenbilden für dich durch Schwellungen gar nicht möglich, solltest du einmal überprüfen lassen, was der Grund für einen gesteigerten Hautturgor sein könnte.

Hautareal unterversorgt, dann kommt der Körper aus diesem »Notfall-Loch-schließen«-Modus nicht wieder heraus. Er bildet statt funktionstüchtigen Hautgewebes eine Schicht schnell wachsendes, drüsen- und strukturarmes Narbengewebe. Ganz nach dem Motto: »Hauptsache zu, alles andere ist erstmal egal!«

Solange das vernarbte Hautgewebe rosa ist, zeigt sich Aktivität im Hautgewebe und die Narben können in ihrer Erscheinung beeinflusst werden. Ältere, grau-weißliche Narben sind für den Organismus »abgeschlossen« und verblassen mit der Zeit. Bei zurückgebliebenen Narben können Methoden wie Microneedling helfen: Durch viele sehr kleine Einstiche werden der Haut Mikroverletzungen suggeriert, die die Haut dann mit der Bildung straffender Kollagenfasern und neuem Hautgewebe quittiert.

Ob frisches, funktionstüchtiges Hautgewebe oder schnell wachsendes Narbengewebe gebildet wird, ist also abhängig vom Umgang mit der Wunde.

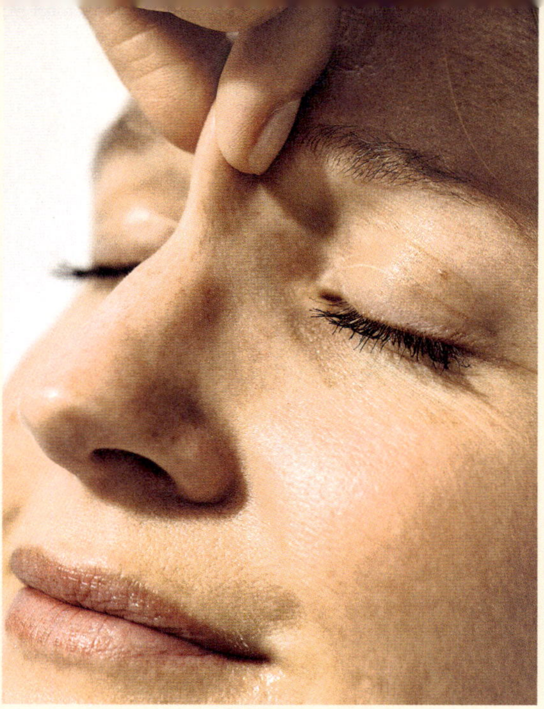

HAUTFALTENTEST: VERSCHWINDET DIE FALTE GLEICH WIEDER, IST DER HAUTTURGOR IDEAL.

Info

Im Internet kursieren allerlei haarsträubende Hautpflegetrends, aber der schlimmste ist wohl dieser: bei Unreinheiten das Gesicht mit Alkohol zu reinigen, um Bakterien, Hefen und Pilze zu minimieren. Was dabei nicht berücksichtigt wird, ist, dass der Haut auch alle positiven Substanzen entfernt werden und sie in eine Art Schockstarre verfällt: Wie wild versucht sie, alle Wunden zu schließen und Substanzen nachzubilden. Wildfleisch und schnell wachsendes, funktionsarmes Narbengewebe sind die Folge, und ein Hautbild, welches von Mulden, Narben und Gewebehügeln dominiert wird, entsteht.

PIGMENT-FLECKEN

Pigmentflecken ist der Überbegriff für Verfärbungen der sichtbaren Haut. Sie sind entweder heller oder dunkler als der übliche Hautton und meist lokal begrenzt.

Die Farbe unserer Haut bestimmt das Pigment Melanin, welches von einer Zellform namens Melanozyt produziert wird.

Die Melanozyten sitzen in der Basalschicht der Haut und durchziehen die Hautschichten über ihnen mit krakenähnlichen Armen. So produzieren und verteilen sie Melanin zum Schutz vor UV-Strahlung. Deshalb können sie die Produktion von Pigmenten je nach Dauer und Intensität von Sonnenstrahlen auf die Haut variieren.

Die Anzahl der Melanozyten ist bei jedem Menschen gleich, nur ist der Anteil an Melanin in der Haut genetisch bedingt unterschiedlich.

HELLE PIGMENTFLECKEN

Helle Flecken sind ein Hinweis darauf, dass die Pigmentierung in dem Hautareal durch Umwelteinflüsse, jahrelanges Sonnenbaden oder eine Hautkrankheit zerstört wurde. Eindrucksvoll kann man zum Beispiel bei dem Model Winnie Harlow die Hauterkrankung Vitiligo erkennen, bei der die Haut mit weißen Flecken durchzogen wird. Weiße Pigmentflecken sind in der Regel unbedenklich, jedoch kaum behandelbar.

Info

Egal ob Sprenkel, Farbtupfer, Muttermale oder Pigmentflecken: Täglicher Sonnenschutz übernimmt für unsere Haut wichtige Abwehrreaktionen gegen UV-Strahlung und trägt zu einem ebenmäßigen, fleckenfreien Hautbild bei.

DUNKLE PIGMENTFLECKEN

Dunkle Flecken müssen kategorisiert werden, damit Maßnahmen zur optischen und gesundheitlichen Verbesserung vorgenommen werden können:

PIH

Dies steht für »Post-inflammatory Hyperpigmentation«, also eine Überpigmentierung, die einer Entzündung folgt. Bei PIHs hat die Entzündungsreaktion des Körpers eine Überproduktion an Melanin ausgelöst, die als Pigmentknoten in der Haut sichtbar wird. Meist gehen PIHs daher mit Aknenarben einher, es muss also nicht nur der Pigmentknoten gelöst, sondern auch das Narbengewebe berücksichtigt werden.

PIE

Dies steht für »Post-inflammatory Erythema«. PIEs entstehen auch nach einer Entzündung, hier weisen jedoch die kleinen Blutgefäße im Hautgewebe eine Fehlfunktion auf und führen zu einer Hautrötung, einem Erythem. Findet eine Entzündung im Körper statt, ist eine der Reaktionen eine Erweiterung der Blutgefäße, um die Blutzufuhr und damit die Anzahl weißer Blutkörperchen zu erhöhen. Bei PIEs hat das Blutgefäßchen dabei Schaden genommen und kann sich beispielsweise daher anschließend nicht mehr zusammenziehen. PIEs haben daher meistens die Farbe und Form von Blutgefäßchen und sind daran zu erkennen, dass sie verschwinden, wenn man mit dem Zeigefinger kurz Druck auf sie ausübt.

Melasmen

Diese entstehen nicht durch entzündliche Prozesse, sondern durch vermehrte UV-Strahlung oder ein Hormonungleichgewicht oder auch durch eine Überproduktion von Melanin. Es bilden sich nicht wie beim PIE kleinere, dunklere Flecken, sondern großflächigere, leicht bräunliche Areale.

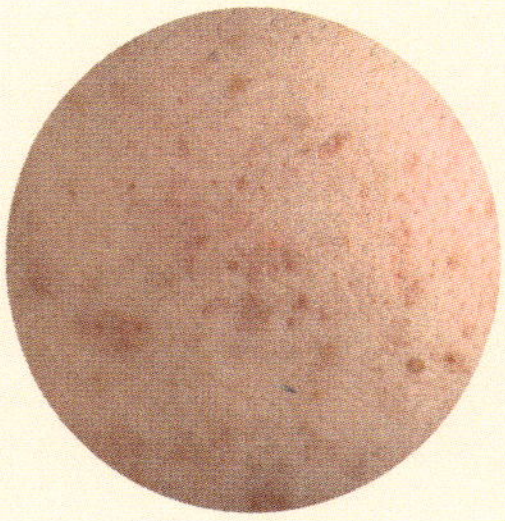

PIH

PIHs sind die Flecken, die nach einem Pickel oder einer Entzündung auf der Haut zurückbleiben. Sie sind meist bräunlich und klein.

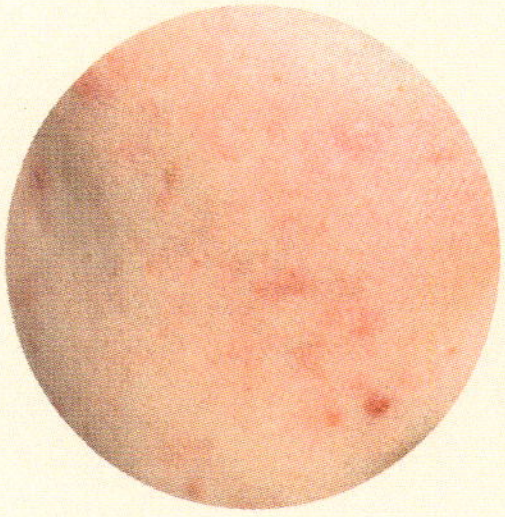

PIE

PIEs sind rote Fleckchen, die durch Blutgefäße oder Durchblutungsstörungen entstehen. Sie können auch aussehen wie kleine Äderchen.

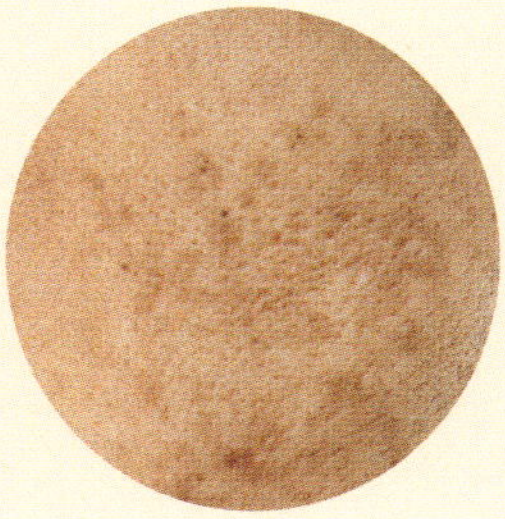

MELASMEN

Melasmen sind die Flecken, die meist durch UV-Licht oder Hormonungleichgewicht entstehen. Sie sind auch braun, aber großflächiger und müssen nicht durch Entzündung entstanden sein.

HAUTTYPEN UND HAUTZUSTÄNDE

Hautpflege kann nur wirksam sein, wenn sie die Haut dort unterstützt, wo sie einen Mangel oder ein Ungleichgewicht erfährt. Das erste Ziel einer Hautpflegestrategie ist also stets, den Ist-Zustand der Haut festzustellen, um definieren zu können, wie der Haut zum Normalzustand zu verhelfen ist. Wir wollen einer entzündeten, unreinen Haut den Weg weisen, wie sie von einem erhöhten Entzündungswert und einer gestörten Talgproduktion wieder zu einem Zustand gelangt, in dem die natürlichen Prozesse ungehindert ablaufen können. Ist dieses Ziel erreicht, ist die Haut wieder im Gleichgewicht, dann ist es ein Leichtes, durch Antioxidantien und Feuchtigkeit die vorzeitige Hautalterung zu verlangsamen.

Anhand des Schemas auf Seite 28 kannst du deinen Hauttyp feststellen, sodass du dich gezielt informieren kannst, um deine Haut und deren Prozesse besser zu verstehen und zu unterstützen.

Info

Die Regeneration wird in allen »Extremsituationen« wie bei Ekzemen oder Unreinheiten vom Körper immer als zweitrangig behandelt: Zunächst ist es das Wichtigste, die Entzündung oder den Ausschlag zu bekämpfen, denkt sich der Organismus. Die Behandlung seiner trockenen Stellen oder Unreinheiten ist daher auch eine wichtige Anti-Aging-Maßnahme.

UNREINE HAUT WEIST VOR ALLEM AUF DEN WANGEN GRÖSSERE POREN UND RÖTUNGEN AUF.

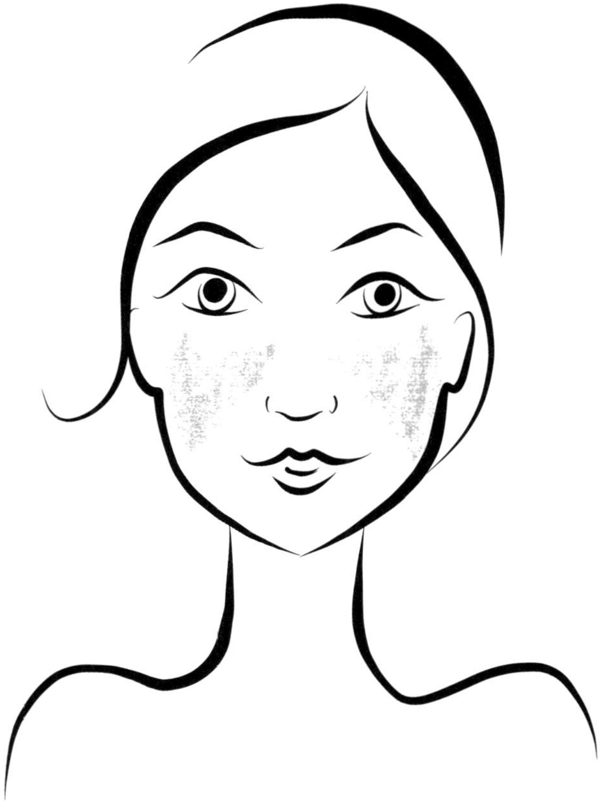

UNREINE HAUT

Erkennt man an

Die Haut weist eine sichtbar erhöhte Talgproduktion auf, außerdem vor allem auf den Wangen größere und teils verstopfte Poren. Die Haut ist ungleichmäßig bis hügelig, und sie zeigt Rötungen durch entzündete Unreinheiten.

Neuere Studien belegen, dass ein genetisches Ungleichgewicht zwischen ungesättigten und gesättigten Fettsäuren ein ausschlaggebender Faktor für eine erhöhte Sensibilität für Entzündungen und Seborrhö, die erhöhte Produktion an Talg beziehungsweise Sebum, ist. Das nennt man »Prä-Akne«: Unreinheiten, die aufgrund einer erhöhten Produktion von andersartig zusammengesetztem Hauttalg entstehen. Einzuordnen ist die Prä-Akne zwischen unreiner Haut und einer Akneerkrankung. In der Kosmetikwissenschaft betrachtet man deshalb fettige und unreine Hautzustände zusammen. Denn typischerweise tritt Seborrhö zusammen mit einer Hyperkeratose, einer übermäßigen Verhornung der Haut, und einer veränderten Zusammensetzung des Sebums auf.

Die Seborrhö, die erhöhte Produktion an Talg, bildet bei diesem Hautzustand leider die Basis für Folgeprobleme:

1. Während normalerweise der Talg durch Enzyme zersetzt wird und die Substanzen als Bausteine für Pflege verwendet werden, kommen die Enzyme bei der erhöhten Talgmenge nicht ganz hinterher. Der überschüssige Talg verklebt dann mit Schmutz und Hautschuppen auf der Hautoberfläche und bildet Pfropfen, die sich in die Mulden der Talgdrüsen legen und den Ausgang verstopfen.

2. Der viele Talg und die Mulden mit Pfropfen bieten einen idealen Nährboden für die »ungewünschten« Bakterien, die sich auf der Haut befinden. Steigt die Population der ungewünschten Bakterien, kippt die Balance des Mikrobioms auf der Haut, sodass körpereigene Schutzmechanismen schlechter ablaufen können.

3. Unter den ungewünschten Bestandteilen des Mikrobioms sind das Aknebakterium Propioni oder der Hefepilz Malassezia, die ganz eigene, unerwünschte Hautreaktionen wie Ekzeme oder entzündete Felder hervorrufen.

STELLE DEINEN HAUTTYP FEST

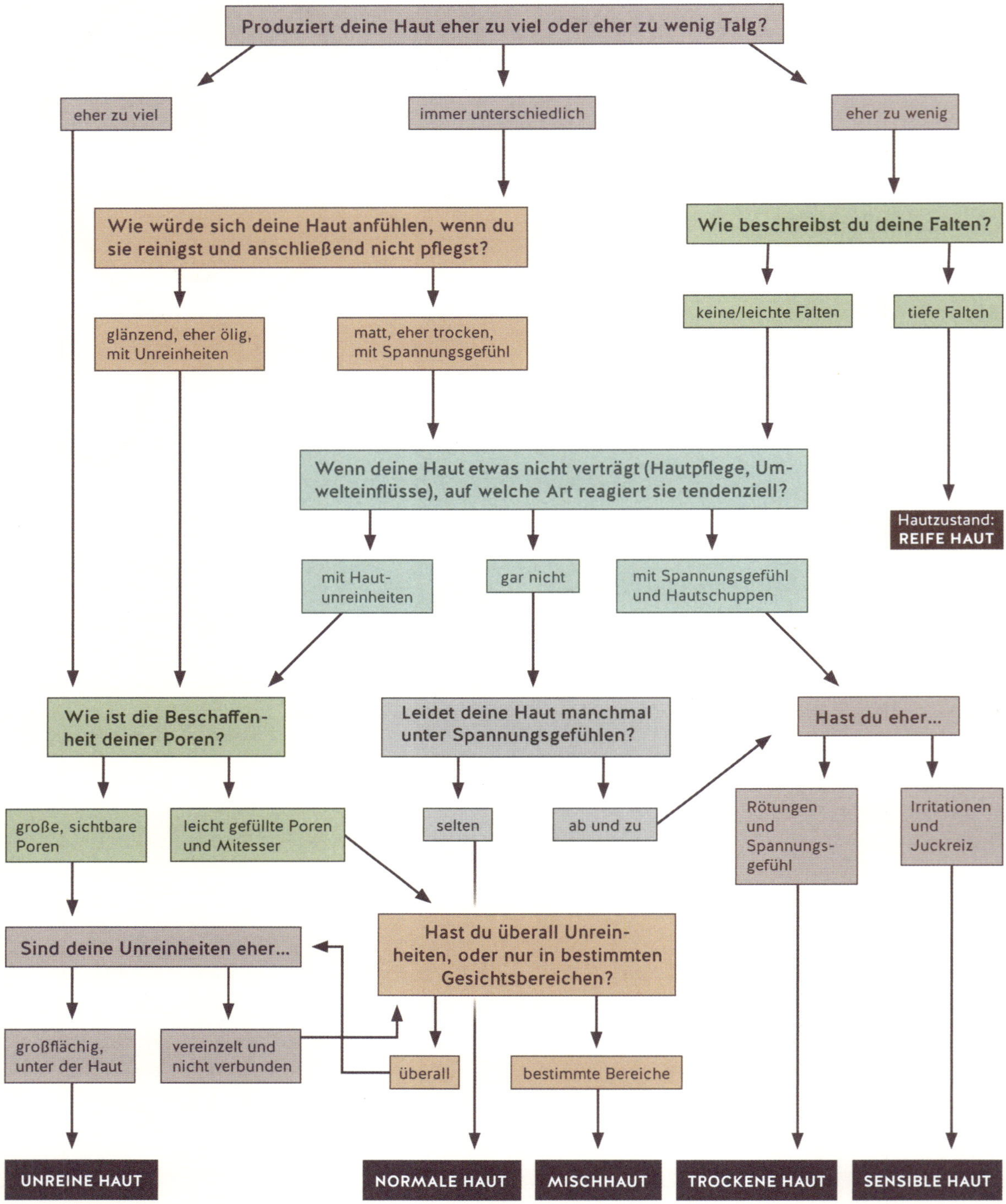

T-ZONE: DAS AREAL ÜBER DER STIRN, ÜBER DIE NASE BIS ZUM MUND UND KINNBEREICH ERINNERT AN EIN T. SIND DIE POREN IN DIESER ZONE VERSTOPFT, SPRICHT MAN VON »MISCHHAUT«.

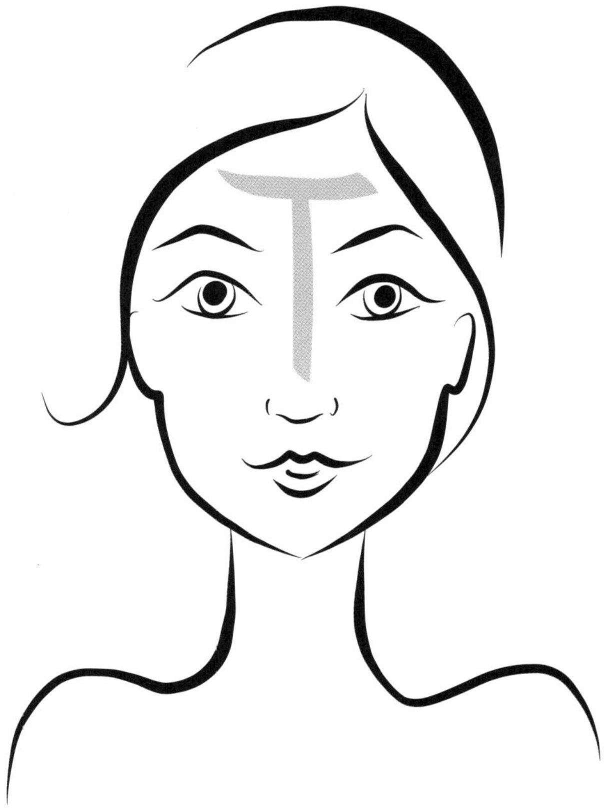

4. Die vermehrte Anzahl an Bakterien setzt weiterhin mehr Fettsäuren frei, die als freie Radikale entzündliche Prozesse fördern und die Zellstruktur schädigen.

Das kann helfen

1. Meist liegt bei unreiner, fettender Haut ein hormonelles Ungleichgewicht vor, eventuell ausgelöst durch die Pubertät, Medikamente, fettige Ernährung, ungesunden Lebensstil. Es sollte die Ursache für das Ungleichgewicht des Hormonhaushaltes herausgefunden werden.

2. Der überschüssige Talg sollte mithilfe eines Wattepads, getränkt mit einem antimikrobiellen Produkt, entfernt werden. So wird übermäßiges Talgvorkommen gemindert und die Bakterienanzahl auf der Hautoberfläche reduziert. Ein Produkt mit probiotischen Substanzen hilft, die Population der gewünschten Bakterien auf der Haut zu erhöhen, damit diese mehr Kraft haben, sich gegen die wachsende, unerwünschte Bakterienpopulation zu wehren.

3. Inhaltsstoffe wie Zink, Niacinamid und veganer Harnstoff (Urea) helfen der Haut dabei, Pfropfen aufzulösen und die Porenausgänge frei zu halten. Dazu können auch regelmäßige Peelings mit Rügener Heilkreide und Fruchtenzymen dafür sorgen, die Haut von Talg und Pfropfen zu befreien.

4. Die Haut benötigt viel Pflege: Antioxidantien wie Vitamin E gegen die freien Radikale, Beta-Carotinide aus zum Beispiel Wildrosenöl, um die Narbenbildung aufzuhalten, sowie ungesättigte Fettsäuren wie Linolsäure oder Ölsäure, um die Zusammensetzung des Talges positiv zu verändern und die Hautstruktur zu unterstützen.

MISCHHAUT

Erkennt man an

Sichtbar erhöhte Talgproduktion in der T-Zone, also an der Stirn, an der Nase und im Kinnbereich. Wangen eher trocken. Sichtbare Mitesser, gelegentlich entzündete Pickel im Mund- und Wangenbereich sowie teils trocken-schuppige Stellen an den Wangen.

Mischhaut beschreibt keine Haut mit gemischten Hautzuständen, sondern eine meist unreine T-Zone und dadurch bedingt trockene Wangen. Das ist ganz natürlich so, weil in der T-Zone durch die Hautdicke und die unbewegliche Struktur bei jeder Haut mehr Talgdrüsen zu finden sind, als auf den beweglichen, dünneren Wangen und Gesichtsrandpartien. Der Talg fließt deshalb von der Mitte in die umgebenden Bereiche und benetzt das ganze Gesicht. Talg hat nämlich eine Konsistenz, die sich bei Temperaturveränderungen verhält wie Kuhmilchbutter: Bei Zimmertemperatur und wärmer ist er eher flüssig, bei kälteren Temperaturen wird er eher fest.

Von Mischhaut spricht man immer dann, wenn die T-Zone fettig ist und verstopft und wenn infolge der Verstopfung nicht genug Pflege die Wangen erreicht.

Das kann helfen

1. Kurzfristig möchten wir bei Mischhaut den Mangel an Nährstoffen in den unterversorgten Arealen ausgleichen. Dazu benötigen die trockenen Areale zunächst: Feuchtigkeit speichernde Substanzen wie Hyaluron, TEWL (zur Erinnerung: Transepidermaler Wasserverlust) verringernde Substanzen wie Ceramide oder leicht okklusiv wirkende Öle mit gesättigten Fettsäuren wie Pflaumenkernbutter. Die Rötungen können durch Algenextrakt gelindert werden.

2. Langfristig jedoch reguliert sich das Problem von selbst, wenn die T-Zone wieder befreit ist und normal

Tipp

Es gibt geschlossene und offene Komedonen: Die offenen werden auch Mitesser genannt. Wie ein Eisberg an die Wasseroberfläche ist die Spitze der gefüllten Pore an die Hautoberfläche gelangt und oxidiert in Kontakt mit Sauerstoff. Wie sich ein aufgeschnittener Apfel durch Oxidation bräunlich verfärbt, wird die Spitze der Pore durch das eingelagerte Pigment Melanin schwarz. – Die geschlossenen Komedonen sind entstehende Mitesser, die noch nicht mit Sauerstoff in Berührung kamen.
Auch bei Mitessern helfen Zink, Salicylsäure, Niacinamid und veganer Harnstoff (Urea)!
Die Effekte von Porensaugern sind, neben der Gefahr an Blutergüssen und dem Stress, welchen sie dem Gewebe zufügen, nur von kurzer Dauer, denn die Ursache für die gefüllte Pore wurde nicht mit herausgesaugt, und es dauert meist nur einen Tag, bis die Haut die Füllung neu produziert hat.

TROCKENE HAUT KANN ÜBER STIRN, NASE, WANGEN ÜBERALL SCHUPPIGE, TROCKENE STELLEN AUFWEISEN.

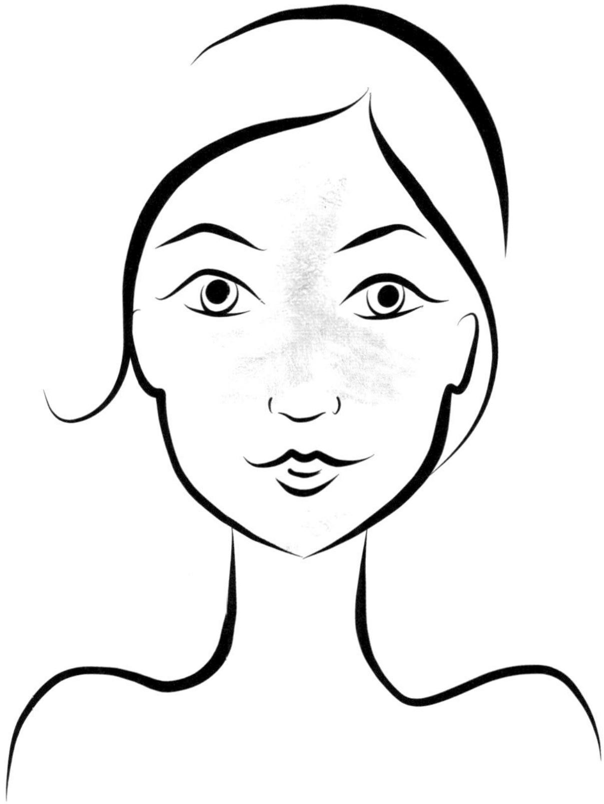

funktionieren kann. Dazu gehen wir vor wie bei der unreinen Haut: Mit entzündungshemmend wirkenden Produkten (Inhaltsstoffe wie Niacinamid, Zink, veganer Harnstoff/Urea) oder niedrig dosiertem Weingeist wird sanft der überschüssige Talg mithilfe eines Wattepads entnommen, wodurch zugleich die Bakterienanzahl reduziert und die Poren schonend gereinig werden.

3. Die Haut benötigt trotzdem Pflege: Es wird der Wechsel von einer Creme zu einer reinen Ölpflege empfohlen. Sie suggeriert der Haut eine ausreichende Menge Lipiden auf der Haut, sodass die eigene Produktion von Talg reduziert werden kann. Die Ölmischung sollte regenerative und nährstoffreiche Öle enthalten, die die Produktion von frischem Gewebe unterstützen und dafür sorgen, dass die Narbenbildung reduziert wird.

4. Antientzündliche Reinigungs- und Pflegeprodukte mit Kamille oder Johannisbeersamenöl helfen gegen Unreinheiten und fördern die Regeneration zum Normalzustand.

TROCKENE HAUT

Erkennt man an

Feinporiges Hautbild, rissiges, gespanntes Gefühl. Teils sichtbare schuppige und trockene Stellen meist auf der Stirn und um die Augen. Kaum Mitesser, dafür fahle, raue und unebenmäßige Hautoberfläche.

Spannend ist, dass es der Haut eigentlich gar nicht an Feuchtigkeit mangelt. Vielmehr ist ihr die Eigenschaft abhandengekommen, die Hautfeuchte selbst regulieren zu können. Am häufigsten wird bei trockener Haut eine Funktionsstörung der Barriereschutzschicht festgestellt: Wegen der ausgesetzten Schutzschicht fühlt sich die Haut bereits kurz nach der Pflege wieder trocken und schuppig an. Unter dem Mikroskop kann man den Schlamassel gut sehen: Die sonst lamellar angeordneten Substanzen der obersten Hautschicht sind zerstört, es entstehen Löcher, es gibt viele lose Zellen und alte Hautschüppchen.

Fettmangel erkennt man auch an solchen lose auf der Haut liegenden Hautschuppen. Sie sind ein Überbleibsel der Barriereschutzschicht, die sich aufgrund fehlender Fette aufgelöst hat! Fettarme Haut ist leider auch immer feuchtigkeitsarm, weil die Fette der Haut normalerweise die Feuchtigkeit im Gewebe daran hindern zu verdunsten. Das zeigt, wie wichtig es ist, nicht nur das Symptom zu beheben, sondern sich auf die Suche nach der Ursache zu machen: Ohne Fette wird die Haut sonst immer wieder austrocknen.

Das kann helfen

1. Zunächst muss man die Folgeschäden bekämpfen und die Fett- und Feuchtigkeitsdepots wieder auffüllen: Feuchtigkeit speichernde Substanzen wie Hyaluronsäure, den natürlichen Feuchthaltefaktoren (NMF) nachgeahmte Inhaltsstoffe wie Aminosäure-Komplexe (z. B. Prodew® 600) und Feuchtigkeit spendende Hydrolate und Pflanzenextrakte stabilisieren die Hautfeuchte. Außerdem helfen leicht okklusive, gesättigte Fettsäuren wie Pflaumenkernbutter, den Feuchtigkeitsverlust über die Hautoberfläche auszugleichen.

2. Zudem pflegt man mit Fetten, die den Substanzen der Barriereschutzschicht ähneln, um die Schutzschicht der Haut wiederaufzubauen: Ceramide, ungesättigte Fettsäuren wie native Pflanzenöle, Mandelöl für die Ölsäure, die die Wirkstoffe tief in die Haut ziehen lässt, außerdem regenerierende Substanzen wie Panthenol.

3. Nachdem die Haut versorgt ist, machen wir uns Gedanken um die Ursache: Warum bildet die Haut nicht die gewünschten Substanzen?

4. Beseitigen wir die Substanzen vielleicht beim Reinigen mit Tensiden? Besonders die kleinen Tensidgrößen können sich mit Fetten in unserer Haut verbinden und diese abtransportieren. Das lässt sich durch das richtige Reinigungsprodukt beheben.

5. Oder habe ich viel Stress, sodass sich die Zusammensetzung meiner Hautfette verändert haben könnte?

6. Auch niedrige Temperaturen und niedrige Luftfeuchtigkeit machen die Fette in unserer Haut starr,

Tipp

Viele gelbasierte Reiniger enthalten eine hohe Anzahl an Tensiden, da rund 80 Prozent aller Schmutzpartikel auf der Haut fettlöslich sind. Je mehr Schaum sich durch den Reiniger bildet, desto höher ist der Tensidanteil, da Tenside die Oberflächenspannung in Wasser erhöhen. Gerade diese hohe Menge an Tensiden im Gelreiniger ist es, durch die Haut so austrocknet! Ich habe für meinen erfrischenden Reiniger lange mit sanften Tensiden experimentiert: Statt Schaum entsteht nun bei ihm durch das pflanzliche Tensid Plantapon eine Art Mousse. Plantapon verwende ich daher auch im Rezeptteil dieses Buches. So haben wir einen Gelreiniger, der die Haut nicht austrocknet (siehe Seite 104).

NORMALE HAUT ZEIGT ÜBERALL EIN AUSGEGLICHENES, EBENMÄSSIGES HAUTBILD.

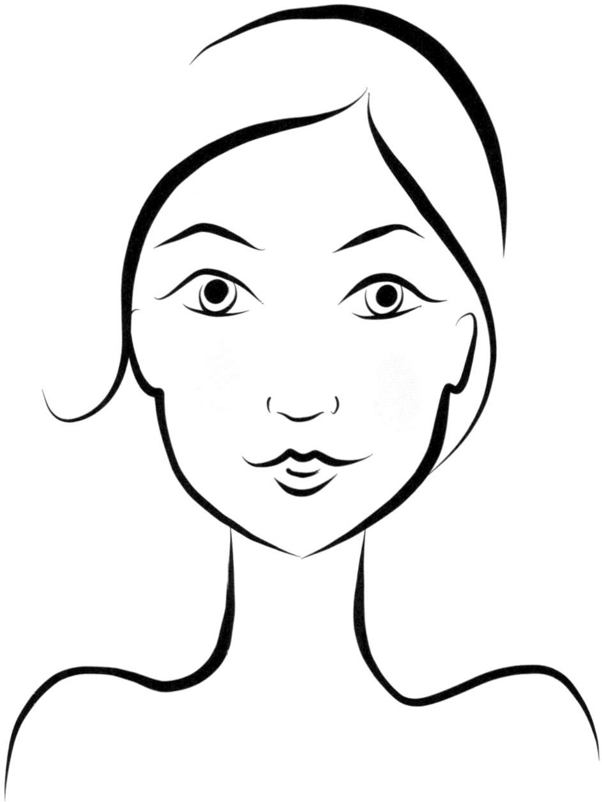

sodass sie sich nicht mehr gut über das Gesicht verteilen können. Fließt vielleicht mein Talg schlechter, weil sich das Wetter geändert hat?

7. Trockene Haut ist dünner als Haut, auf der die Lipide eine vollständige Barriereschutzschicht bilden. Daher ist sie anfälliger für Allergien, Bakterien sowie Umwelteinflüsse und dadurch gestresster. Gestresste Haut kümmert sich zunächst um die akuten Notfälle und vernachlässigt die Regeneration. Durch die Zugabe erneuernder Substanzen, die die Regeneration der Haut fördern, helfen wir ihr dabei, trotz der Stresssituation – also der Trockenheit –, die Erneuerung und damit den Schutz vor Hautalterung nicht zu vernachlässigen. Dazu gehören alle notwendigen Vitamine (siehe Kapitel Vitamine, Seite 72), entzündungshemmende und regenerative Öle (Johannisbeersamenöl, Wildrosenöl), regenerative Pflanzenextrakte wie Babyapfel oder Schafgarbe sowie Antioxidantien.

NORMALE HAUT

Erkennt man an

Ausgeglichenes, ebenmäßiges Hautbild mit seltenen Unreinheiten oder Ekzemen, unaufdringlicher Glanz und ebenmäßiger Hautton.

Bei einer Pflegestrategie für die normale Haut möchte man in die gut ineinandergreifenden hauteigenen Prozesse kaum bis gar nicht eingreifen. Vielmehr reicht es, sie durch eine sanfte Reinigung und mit einer fluiden, leichten Creme zu unterstützen. Um die Gefahr von vorzeitigen Alterungserscheinungen zu minimieren, sind auch bei der normalen Haut Feuchtigkeit bindende, entzündungshemmende und antioxidative Substanzen sinnvoll.

Auch normale Haut sollte selbstverständlich mindestens mit Wasser gereinigt und vor UV-Strahlung geschützt werden.

EMPFINDLICHE HAUT (JUCKREIZ, RÖTUNGEN)

Erkennt man an

Ekzematische, in Schüben entzündete und gerötete Hautareale, die auf interne und externe Faktoren schnell und heftig reagieren.

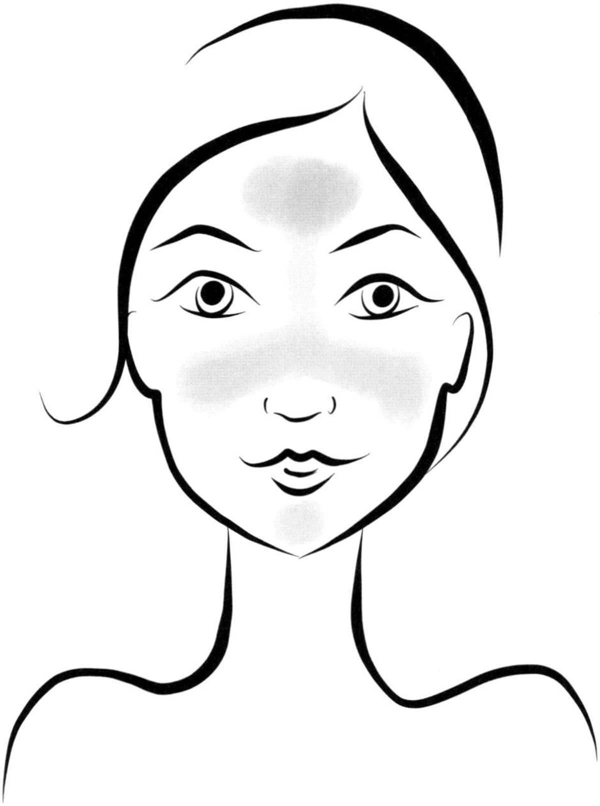

EMPFINDLICHE HAUT KANN ÜBERALL ENTZÜDUNGEN UND RÖTUNGEN AUFWEISEN.

Empfindliche Haut ist etwas komplexer, denn es gibt empfindliche Haut aufgrund von Allergien, sensible Haut aufgrund von dünnen Hautschichten und Empfindlichkeiten, die durch Mangel hervorgerufen werden. Auch die Ernährung spielt eine Rolle. Wir erinnern uns: Fehlen uns wichtige Fette oder Feuchtigkeit bindende Substanzen oder beides, können einige natürliche Prozesse zur Abwehr von Bakterien und zum Schutz vor Reizung nicht voll funktionieren, was ein Grund für Empfindlichkeit sein kann.

1. **Empfindlichkeiten durch Allergien** sind solche, bei denen direkt nach dem Kontakt mit dem Produkt eine Kontaktdermatitis entsteht. Das Areal ist sofort nach dem Kontakt gerötet, juckt und zeigt Stresssymptome.

2. **Sensible Haut aufgrund von dünnen Hautschichten** tritt zum Beispiel bei sehr trockener Haut auf: Die Haut reagiert schneller auf externe Substanzen, weil sie dünner ist. Ölige Haut ist im Umkehrschluss meist weniger empfindlich als dünne, trockene Haut.

3. Bei **Empfindlichkeiten durch Mängel** fehlen Substanzen auf der Haut, wodurch die natürlichen Funktionen nicht ungehindert ablaufen können. Insgesamt ist diese Haut bereits geschwächt, denn durch die fehlende Barriereschutzschicht gelangen vermehrt Bakterien und Umwelteinflüsse in die Haut. Die Haut regeneriert nun durch die Reizung langsamer und kann den Abbau von Kollagen und Elastin

Info

Die Prozentzahl von Leuten mit klinisch empfindlicher Haut liegt unter 3 Prozent. Doch mehr als 50 Prozent der Frauen aus Deutschland würden ihre Haut als empfindlich einstufen.

kaum noch verhindern. Empfindliche Haut zeigt meist zwei Reaktionsformen: Ekzeme und Entzündungen. Im Abschnitt »Hautpflegeerituale abgesehen von den Cremes« sind Tipps für eine entzündungsfreie Haut aufgeführt (siehe Seite 42), und die meisten Ekzemformen gehören in die fachmännischen Hände eines Dermatologen. Im Folgenden liste ich zur Orientierung die vier mir am häufigsten begegneten Ekzemformen auf:

- Ein **atopisches Ekzem** ist eine sehr schwere Ekzemform, die durch starken Juckreiz und starke Irritationen gekennzeichnet ist, verbunden mit rauer und wund gescheuerter Haut, die infektionsgefährdet ist.
- Ein **allergisches Kontaktekzem** tritt auf, wenn das Immunsystem überempfindlich reagiert, weil die Haut mit einer bestimmten Substanz in Kontakt kommt. Dies löst eine allergische Reaktion, eine Entzündung, aus.
- Bei einer **Augenlidhautentzündung** schwillt der Bereich um die Augen stark an, rötet sich und beginnt zu jucken und schuppig zu werden. Meist ist es eine Überreaktion auf Kosmetikprodukte, die um die Augen angewendet werden oder eine starke Aerosolabgabe haben, wie beispielsweise Haarspray.
- Eine **Schuppenflechte** breitet sich wie trockene, schuppige rote Flecken an Händen und Füßen aus. Sie ist meist ein Symptom von emotionalem Stress.

Sensible Haut zeigt, egal welche Ursache sie hat, oft alle Entzündungssymptome gleichzeitig: Rötungen, Spannungsgefühl, Schuppen und Juckreiz. Die Entzündung hilft dem Körper, den fremden Stoff zu lokalisieren, zu bekämpfen und die eventuellen Verletzungen direkt wieder zu verschließen. Entzündung und Wundheilung gehen Hand in Hand. Die Stelle wird gerötet, dick, warm und es bilden sich Schuppen – meist alles gleichzeitig, da all diese Symptome den Körper vor dem Eindringling schützen sollen. Wie eine Kettenreaktion geben sich die Zellen gegenseitig Bescheid, dass dort auf der Haut etwas ist, was man zu bekämpfen hat.

Das kann helfen

1. Die Ursache für die Empfindlichkeit bestimmt die Pflegestrategie. Welchen Grund hat die Sensibilität? Reagiert sie auf einen Inhaltsstoff, oder reagiert sie, weil sie allgemein empfindlicher ist?
2. Wir müssen behutsam mit unserer Haut umgehen. Das bedeutet: keine Tenside, keine Alkohole oder Parabene.
3. Finde heraus, welche Inhaltsstoffe deine Haut verträgt. Mache den Allergietest für zu Hause, der in dem Abschnitt »Allergien, Unverträglichkeiten, Intoleranzen« (siehe Seite 47) beschrieben wird, und sprich dich mit einer Fachperson der Dermatologie ab.
4. Reinige, wenn es geht, deine Haut morgens nur mit Wasser, um weitere Reizung zu verhindern. Abends können durch eine leichte Ölreinigung die Reste des Tages entfernt werden.
5. Feuchtigkeit bindende Inhaltsstoffe wie Hyaluron und Aminosäure-Komplexe (z. B. Prodew® 600) sowie Feuchtigkeit speichernde Pflanzenextrakte wie Gänseblümchen oder Alpenblüten können der Haut die benötigte Hautfeuchte zurückgeben. Beruhigende Substanzen wie CBD (Cannabidiol, wird aus Hanfpflanzen gewonnen) helfen der Haut, den Stress zu lindern, und Antioxidantien wie Vitamin E stoppen die freien Radikale.
6. Erneuernde Substanzen helfen der Haut, die fehlenden Substanzen kurzfristig zu ersetzen, und sie kurbeln die natürlichen Hautfunktionen an. Die für die Hautstruktur so wichtigen Ceramide kann man inzwischen ebenso in die Hautpflege einarbeiten. Probiotische Inhaltsstoffe helfen dem Mikrobiom der Haut, die Bakterien und Umwelteinflüsse abzuwehren.

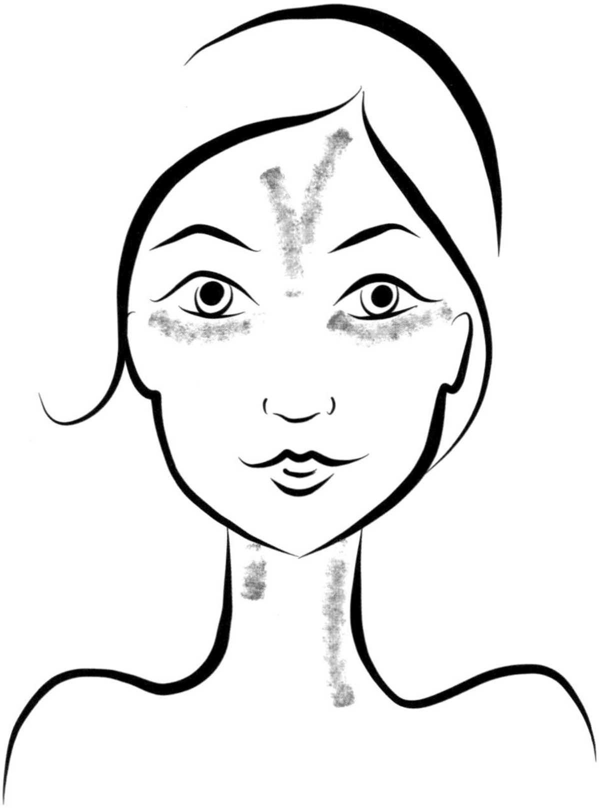

WENN REIFE HAUT AN ELASTIZITÄT VERLIERT, ZEIGT SICH DIES ZUNÄCHST AUF DER STIRN, AN DER AUGENPARTIE UND AM HALS.

7. Sehr trockene Stellen profitieren von Pflaumenkernbutter oder ähnlichen Produkten, die gesättigte Fettsäuren enthalten, die sich wie eine physische Schicht über die trockenen Stellen legen.

REIFE HAUT

Erkennt man an

Neigung zum trockenen Hautzustand, leichter Spannungsabfall, sichtbarer Elastizitätsverlust, rückgängige (also weniger als zu früheren Zeiten) Unreinheiten.

Mit zunehmendem Alter verlangsamt sich die körpereigene Produktion der Hautsubstanzen. Statistisch gesehen haben 55-jährige Frauen nur noch ein Viertel der ursprünglichen Produktion von Hyaluron, Elastin und Kollagen übrig. Daher ist eine reife Haut auch immer eine trockene Haut. Außerdem ist die Zellteilung verlangsamt, und immer mehr Zellen schalten sich durch die Telomerase ab (siehe Abschnitt »Telomere«, Seite 18). Das Elastin verliert zudem wie ein altes Gummiband seine Biegsamkeit, die Kollagenfasern werden instabil und die Durchblutung wird schwächer: So ist eine reife Haut meist fahler und sichtbar weniger durchblutet. Sie bekommt aufgrund des dünneren Aufbaus eine papierene Optik und zeigt meist in Form von Pigment- und Altersflecken die Sonnenschäden, die über das Leben angesammelt wurden.

Tipp

Eigentlich ist die reife Haut kein Hauttyp. Bestimme mithilfe des Hautzustandsschemas (siehe Seite 28) deinen Hauttyp und unterstütze deine Haut mit den Substanzen, die ihr natürlicherweise öfter fehlen!

Spannend ist, dass reife Haut dennoch unterschiedlich aussehen kann: Trockenheitsfältchen sind nämlich nicht dasselbe wie Lachfältchen. Zigarettenfältchen etwas anderes als Krähenfüße. Die einen sind Spuren eines erfüllten, gesunden Lebens und die anderen Zeugnisse einer ungesunden Zeit.

Das kann helfen

1. Prävention, Prävention, Prävention! Falten, die einmal entstanden sind, lassen sich nicht rückgängig machen.

2. Täglicher Sonnenschutz hilft, ganzjährig die UV-Strahlen abzuwehren. Immerhin sind 80 Prozent aller Hautschäden UV-bedingt!

3. Reife Haut sollte gepflegt werden, wie trockene Haut. Gerne kann der Anteil ungesättigter Fettsäuren in der Pflege erhöht werden.

AB WANN KANN WELCHE PFLEGE VERWENDET WERDEN?

Man weiß nie so genau, wann man mit Anti-Aging-Pflege beginnen soll, weil es bei jedem unterschiedlich ist. Die Lebensweise, der Gesundheitszustand, die Lebensumstände und die Genetik spielen eine große Rolle. Deshalb kann ich hier nur allgemeine Angaben dazu machen.

Immer: Reinigen, Feuchtigkeit, Entzündungshemmung und Antioxidantien, Sonnenschutz.

Ab 20er: Vitamin C gegen eventuelle erste Pigmentierungen.

Ab 30er: Viel Beta-Carotin oder Vitamin A für Kollagenbildung und ebenes Hautbild.

Ab 40er: Hautpflege besonders an faltenanfälligen Stellen einmassieren, Ceramide und okklusive Wirkstoffe.

Ab dann würde ich bei der Hautpflege bleiben.

Wichtig: Diese Zeitangaben dienen nur zur groben Orientierung.

Slow Aging

Der Begriff Anti-Aging ist mir zuwider, ich bevorzuge den Begriff Slow Aging. Slow Aging bedeutet, den Hautalterungsprozess nicht zu negieren und nicht zu versuchen, ihn vollständig abzuwehren: Vielmehr möchten wir den Alterungserscheinungen gelassen

Info

Ja, die hauteigene Produktion bestimmter Substanzen nimmt im Alter ab. Das bedeutet jedoch nicht, dass wir sie nicht von extern hinzufügen können! Haben Inhaltsstoffe in der Hautpflege eine hohe Bioverfügbarkeit, kann der Körper nicht unterscheiden, ob er die Stoffe selber produziert hat oder nicht. Er verbaut extern aufgecremte Stoffe, als hätte er sie selber gemacht.

entgegensehen, und wir möchten uns über jedes Lebensalter freuen.

Genau dafür steht mein Ansatz der Hautpflege: Die Haut mit allem zu unterstützen, was sie benötigt, ohne hauteigene Prozesse zu ersetzen, sodass wir die vermeidbaren Alterungserscheinungen reduzieren, aber ohne uns gegen sie zu sträuben.

Wir können unserem Gesicht jedoch viele verschiedene Arten von Hautalterung ansehen, allen voran Alters- und Pigmentflecken sowie Falten. Besonders bei den Falten gibt es unterschiedliche Arten: So zeugen Lachfalten von einem erfüllten Leben mit viel Freude, Trockenheitsfältchen oder Raucherfältchen von einem ungesunden Lebensstil. Wir möchten mit unserer Hautpflege besonders auf solche Erscheinungen achten, die uns einen schlechten Lebensstil unterstellen, und uns nicht über solche ärgern, die uns als Erinnerungen an schöne Zeiten bleiben.

HINWEISE DES ORTES VON UNREINHEITEN AUF DEREN ENTSTEHUNG

Tatsächlich kann man evidenzbasiert vom Ort einer Unreinheit auf deren wahrscheinliche Ursache schließen. Es gibt einige Mechanismen, die zu typischen Fehlfunktionen des Hautsystems führen.

Wangen

Rand: Über das Smartphone-Display oder die Fensterscheibe der U-Bahn kommen unerwünschte Bakterien den Wangen oft gefährlich nah. Unreinheiten an den Wangen weisen daher häufig auf Bakterienstämme hin, die aus der äußeren Umgebung auf die Haut gelangt sind.

Eng zusammenliegende, eitrige Unreinheiten weisen im Wangenbereich auf eine Streuinfektion hin: Der Eiter einer ausgedrückten Papel überträgt Bakterien auf eine umliegende, gesunde Pore.

Jochbein: Hier zeigen sich die Reaktionen der Haut auf die Ernährung. Zu viel Kaffee oder Alkohol, aber auch Reizverstärker wie zu wenig Schlaf können hier ursächlich sein.

Schläfen

An den Schläfen ist zu erkennen, ob das verwendete Reinigungsprodukt für die eigene Haut geeignet ist. Make-up-Reste und Umwelteinflüsse, die auf der Hautoberfläche zurückbleiben, fließen durch den Hauttalg nachts an den Gesichtsrand und blockieren dort die Porenausgänge.

Nase & Stirn

Die Gesichtsmitte, aufgrund ihrer Form auch »T-Zone« genannt (siehe Seite 29), verfügt über eine erhöhte Anzahl an Talgdrüsen, um eine ausreichende hauteigene Pflege der Gesichtshaut zu gewährleisten. Dieser Bereich ist anfällig für Fehlfunktionen, welche zu einer Verstopfung der Talgdrüse führen. Der Eiter der blockierten Porenausgänge oxidiert mit dem Sauerstoff in der Luft und wird als schwarzer Punkt sichtbar.

Stirn: Genauso wie ein Mangel an Antioxidantien und ein ungesunder Lebensstil zuerst an quer verlaufenden Stirnfalten sichtbar werden, sieht man an Unreinheiten an der Stirn, wenn der Körper Erholung braucht und zu wenig getrunken wurde.

Kinn & Mundbereich

Studien belegen, dass Unreinheiten im Kinn- und Mundbereich Anzeichen für eine unausgeglichene Darmflora sein können und dass es eine Korrelation zwischen der Ernährung und dem Auftreten von Papeln im Mundbereich gibt. Größere Unreinheiten zeigen eine Imbalance der Hormone, die besonders bei Frauen durch Schwankungen des Hormonspiegels während ihrer Periode entstehen können. Dieser

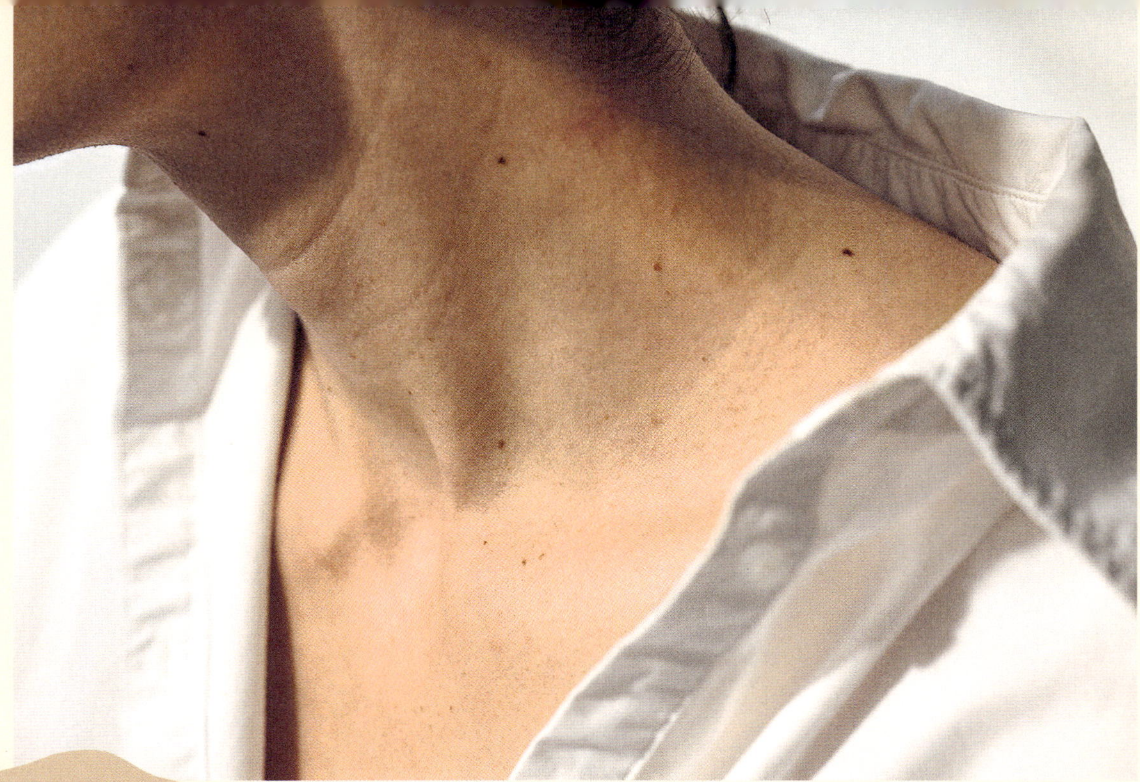

DURCH LOCKER SITZENDE KLEIDUNG KANN MAN UNREINHEITEN AN HALS & DEKOLLETÉ VORBEUGEN.

ist auch für Unreinheiten, Pigmentflecken/Aknenarben beziehungsweise außerordentliches Haarwachstum in diesem Bereich verantwortlich.

Darüber hinaus sammeln sich typischerweise Make-up-Reste in der Falte zwischen Mund und Kinn.

Hals & Dekolleté

Durch zu enge Kleidung hervorgerufener Schweiß sammelt sich an in den Hautfalten sowie an Hals und Dekolleté. Der gelockerte Schmutz auf der Haut wird durch die Feuchtigkeit zusammengeführt und begünstigt Blockaden der Poren. Die dünne Haut unter dem Gesicht reagiert zudem schnell empfindlich auf Parfums oder Duftstoffe.

Unreinheiten im Nacken oder im Halsbereich sind auch Hinweise auf eine kommende Erkältung sowie ein schwaches Immunsystem.

HAUTNAHE UNTERSCHIEDE

Frauen und Männer haben dieselbe Haut, nur ist die der Männer durch stärker vernetzte Kollagenfasern rund ein Drittel dicker, besitzt durch die erhöhte Testosteronbildung eine höhere Talgproduktion und ist durch dickere Gesichtsbehaarung gekennzeichnet. Vom Aufbau her gibt es jedoch kaum Unterschiede.

Dunklere Haut bleibt durch den höheren Schutz vor UV-Strahlung länger jugendlich und Zeichen der

Hautalterung zeigen sich später als bei hellhäutigen Menschen. Außerdem ist sie – meiner Beobachtung und Erfahrung nach – meist trockener und benötigt etwas reichhaltigere Pflege.

Die Haut am Körper ist dicker als die im Gesicht und anderen Reizen ausgesetzt: Während besonders die Körpermitte vielen Reizen durch Kleidung ausgesetzt ist und wenig Licht abbekommt, muss die dünnere Gesichtshaut sich mit Sonne, Umweltpartikeln, Make-up und Bewegung auseinandersetzen. Um den jeweiligen Ansprüchen gerecht zu werden, werden unterschiedliche Cremes für Gesicht und Körper angewendet.

HAUTKRANKHEITEN

In diesem Buch sprechen wir generell über gesunde Haut. Das bedeutet: Haut, die eventuell aus der Balance geraten ist oder unterstützt wird beim würdevollen Altern. Bei Reaktionen über die normalen Abwehrfunktionen der Haut hinaus sprechen wir von Dermatosen, die dann eher in die ärztliche Behandlung fallen. Lasst uns trotzdem zum allgemeinen Verständnis kurz über einige der häufigen Erkrankungen der Haut sprechen:

Tipp

Hände und Unterarme freuen sich über Reste der Pflegeprodukte, die du im Gesicht anwendest!

Info

Milien, geschlossene, unter der Haut liegende Kapseln, entstehen, wenn der Körper einen Fremdstoff nicht über die Hautoberfläche aussondert, sondern ihn mit Epithelgewebe umschließt und so unschädlich macht. Die Veranlagung dazu ist meist genetisch, und Milien können, anders als Unreinheiten, wenn sie nicht innerhalb weniger Wochen von selbst verschwinden, nur durch eine Ausreinigung geöffnet und entfernt werden. Bitte aufgrund der Verletzungsgefahr nicht selbst versuchen!

Akne

Zeigt großflächig gerötete, entzündliche Pusteln. Die häufigste Form, Acne vulgatris, hat meist eine hormonelle Ursache und wird vom Hautarzt medikamentös behandelt. Dies wird von antimikrobieller und entzündungshemmender Hautpflege begleitet.

Rosacea oder Couperose

Rosacea kann in Schüben und unterschiedlich stark auftreten: Während zunächst stellenweise Hautrötungen sichtbar werden, führt die Krankheit später zu sichtbaren Äderchen, Dauerrötungen sowie einem sensiblen, brennenden und juckenden Empfinden. Auslöser sind starke Reaktionen auf externe Reize wie UV-Strahlung, Hitze oder Ernährungs- und Lebensweisen. Rosacea wird meist medikamentös behandelt, begleitet von Lasertherapien.

Neurodermitis

Ekzematische, trockene und schuppige Stellen, die sich ausgehend von den Armbeugen und Kniekehlen meist in Schüben ausbreiten. Die Erkrankung geht meistens mit starkem Juckreiz und spürbarer Trockenheit einher und kann zu feuchten Ekzemen führen. Die Ursache ist noch unbekannt. Akute Neurodermitisschübe werden meist mit Salben sowie Cortison und Medikamenten gelindert.

Schuppenflechte und Ekzeme

Klar abgegrenzte, sehr trockene und von Schuppen bedeckte, gerötete Ekzeme sind typisch für eine Schuppenflechte. Meist wird die Psoriasis vererbt und bricht bei Stress und starken Gefühlen bei den Betroffenen an Fingern, Armen oder Beinen aus. Oft leiden Betroffene ebenso an einer allgemein überempfindlichen Haut, da die Schuppenflechte durch eine Überreaktion des Immunsystems ausgelöst wird. Psoriasis ist nicht rein durch Hautpflege heilbar. Die Erscheinungen werden durch Medikamente und Laser behandelt und verschwinden meist, wenn sich die Lebenssituation des Betroffenen beruhigt hat.

Info

Für die Hautpflege sind Hauttyp und Hautzustand zu unterscheiden: Während zum Beispiel der Hauttyp »trockene Haut« meint, dass die Haut genetisch bedingt zu einer Unterproduktion an Sebum neigt, beschreibt der dehydrierte Hautzustand einen Mangel an Feuchtigkeit in der Haut, der durch äußere Einflüsse hervorgerufen wurde und behebbar ist.
Der Zustand der Haut kann schnell verändert werden, der Hauttyp dagegen ist unveränderlich (abgesehen von oral eingenommenen, verschreibungspflichtigen Medikamenten wie Vitamin A-Präparaten, die die Hauteigenschaften dauerhaft zu ändern vermögen).
Es kann also sein, dass der trockene Hauttyp durch äußere Umstände den Zustand von Unreinheiten bekommt, oder andersherum, der unreine Hauttyp an dem Zustand der Dehydrierung leidet. Wir passen unsere Hautpflege dann entsprechend an: Wechseln wir die klimatischen Bedingungen von warm zu kalt, wird der trockene Hauttyp vielleicht eher eine Zugabe an Lipiden als einen Zusatz an feuchtigkeitsbindenden Substanzen benötigen.

HAUTPFLEGERITUALE ABGESEHEN VON CREMES

Wir nehmen mit Hautpflege einen großen Einfluss auf unser Hautbild. Auch können wir bestimmte Mängel kurzzeitig sinnvoll ausgleichen.

Die Haut als Spiegel unserer Seele zeigt durch ihre natürliche Funktion, Schadstoffe auszuscheiden, oft unseren Gesundheitszustand an. Vielleicht empfinden wir deshalb das Auftreten von Unreinheiten und Ekzemen oft als so viel schlimmer, als es meistens ist: Wir denken, dass unser Gegenüber uns als ungesund wahrnimmt. Es gibt zum Glück einige Möglichkeiten, das Hautbild zu verbessern.

TAG- UND NACHTFUNKTIONEN UNTERSTÜTZEN

Die Haut hat tagsüber völlig andere Funktionen als nachts. Während sie bis zu 16 Stunden am Tag die Körpertemperatur reguliert und Umwelteinflüsse abwehrt, beginnen nachts die regenerativen und ausscheidenden Prozesse. Mindestens sieben bis acht Stunden sollte man der Haut Zeit geben, um die Zellen neu mit Feuchtigkeit zu füllen und reparierende Aufgaben zu erfüllen.

DU BIST, WAS DU ISST

Es geht ja alles um Bausteine: Aus welchen Substanzen kann der Körper neue Zellen und neue Haut produzieren sowie neue regenerative Prozesse starten? Die Bausteine dafür zieht er aus der Nahrung: Gemü-

Tipp

Antioxidantien (beispielsweise die Anthocyane in Blaubeeren oder das Vitamin C in Zitrusfrüchten) und entzündungshemmende Stoffe (zum Beispiel das Bisabolol im Kamillentee) sind sowohl in der Hautpflege als auch in der Ernährung Slow-Aging-Wirkstoffe!

se hat im Vergleich die höchste Dichte an Nährstoffen und sollte täglich den Hauptbestandteil der Nahrung ausmachen.

UMSTELLUNGEN ZEIT GEBEN

Stellt man den Körper auf gesündere Ernährungsweisen und unterstützende, pflanzliche Hautpflege um, bemerken viele oft eine Art Erstverschlimmerung. In der Hautpflege erklärt sich dies mit der Umstellung körpereigener Prozesse auf der Haut: Wo die natürlichen Funktionen bisweilen ersetzt wurden, wird die Haut nun dazu angeregt, reinigende und pflegende Prozesse wieder selbst zu übernehmen. Auch kann es sein, dass die intensivere Reinigung tiefer liegende Schmutzpartikel zutage fördert und dass diese zunächst Störfaktoren darstellen.

Veränderungen sollten daher langsam mit genügend Regenerations- und Anpassungszeit für unsere Haut erfolgen.

FLÜSSIGKEIT FÜR DIE ZELLFÜLLUNG UND ALS INNERE DUSCHE

Mir fällt das Wassertrinken leicht, seit ich weiß, dass die Flüssigkeit für die Detox-Funktionen der Haut benötigt wird. Ist genügend Feuchtigkeit vorhanden, werden die meisten Giftstoffe über den Urin ausgespült. Erst bei Wassermangel greift die Haut unterstützend ein. Die optimale Tagesmenge liegt bei 2,5 bis 3 Liter reinem Wasser oder ungesüßtem Tee.

Schonend gepresste Frischpflanzensäfte aus Sanddorn, Brennnessel oder Löwenzahn (NKM führt solche Toniken im Sortiment) unterstützen den Stoffwechsel und den Entgiftungsprozess, regen die Leber- und Nierenfunktion an und verfügen über eine harntreibende Wirkung, was sich in einem strahlenden Hautbild zeigt.

DEN KREISLAUF ANKURBELN

Wir wollen unseren Organismus regelmäßig in Schwung bringen. Das fördert die Giftstoffabgabe durch Verdauung und führt folglich zu weniger Schadstoffabgabe über die Haut. Es strafft zusätzlich das Bindegewebe, fördert die Blut- und damit die Nährstoffzufuhr des Hautgewebes. Und gut durchblutet machen uns eine Lunge voller Sauerstoff und glühende Wangen glücklich.

MEINE TIPPS FÜR EINE ENTZÜNDUNGSFREIE HAUT

1. Regelmäßige gründliche und doppelte Reinigung: einmal mit Öl, einmal mit einer Alternative wie eine Reinigungsmilch oder ein Reinigungsgel.
2. Abschminktücher sind schlecht: stattdessen mit wiederverwendbaren Wattepads und Tonern arbeiten.
3. Bakterien reduzieren: Dinge, die mit dem Gesicht in Berührung kommen, regelmäßig reinigen: Handy, Kopfkissen, Hände, Gesichtshandtuch, Make-up-Pinsel.
4. Entzündungshemmende Ernährung.
5. Viel trinken.
6. Richtige, dem Hauttyp entsprechende Produkte verwenden.
7. Hände waschen – bitte regelmäßig und immer gründlich: Besonders die Mikroorganismen unter den Fingernägeln möchten wir auf keinen Fall in das Gesicht übertragen.
8. Die Reinigungsdauer einhalten: Wie beim Zähneputzen drei Minuten Pflicht sind, sollte bei der Hautreinigung ein- bis zwei Minuten gründliches Einmassieren des Reinigungsproduktes Standard sein. So können sich Schmutz und alter Hautbelag ablösen und die Haut kann gründlich gereinigt werden.

WIE DIE HAUT UNSERE HAUTPFLEGE VERARBEITET

Die Haut als Rüstung unseres Innersten hat die Funktion, es vor äußeren Einflüssen zu schützen: So hat es Hautpflege natürlicherweise erst einmal schwer, sich durch die Barriereschutzschicht und den Hydro-Lipid-Film zu arbeiten. Spannend ist, dass es hier teilweise Forschungslücken gibt: Man weiß, dass Hautpflege verarbeitet wird; valide Studien können Wirksamkeiten beweisen. Aber wie das genau passiert, das ist teils unklar. Hier fasse ich zusammen, was man weiß.

MOLEKÜLGRÖSSE

Je größer das Molekül ist, desto schwieriger ist es für den Stoff, sich durch die Zwischenräumchen ins Innere vorzuarbeiten, und desto oberflächlicher wirkt er. Hyaluron ist ein gutes Beispiel. Die Bezeichnung »hochmolekulare Hyaluronsäure« deutet auf die Größe des Moleküls des Feuchtigkeit speichernden Wirkstoffs hin. Diese Form verbleibt auf der Hautoberfläche, strafft die Haut von außen und bringt meist sofort sichtbare Ergebnisse. Die Moleküle niedermolekularer Hyaluronsäure hingegen sind klitzeklein und sie dringt daher besonders tief vor. Sie polstert die Haut langfristig und intensiv von innen auf. »Oligomolekular« ist eine Zwischenform, die beides ein bisschen kann.

Umso kleiner das Molekül, desto leichter tut es sich bei der Aufnahme: Klitzekleine Moleküle suchen sich teils interzellulär, durch die Zellen hindurch, den Weg ins Innere.

LÖSLICHKEIT

Jeder Stoff, sowohl auf der Haut als auch Inhaltsstoffe in der Hautpflege, wird von der Haut nach seiner Löslichkeit bewertet: Bist du wasserbasiert oder fettbasiert?

Da der überwiegende Teil der Haut fettbasiert, damit fettliebend – lipophil – ist, kann man sich merken, dass es fettlösliche Wirkstoffe meist leichter haben, ein Teil der Haut zu werden, als wasserlösliche.

Die Stoffe, die sowohl einen fettlöslichen als auch einen wasserlöslichen Teil haben, werden am leichtesten aufgenommen. Emulgatoren, Lecithine oder Ceramide sind »Löslichkeitszwitter« und relativ flexibel hinsichtlich der Aufnahme. Sie ziehen besonders leicht in die Haut ein. Meist gelangen solche Stoffe intrazellulär in die Haut. Sie suchen sich gerne den Weg zwischen den Zellen hindurch.

ART DER WIRKSTOFFE

Auch alle Substanzen und Organismen, die nicht fest mit unserer Haut verbunden sind, wie das Mikrobiom, die Barriereschutzschicht, der Hydro-Lipid-Film und Enzyme, helfen der Haut dabei, Hautpflege zu verarbeiten. Bakterien zum Beispiel verstoffwechseln die Fettsäuren, die in Ölen zu finden sind. Enzyme spalten Wirkstoffe in ihre Moleküle auf, trennen beispielsweise bei einem Vitamin-C-Derivat das Zuckermolekül vom Vitamin C ab.

Dies kann jedoch immer nur dann geschehen, wenn diese Hilfsmoleküle die Hautpflege auch erkennen und verarbeiten können. Besonders große Moleküle oder solche, die einen Aufbau haben, mit der die Haut nichts anzufangen weiß, bleiben nämlich teils einfach auf der Hautoberfläche liegen.

KÖRPERÄHNLICHE STOFFE VERARBEITET UNSER KÖRPER WIE SELBST PRODUZIERTE STOFFE.

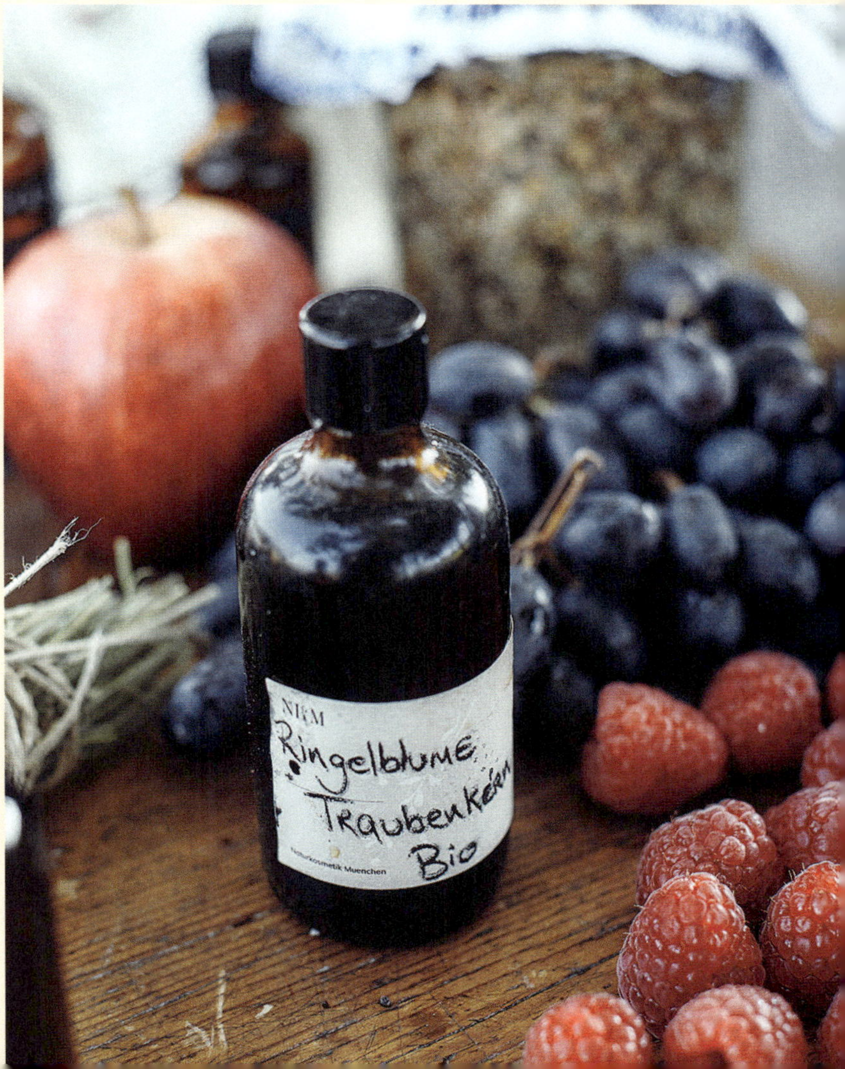

Die Bioverfügbarkeit eines Stoffs bezeichnet, ob der Stoff verarbeitet werden kann oder nicht, und die Stoffe lassen sich grob in zwei Kategorien aufteilen: körperähnliche und körperunähnliche Stoffe.

Körperähnliche Stoffe

Körperähnliche Stoffe wie Aminosäuren, Ceramide oder Hyaluron, aber auch essenzielle Fettsäuren oder Pflanzenextrakte sind den Substanzen auf der Haut so ähnlich, dass der Körper nicht erkennen kann, ob er sie selber produziert hat oder ob sie von außen zugeführt wurden. Er verarbeitet sie wie die selbst produzierten Stoffe, indem unter anderem Proteasen, Lipasen, Bakterien, Enzyme die Substanzen in ihre Moleküle aufspalten und sie entsprechend ihrer Einsatzmöglichkeit in der Hautstruktur verarbeiten.

Körperunähnliche Stoffe

Die meisten körperuneigenen Stoffe wie Silikone, Mineralöle oder Abgase erkennt der Körper als nicht eigens produziert und verwertet sie nicht. Stattdessen entfalten sie ihre Wirkung rein auf der Hautoberfläche. Ausnahmen sind zum Beispiel einige chemische UV-Filter oder Konservierungsstoffe, die im Körper eine ungewollte chemische Reaktion auslösen können.

ANTIENTZÜNDLICH UND ANTIOXIDATIV

Antientzündlich und antioxidativ sind Begriffe, die in diesem Buch häufiger fallen, und das nicht ohne Grund: Sowohl in der Hautpflege als auch in der Ernährung sind dies die Schlüsselbegriffe, wenn es um gesunde, schöne Haut geht. Und sie hängen eng zusammen. Antioxidantien sind die Stoffe, die zerstörerische Moleküle unschädlich machen können, sogenannte freie Radikale. Den Prozess kennen wir schon: Derselbe Ablauf, der auch Öl ranzig, also schlecht werden lässt, sorgt auf der Haut für Entzündungen und Alterungserscheinungen. Das Antioxidans schlechthin ist Vitamin E – geringe Mengen davon besitzen Öle bereits von Natur aus. Die Zugabe von weiterem Vitamin E ist die Voraussetzung für längere Haltbarkeit, sowohl in Rohstoffen als auch in Ölmischungen.

Wir nehmen also Antioxidantien, um die freien Radikale zu stoppen, die der Körper andernfalls durch Entzündungen gehemmt hätte. Und Entzündungen möchte man um jeden Preis reduzieren: Sie führen zu Hautirritationen, mindern die Regenerationsprozesse der Haut, stoppen die Bildung von wichtigen Bausteinen der Haut, fördern Unreinheiten und Ekzeme und erzeugen oxidative Schäden in den Zellen. Oder andersherum gesagt: Dadurch, dass Anti-

Tipp

Hier wird die Verbindung zwischen Ernährung, Lebensstil und Hautpflege deutlich, denn Entzündungen sind bereichsübergreifend. Unterstütze deine antioxidative Hautpflege, indem du Auslöser für Entzündungen wie Tabakrauch, Stress, Schlafmangel, fettreiche Ernährung, Bewegungs- und Sauerstoffmangel sowie übermäßiges Sonnenbaden vermeidest.

Tipp

Besonders reaktive Haut sollte stets gut abgetrocknet werden und selten mit Wasser über 35 °C in Kontakt geraten: Die Feuchtigkeit schwemmt die Hautstruktur auf, wodurch allergieauslösende Substanzen leichter in die Haut eindringen können. Und warmes Wasser löst körpereigene Substanzen, die für die körpereigenen Schutzmechanismen wichtig sind!

oxidantien freie Radikale stoppen, schützen sie die Haut vor Kollagenabbau und sorgen so für eine feste Hautstruktur.

Eingangs (siehe Seite 18) haben wir über den pH-Wert gesprochen: Neben dem Säureschutzmantel der Haut ist ein hautfreundlicher pH-Wert von 4 bis 6, idealerweise ein pH-Wert von 5,5, ein entzündungshemmender Faktor. Wird durch falsch eingestellte Hautpflege, übermäßige Peelings, Ernährung oder Ähnliches aus Versehen der pH-Wert der Haut verändert, dann reagiert unser Körper auch mit Entzündungsprozessen.

Wir bekämpfen bereits mit zwei zentralen Wirkweisen, antientzündlich und antioxidativ, eine Vielzahl von unerwünschten Hautzuständen, von unrein bis ekzematisch, und beugen der vorzeitigen Hautalterung vor.

ALLERGIEN, UNVERTRÄGLICHKEITEN, INTOLERANZEN

Wir haben bereits herausgefunden, dass trockene Haut, der wichtige Substanzen fehlen, anfällig für Hautirritationen und allergische Reaktionen ist. Pollen können zum Beispiel über Hautkontakt Juckreiz und Irritationen auslösen, wenn sie durch eine instabile Barriereschutzschicht in den Körper gelangen. Besonders bei Allergikern und Atopikern (Menschen, die statistisch häufiger mit allergischen Reaktionen auf Kontakt mit ansonsten harmlosen Substanzen reagieren) ist die Pflege der Haut bereits eine Maßnahme zur Prävention.

Was aber tun, wenn die Haut trotz intakter Barriereschutzschicht reagiert?

Bei einer allergischen Reaktion auf einen Inhaltsstoff in der Hautpflege startet der Körper dieselbe Entzündung, als wäre der Körper tatsächlich bedroht. Und über Entzündungen haben wir ja bereits gesprochen: Die Blutgefäße weiten sich, damit mehr Abwehrstoffe durch das Blut an die betroffene Stelle gespült werden. Die hohe Durchblutung lässt das Areal erröten. Der Kampf der weißen Blutkörperchen und Abwehrzellen gegen den Allergieerreger bekommt höchste Priorität, weshalb die Regeneration der Haut angehalten wird. Flüssigkeit wird in das Areal gepumpt, um Gefahrenstoffe ableiten zu können, wodurch eine Schwellung entsteht. Die Stelle wird heiß und wirft je nach Schweregrad auch Bläschen. Der Fachbegriff für diese Abwehrreaktion lautet im Falle einer Immunantwort auf Substanzen »Kontaktallergie«. Und all das letztlich als Überreaktion auf einen als ungefährlich eingestuften, eigentlich harmlosen Stoff! Das ist es, was Allergien so schwer einordbar macht: Wer auf welchen Stoff allergisch reagiert, das ist vom Urteilsvermögen des jeweiligen Immunsystems abhängig und vollständig individuell. Anders ist es übrigens bei begründeten Reaktionen des Immunsystems: Berührt die Haut Gift und reagiert sie entsprechend, nennt man das »Kontaktdermatitis«.

Ich habe aus den Zuschriften an unseren Kundenservice bei NKM eine Häufigkeitsstatistik erstellt und in einer Tauschtabelle bei Allergien (siehe Seite 93) Alternativen zu den Stoffen aufgelistet, die statistisch gesehen bei uns am häufigsten allergische Reaktionen hervorrufen. Damit können ganz leicht die als allergisch eingestuften Substanzen ersetzt werden.

Eine Sonderform der Kontaktallergie ist die Sonnenallergie. Denn hier ist es kein extern hinzugefügter Stoff, sondern es sind UV-A-Strahlen, die eine Kontaktdermatitis auslösen. Und da diese auch bei wolkigem Wetter auftreten, reagiert die Haut ganzjährig mit juckenden kleinen Unebenheiten und Pickelchen. Einige Substanzen in kommerzieller Hautpflege können diesen Effekt intensivieren, und weil er daher oft nach einem ausgedehnten Sonnenbad entsteht, werden diese Unebenheiten auch Mallorca-Akne genannt, obwohl sie mit Akne im herkömmlichen Sinne nichts gemeinsam haben. Bitte sprecht euch diesbezüglich mit einer Dermatologin oder einem Dermatologen ab. Findet mit den folgenden Tipps heraus, ob bei euch eventuell eine Allergie vorliegt und welche Stoffe für euch gut verträglich sind.

Allergietests selbst durchführen

Um zu Hause Tests auf (Un-)Verträglichkeiten durchzuführen, sollte eine kleine Menge des Produkts oder Inhaltsstoffs auf das Handgelenk aufgetragen und die Hautreaktion dann genau beobachtet werden.

Inhaltsstoffe notieren, die Verbesserungen hervorrufen

Meist zeigt sich nicht bei allen Substanzen der Stratum corneum (oberste Hautschicht der Epidermis) ein Mangel, sondern nur bei einem kleinen Teil: Hat man ausfindig gemacht, welcher Inhaltsstoff zu Verbesserungen führt, ist man bei der sensiblen Haut schon ein gutes Stück weiter.

Info

Auch wenn das Fruchtwasser basisch ist, gleicht der pH-Wert der Haut der Babys bereits dem eines Erwachsenen. All die Substanzen, die sich auf dem Baby sammeln, die kurz nach der Geburt sichtbar sind, gewährleisten, dass die Haut des Babys selber kaum mit dem Fruchtwasser in Berührung kommt.

INHALTSSTOFFE MEIDEN, WENN MAN SCHWANGER IST

Toll ist, dass sich viele werdende Eltern mit den Inhaltsstoffen der Produkte auseinandersetzen, die ihre Haut berühren. Doch an sich sollte für uns alle stets gelten, dass wir auf die Substanzen achten, die in unseren Körper gelangen. Wir sollten dieselbe Verantwortung für uns selbst übernehmen wie für ein noch ganz kleines Lebewesen.

Mit Vitamin A sollte man in der Schwangerschaft besonders vorsichtig sein. Auch wenn die Studien mit extrem hohen Konzentrationen durchgeführt wurden, kann Vitamin A eine Gefahr für den Fötus darstellen. Wechselt hier auf Beta-Carotin, da gibt es erst Schwierigkeiten, wenn man darin badet.

Auch bei BHAs wie Salicylsäure sollten die Einsatzbegrenzungen beachtet werden, besonders beim Selbstrühren. Die frei verkäuflichen Produkte stellen jedoch kein Problem dar.

Bei Vitamin E und Vitamin B_3 (Niacinamid, mehr dazu siehe Seite 73) sind mir keine Problematiken bekannt. Auch nicht bei Vitamin C, hier kann nur der geringe pH-Wert den hauteigenen pH-Wert durcheinanderbringen.

Vermeidet bitte den unverdünnten Hautkontakt mit ätherischen Ölen und Duftstoffen jedweder Art, und informiert euch bei Bedarf über die sogenannten Dermal Limits – das ist die maximal erlaubte Einsatzkonzentration der ätherischen Öle, die aufgrund von enthaltenen Sensibilisatoren bestimmt wird. Viele beliebte und oft verkaufte Schwangerschaftsöle sowie Windelcremes enthalten einen Cocktail an ätherischen Ölen; sprecht euch da am besten mit einer Dermatologin oder einem Dermatologen eures Vertrauens ab.

Wie immer ist ein Sonnenschutz, idealerweise ein mineralischer, Pflicht.

SONNENSCHUTZ IST FÜR SCHWANGERE WIE NICHT SCHWANGERE PFLICHT – IDEALERWEISE EIN MINERALISCHER.

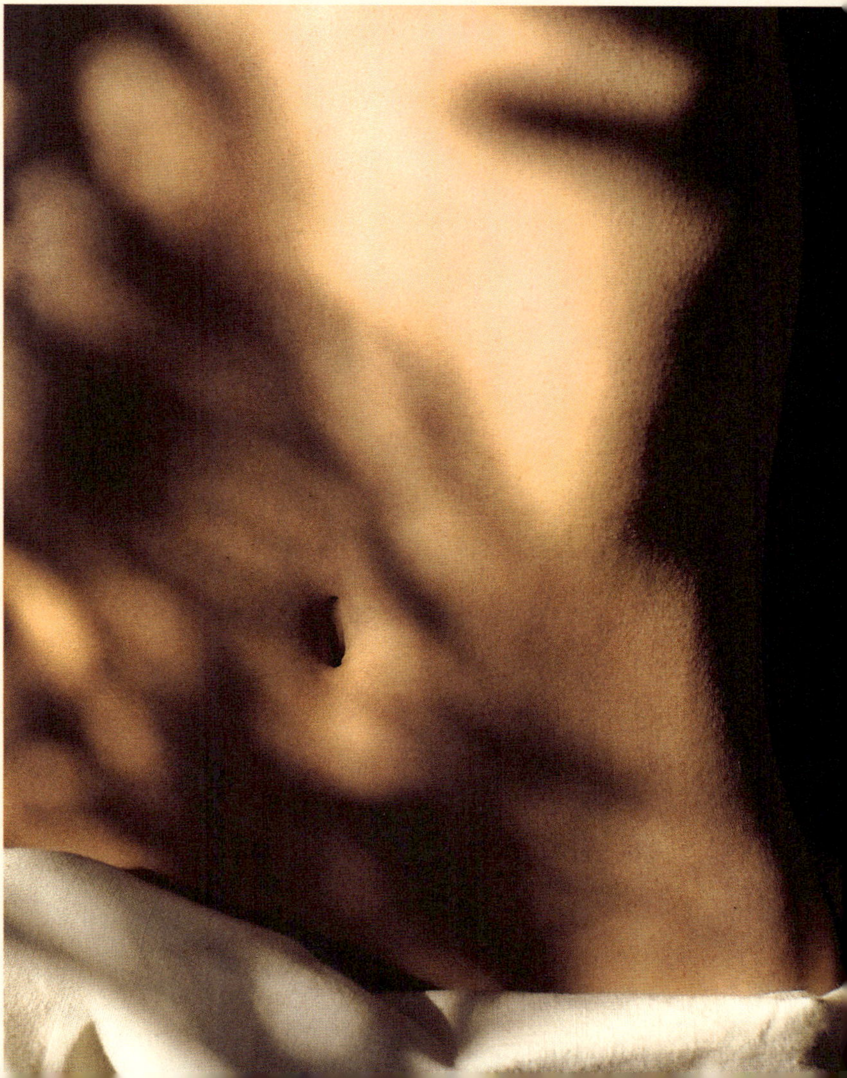

TROUBLESHOOTING HAUT

Bevor in Kapitel 2 ausführlich die Inhaltsstoffe beschrieben werden, gebe ich hier Empfehlungen, wie du unwillkommenen Hautzuständen entgegenwirken kannst. Das Register auf Seite 186 führt dich zu näheren Erläuterungen zu den Inhaltsstoffen, die ich hier bereits erwähne, und zu entsprechenden Rezepten.

FAHLE HAUT

Wende morgens ein Vitamin-C-Produkt an, um den Teint zu ebnen, und zudem täglich einen umweltfreundlichen Sonnenschutz, um Hyperpigmentierung und Falten zu vermeiden.

Reinige deine Haut abends gründlich und eventuell zweimal.

Peele ein- bis dreimal pro Woche (chemisch, mit Fruchtsäuren, Fruchtenzymen, AHAs oder BHAs, nicht mechanisch), um eventuelle Rückstände von Pflegeprodukten sanft zu entfernen.

Baue abends Wildrosenöl als milde Retinol-Form in deine Hautpflege ein.

Für den Soforteffekt: Hyaluronsäure und Glycerin!

PILLE ABSETZEN

Reinige, wenn du die Pille absetzt, deine Haut zunächst nicht nur abends, sondern auch morgens sanft, um der Entstehung von Unreinheiten durch eine übermäßige Talgproduktion vorzubeugen: abends mithilfe von einem Wattepad und einem antimikrobiellen Toner.

Bevorzuge entzündungshemmende und talgflussregulierende Inhaltsstoffe und steige von der Creme auf eine Ölpflege um.

Ein- bis dreimal pro Woche mit Rügener Heilkreide oder chemischen Peelings peelen.

AUGENRINGE

Zunächst einmal: viel Schlaf, genug trinken und wenig Stress. Finde dann zuerst heraus, ob die Augenringe durch schlechte Durchblutung oder Hyperpigmentierung kommen: Drücke leicht mit dem Ringfinger darauf.

Geht der Schatten weg, liegt es an der Durchblutung. Nutze ein Serum mit Koffein und Hyaluronsäure, welches du mit den Ringfingern sanft einklopfst.

Arbeite im Übrigen mit niedrigviskosen Produkten, um die Hautfeuchte zu erhöhen.

Geht der Schatten nach leichtem Drücken nicht weg, verwende Niacinamid und Beta-Carotin-reiche Produkte, um Hyperpigmentierung vorzubeugen. Trage besonders gründlich Sonnenschutz auf und nutze Süßholzwurzel sowie Allantoin. Möglicherweise professionell ausgeführtes Microneedling anwenden.

PICKELMALE/HYPERPIGMENTIERUNGEN

Ausdrücken ist ab heute für immer verboten! Trage ein niacinamidreiches Produkt auf und lasse es 30 Sekunden einwirken. Peele ein- bis dreimal pro Woche sanft, verwende morgens ein Vitamin-C-Produkt und trage täglich gewissenhaft Sonnenschutz auf. Nutze wundheilungsfördernde Wirkstoffe wie Allantoin, Beinwellwurzel oder Panthenol.

UNGEWOHHNTER SCHUB VON UNREINHEITEN

Reinige morgens deine Haut zunächst sanft, wende dann Pflege mit Glycerin oder Niacinamid an, um den Talgfluss geschmeidig zu halten. Abends antimikrobiell reinigen, mit einem Wattepad überschüssigen Talg und Schmutz porentief entfernen sowie entzündungshemmend pflegen. Trage punktuell eine Paste aus Zink, chemischen Säuren und Rügener Heilkreide auf. Viel trinken!

REIBEISENHAUT

Arbeite bei der leider meist genetischen Verhornungsstörung mit Wirkstoffen, die die Keratinverklumpung normalisieren: Veganer Harnstoff (Urea; Vorsicht, kann bei der Anwendung brennen/bitzeln)

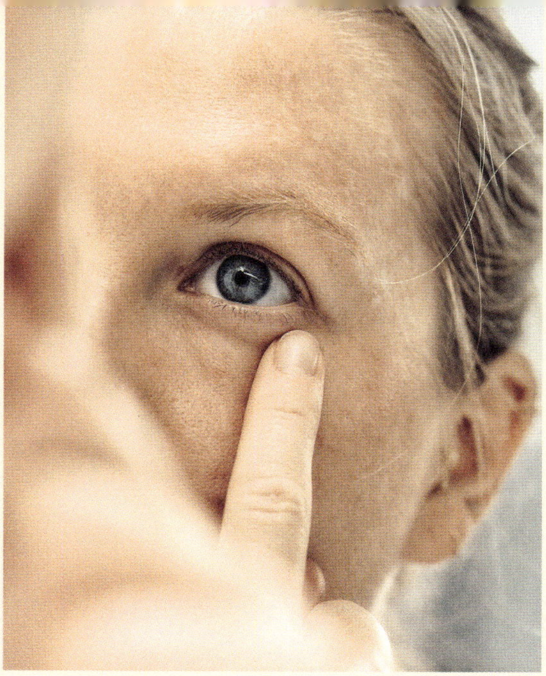

GEHT DER SCHATTEN NACH LEICHTEM DRÜCKEN WEG, IST DIE URSACHE FÜR DIE AUGENRINGE SCHLECHTE DURCHBLUTUNG.

kann Wunder helfen. Peelings helfen ebenso, die Porenausgänge frei zu halten.

SCHUPPIGE AREALE

Verzichte auf reizende Pflegeprodukte und wechsle bei deinem Reinigungsprodukt auf eine Öl- oder Milchformulierung. Keine Reizung durch körnige Peelings, obwohl der Drang dazu erhöht sein mag! Verwende entzündungshemmende Wirkstoffe, um die Reizung zu reduzieren, und die Barriereschutzschicht aufbauende Wirkstoffe wie Peptide, Ceramide, einfach ungesättigte Fettsäuren und Glycerin, um den TEWL zu reduzieren. Indem du auf den Arealen punktuell Pflegeprodukte für die reife Haut verwendest, startest du die Erneuerungsprozesse. Vermeide lange Bäder, Sonneneinstrahlung, Rauchen und trockene Heizungsluft.

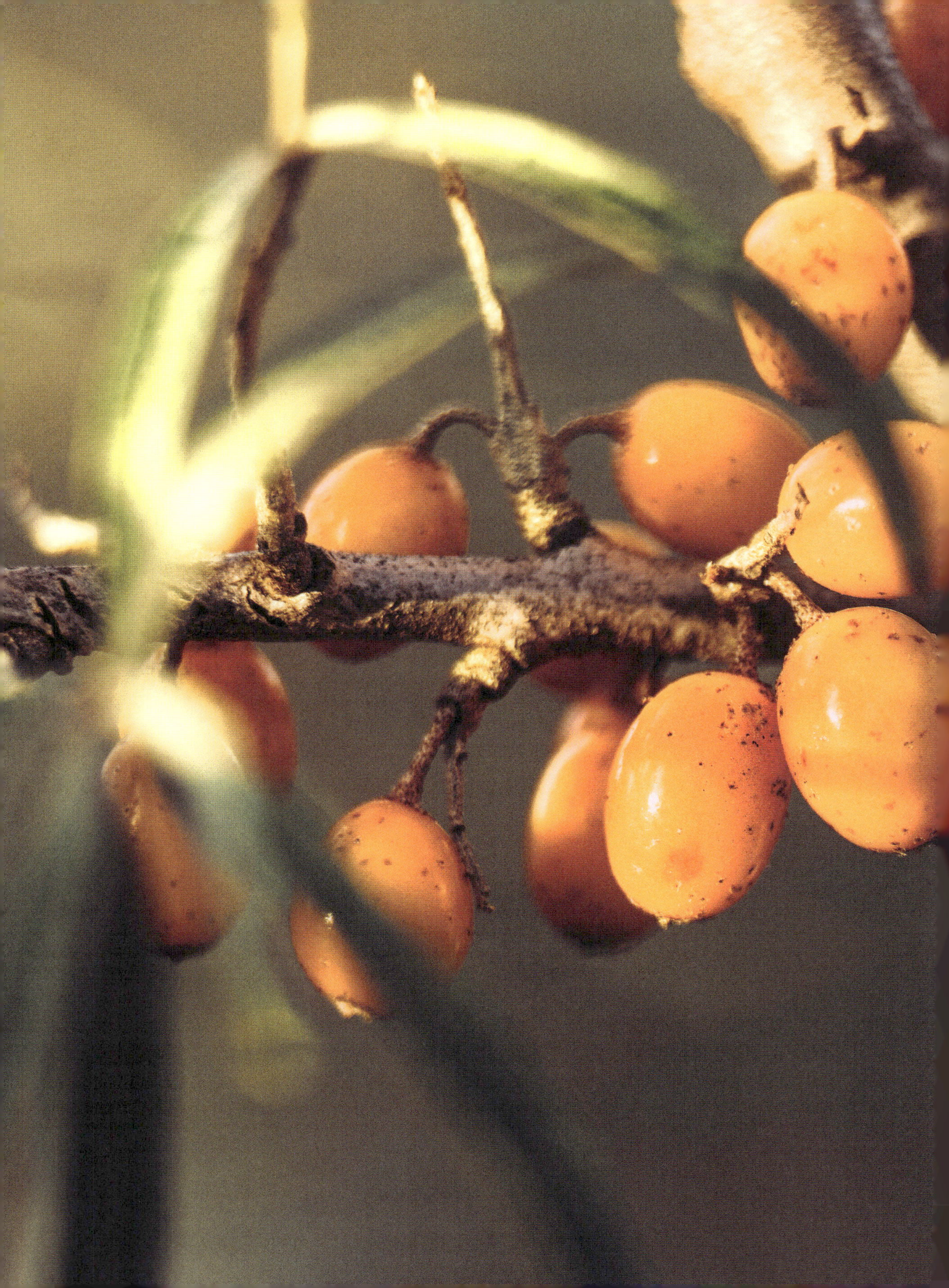

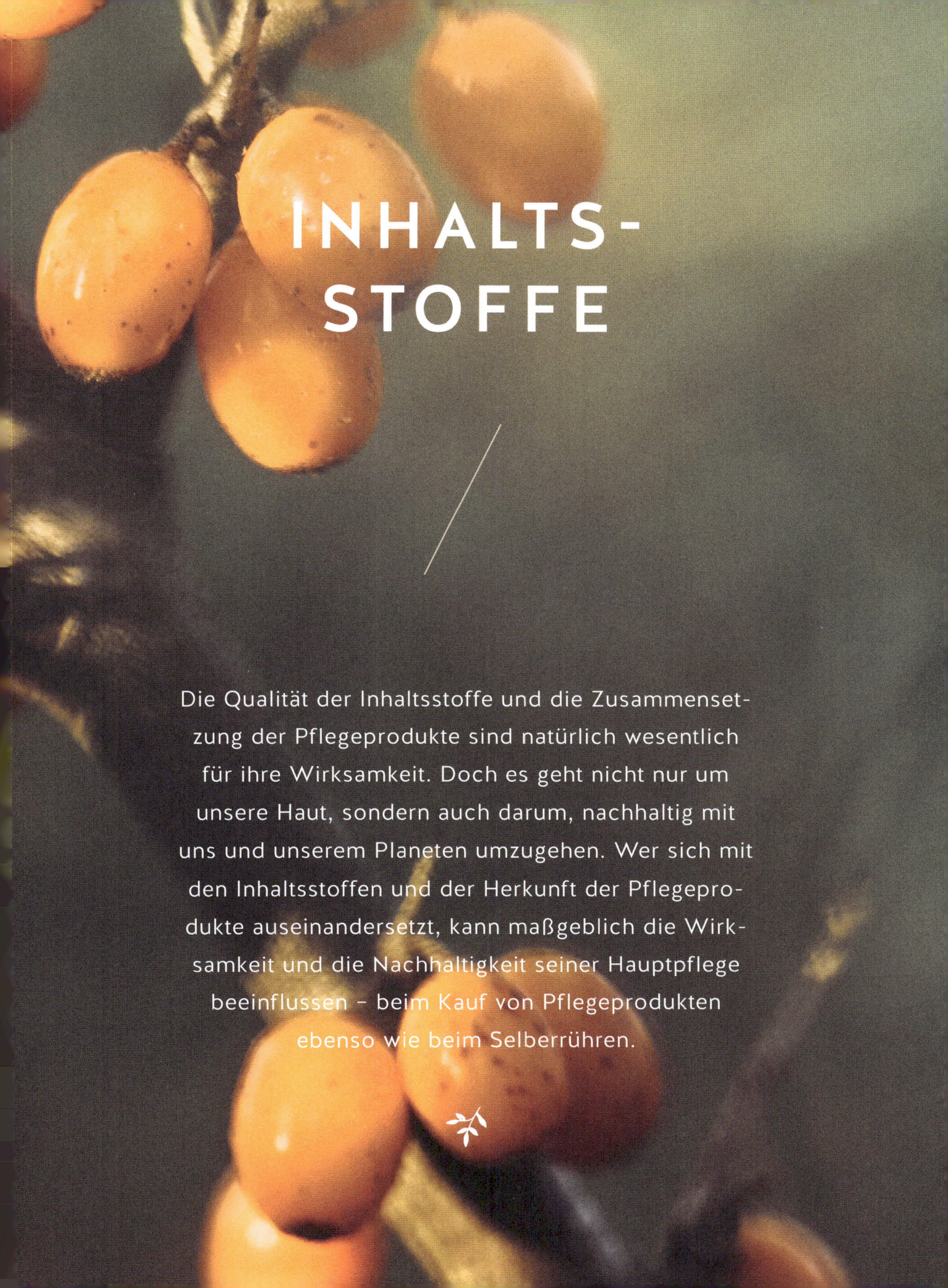

INHALTS-STOFFE

Die Qualität der Inhaltsstoffe und die Zusammensetzung der Pflegeprodukte sind natürlich wesentlich für ihre Wirksamkeit. Doch es geht nicht nur um unsere Haut, sondern auch darum, nachhaltig mit uns und unserem Planeten umzugehen. Wer sich mit den Inhaltsstoffen und der Herkunft der Pflegeprodukte auseinandersetzt, kann maßgeblich die Wirksamkeit und die Nachhaltigkeit seiner Hauptpflege beeinflussen – beim Kauf von Pflegeprodukten ebenso wie beim Selberrühren.

NATÜRLICH, SYNTHETISCH, BIOLOGISCH?

Mir ist früh klar geworden, dass es bei meiner Hautpflege nicht nur um mich und meine Haut geht. Es geht auch darum, nachhaltig mit uns und unserem Planeten umzugehen, und besonders in der Kosmetikbranche kommt dieser Gedanke leider oft zu kurz. Dabei geht es nicht um Perfektionismus. Kleine, bewusste Entscheidungen gegen die Einweg-Plastikverpackung oder gegen Produkte mit umweltschädlichen Inhaltsstoffen machen schon eine Menge aus. Deshalb habe ich mich bei NKM gegen Naturkosmetik-Zertifikate entschieden. Denn sobald das Siegel erreicht wurde, hört die Mühe oft schon auf, oder sie ist einseitig auf das Siegel ausgerichtet. Mir ist lieber, in sich stimmige, werteorientierte Produkte zu formulieren.

BIO IST NICHT IMMER BESSER

Manchmal ist Bio-Anbau nur minimal besser als konventioneller Anbau. Bei NKM orientieren wir uns oft an den Kunden unserer Lieferanten. Beliefert ein Landwirt auch die Pharmazie, kann man davon ausgehen, dass die Qualität stimmt.

NÄHRSTOFFREICHTUM

Da wir singuläre Wirkstoffe – also solche Wirkstoffe, bei denen ein einzelner Wirkstoff aus dem Ursprungsmaterial isoliert und somit stark verändert wurde – weitestgehend vermeiden möchten, ist der Nährstoffreichtum der Rohstoffe entscheidend für das Wirkspektrum des angerührten Produktes.

CO_2-BILANZ

Außerdem spielt neben der Qualität der Inhaltsstoffe auch die CO_2-Bilanz eine große Rolle.

Muss wirklich Wasser von den Fidschi-Inseln um die Welt geschickt werden, obwohl es genauso klares und reines Wasser aus einer Quelle in der Nähe gibt?

Bei NKM sprechen wir von Mengenkilometern: Multipliziert man Gewicht mal die Kilometer, die ein Stoff zurücklegen muss, um bei uns anzukommen, sollte eine möglichst geringe Zahl herauskommen. Können wir mit 100 Milliliter Teebaumöl in 1000 Produkten die gewünschte Wirkung herstellen, ist das in Ordnung, benötigen wir für dieselbe Wirkung in den 1000 Produkten 100 Liter, ist die Umweltbilanz inakzeptabel.

UNTERSCHEIDUNG ZWISCHEN SYNTHETISCHEN UND NATÜRLICHEN INHALTSSTOFFEN

Alles ist Chemie, deshalb unterscheidet man in der Kosmetik, ob Zutaten synthetischen oder natürlichen Ursprungs sind. Die Chemie betrachtet die Zusammensetzung von Substanzen beziehungsweise ihre Einzelteile – unabhängig davon, welchen Ursprungs diese sind. Was viele Leute allerdings meinen, wenn sie von »Chemiebomben« in der Hautpflege sprechen, ist eine wirkstofffreie Produktbasis mit singulären Wirkstoffen synthetischen Ursprungs. Auch dies sind gängige Herangehensweisen in der Kosmetikindustrie, die zielführend sind.

In der Naturkosmetik jedoch gilt der Satz »Jeder Inhaltsstoff ein Wirkstoff«: Statt auf ein, zwei Hauptwirkungen durch einzelne Wirkstoffe setzt die Naturkosmetik auf die Kombination aller Rohstoffe und kann deshalb eine Bandbreite an Wirkungsweisen erzielen.

AUF DIE SUBSTANZEN SELBST KOMMT ES AN

Weiterhin betrachten wir bezüglich der Pflegeeigenschaften die Substanzen selbst – und nicht ihren Ursprung. Vitamin E beispielsweise hat synthetisch wie natürlich dieselben Eigenschaften und denselben chemischen Aufbau. Möchten wir uns die antioxidative Wirkung zunutze machen, ist es an sich egal, wie der Stoff gewonnen wird. Bei der Auswahl der Rohstoffe jedoch entscheiden wir uns für die pflanzliche Variante. Bei den Ölen steht auch nicht die Pflanze im Vordergrund (Mandel, Traube, Leinsaat), sondern das Fettsäureprofil und die Bestandteile, aus denen das Öl zusammengesetzt ist.

Tipp

Schneckenschleim-Gesichtsseren zum Beispiel: Nur weil ein Rohstoff schwierig zu beschaffen ist oder aus einem fernen Land kommt, rechtfertigt dies keinen utopischen Einkaufspreis. Selbst mit einem in Deutschland angebauten, kalt gepressten, wirkstoffreichen Rohstoff kommt man beim Preis pro 50 Gramm selten über 50 Euro. Ausnahmen sind eventuell Wirkstoffe wie CBD (Cannabidiol, das aus Hanf gewonnen wird). Schaut euch ganz genau die Zusammensetzung einer Substanz an, nicht den Ursprung, und schaut, ob die Wirkung durch günstigere, umweltfreundliche Rohstoffe nachgebaut werden kann.

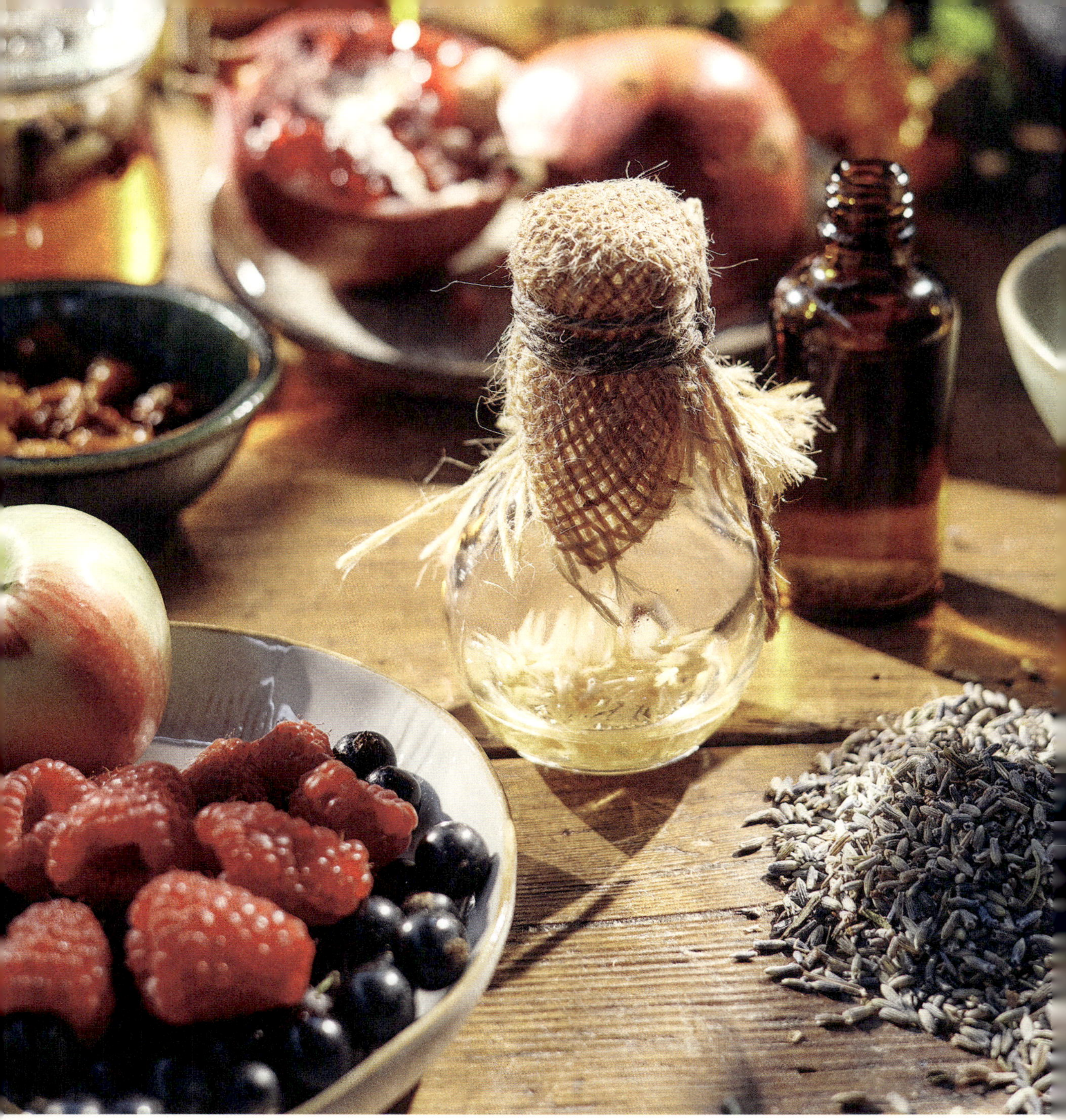

FÜR DIE WAHL DER PFLANZLICHEN ÖLE UND IHRE KOMBINATION SIND DIE FETTSÄUREN ENTSCHEIDEND.

PFLANZENÖLE

Pflanzenöle werden aus den Kernen, Samen und Nüssen verschiedener Pflanzen entnommen: entweder durch Pressung oder die meist goldgelbe Flüssigkeit wird mittels CO_2 (Kohlenstoffdioxid) unter hohem Druck aus der Zellstruktur gedrückt. Unterscheiden kann man zwischen Basis- und Wirkstoffölen. Ätherische Öle zählen nicht dazu.

Pflanzenöle bestehen aus Fettsäuren, einer Form von Glycerin und Zusätzen. Und genau die sind es, die dem Öl seine Charakteristiken verleihen: Je nachdem, wie die prozentuale Verteilung der Fettsäuren verläuft, können wir die Wirkungsweise, die Haptik und die Einsatzmöglichkeit bestimmen. Daher ist es ungemein wichtig, die Fettsäuren näher zu betrachten und zu erklären: Sie sagen uns, wie wir Öle einsetzen und wie wir Öle untereinander kombinieren oder sogar austauschen können.

GRADMESSER FÜR QUALITÄT UND HALTBARKEIT

Je mehr ungesättigte und gebundene Fettsäuren enthalten sind, desto besser ist die Qualität des Öls. Denn Öl oxidiert: Bei längerer Lagerzeit zersetzen sich die Strukturen in freie Fettsäuren, die die Wirkung, den Vitamingehalt und den Geruch beeinflussen. Die Oxidation von Öl kann durch Antioxidantien verlangsamt werden: Je mehr Antioxidantien natürlicherweise im Öl vorkommen, desto haltbarer ist es.

Es gilt jedoch auch: Je mehr ungesättigte Fettsäuren vorkommen, desto kürzer ist die Haltbarkeit des Öls.

FETTSÄUREN

Fettsäuren werden unterschieden in gesättigt, ungesättigt und mehrfach gesättigt:

- Gesättigte Fettsäuren sind länger haltbar als ungesättigte und zählen als stabile Basis.
- Ungesättigte Fettsäuren sind reaktionsfreudiger und werden damit schneller ranzig, haben dafür jedoch meist eine potente Wirkung.
- Dasselbe gilt für mehrfach ungesättigte Fettsäuren, von denen viele essenziell (kann der Körper nicht selber produzieren, synthetisieren) sind.
- Aufgrund der Information über die Fettsäuren in einem Öl können wir stabile Basisöle mit gesättigten Fettsäuren mit wirksamen, dafür instabilen ungesättigten Fettsäuren kombinieren.

Die Wirksamkeit der Öle

Die Fettsäure-Zusammensetzung innerhalb eines Öles gibt Aufschluss über die Wirkung und damit die Einsatzfähigkeit der Öle. Öle mit ähnlichem Fettsäureprofil sind untereinander austauschbar.

Ob eine Fettsäure einfach oder mehrfach ungesättigt ist, sagt aus, wie oft sie »geknickt« ist: ein Knick = einfach ungesättigt. Mehrfach geknickt = mehrfach ungesättigt. Würde man dies mit Papier machen, wäre es offensichtlich, dass das Papier durch die Knicke mehr Raum einnimmt.

Mehrfach ungesättigte Öle nehmen so viel Platz ein, dass sie die Zellzwischenräume in den obersten Hautschichten weiten und sie so beweglicher, elastischer machen. Dafür ziehen sie durch die unhandliche Form nicht sehr tief in die Haut ein. Ölsäure hingegen hat als einfach gesättigte Fettsäure nur einen einzigen Knick. Durch diese Knickstruktur schleicht sie sich links und rechts durch die Zellmembran und besonders tief in die Haut. Verirrt sich ein Wirkstoff in diesem Knick, der alleine nicht besonders tief einziehen könnte, fördert die Ölsäure das Penetrationsvermögen, also die Einziehfähigkeit dieses Wirkstoffs.

Die Fettsäureprofile – und damit die Öle – haben alle Vor- und Nachteile. Kombiniert man sie miteinander, kann man die Wirkweisen unterstützen und die Performance des Öls und damit die sichtbaren Ergebnisse im Hautbild weiter steigern. Aus diesem Grund arbeite ich immer mit Ölmischungen.

Man kann Öle chemisch so stark verändern, dass die Fettsäure isoliert und so allein nutzbar wird. Dadurch bekommt sie jedoch eine völlig andere Wirkweise. Wenn ich von Fettsäuren rede, dann meine ich ausschließlich solche, wie sie natürlicherweise in unbehandelten Pflanzenölen zu finden sind.

Umso mehr gesättigte Fettsäuren, desto höher der Schmelzpunkt und desto fester die Konsistenz bei Raumtemperatur. Fette mit einer hohen Anzahl an gesättigten Fettsäuren sind meist hochviskos und kaum mehr flüssig.

All diese hautfreundlichen, wirksamen Wirkstoffe finden wir bereits in den Basisrohstoffen unserer Hautpflege, wohingegen konventionelle Kosmetik hier oft mit »leeren« Rohstoffen arbeitet.

Basisöle und Wirkstofföle

Je nach Zusammensetzung des Fettsäureprofils innerhalb eines Öles können Öle in Basisöle oder Wirkstofföle kategorisiert werden.

Basisöle werden meist großzügig eingesetzt. Sie sind vergleichsweise oxidativ stabil und länger haltbar. In der Übersicht auf Seite 60 werden sieben Basisöle erläutert.

Wirkstofföle hingegen enthalten seltene, mehrfach ungesättigte Fettsäuren. Sie sind dadurch oxidativ instabil und kaum länger als drei bis sechs Monate haltbar. In der Übersicht auf Seite 62 werden sieben Wirkstofföle erläutert. Sie sind nach der Häufigkeit ihres Vorkommens sortiert.

Tipp

Ich kombiniere gerne ölsäurereiche Öle wie Mandelöl mit mehrfach ungesättigten Fettsäuren, denn so können sie ihre tolle Wirkung tiefer entfalten, als sie es ohne die Ölsäure könnten.

FETTSÄUREN	
GESÄTTIGTE FETTSÄUREN	Sie sind sehr fest und werden langsam abgebaut. Daher legen sie sich wie eine Schicht auf die Haut, die den Verlust von Feuchtigkeit über die Hautoberfläche reduziert und damit die Feuchtigkeit in der Haut erhöht.
EINFACH UNGESÄTTIGTE FETTSÄUREN	Sie sind mit nur einem Knick sehr agil und können besonders tief in die Haut eindringen und die Haut selbst elastischer machen.
MEHRFACH UNGESÄTTIGTE FETTSÄUREN	Sie sind mit mehreren Knicken meist besonders wirksam, dafür können sie die Haut nicht besonders tief penetrieren und werden schnell ranzig. Werden die Nachteile durch Ölmischungen ausgeglichen, wird man mit besonderer Wirksamkeit belohnt.
LINOLSÄURE	Mehrfach ungesättigte Fettsäure, die als Teil der obersten Hautschichten den Wasserverlust der Haut reguliert und Hautirritationen lindert. Sie strukturiert die Haut und gibt ihr damit Stabilität zurück. Wird Linolsäure von der Haut verarbeitet, bildet sich eine Hydroxysäure, die Entzündungen hemmt. Da an Linolsäure auch ein Ceramid anhängt, wird die Haut glatter und weniger rau.
ÖLSÄURE	Einfach ungesättigte Fettsäure mit einer Struktur, die besonders tief, dafür aber nicht so schnell in die Haut einziehen und andere Wirkstoffe mitnehmen kann. Dazu lockert sie die oberen Hautschichten auf, sodass diese beweglicher, elastischer werden.
ALPHA-LINOLENSÄURE	Recht seltene, mehrfach ungesättigte Omega-3-Fettsäure, die schnell altert, dafür besonders antientzündlich wirkt und die Zellaktivität und damit die Regeneration der Haut unterstützt. Sie ist essenziell, kann also vom Körper nicht selbst produziert werden. Durch ihre hohe Potenz wird sie sparsam eingesetzt.
GAMMA-LINOLENSÄURE	Seltene, mehrfach ungesättigte, semiessenzielle Fettsäure, da sie entsteht, sobald die Haut Linolsäuren verarbeitet. Trotzdem erwähnenswert, weil Gamma-Linolensäure entzündungshemmend und juckreizstillend wirkt.
PUNICINSÄURE	Mehrfach ungesättigte Omega-5-Fettsäure mit stark antioxidativen Eigenschaften. Sie wurde nach dem Granatapfel Punica granatum benannt, denn die Südfrucht besteht zu zwei Dritteln aus Punicinsäure.
STEARINSÄURE	Gesättigte Fettsäure, die in fast allen pflanzlichen Ölen vorkommt sowie natürlicherweise in der Haut und dem Hauttalg. Gut verträglich. Durch die schwere Haptik unterstützt sie die Barrierefunktionen der Haut. Charakteristisch für Sheabutter, Mangobutter und Kakaobutter!
ERUCASÄURE	Einfach ungesättigte Fettsäure, die sich ähnlich verhält wie Silikon. Achtung: Erucasäure darf nicht verzehrt werden, ist giftig!

BASISÖLE

»Jeder Inhaltsstoff ein Wirkstoff«: Dieses Prinzip ist mit nativen Pflanzenölen besonders gut einzuhalten. Weil jedes Kosmetikprodukt zu rund 80 Prozent aus einer Fett- und Feuchtigkeitsgrundlage besteht, ist es gut, direkt mit wirkungsstarken Basisölen zu arbeiten.

Öle besitzen sehr unterschiedliche Eigenschaften: von sehr flüssig bis dickflüssig, tief einziehend oder auf der Hautoberfläche verbleibend. Um die jeweiligen Vor- und Nachteile zu gruppieren, werden sie je nach Einsatz(-menge) noch einmal unterteilt. In der Unterkategorie »Basisöle« habe ich sieben sehr unterschiedliche Öle ausgewählt, um zu verdeutlichen, dass bereits jedes Basisöl, ganz abgesehen von den Wirkstoffölen auf der Folgeseite, einen völlig eigenen Charakter entwickelt.

In diesem Buch nutzen wir über diese sieben Lipide hinaus noch viele weitere Öle. Weil in der Hautpflege die Summe aller Inhaltsstoffe das Endprodukt ausmacht, lohnt es sich besonders in der pflanzlichen Naturkosmetik, sich über die verschiedensten Öle zu informieren und sich deren Charakteristika einzuprägen.

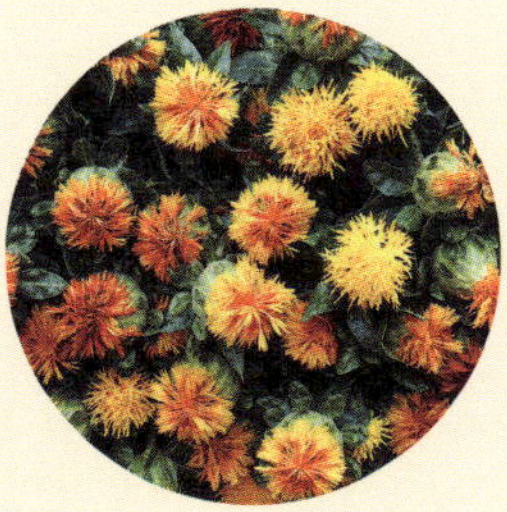

DISTELÖL

Distelöl hilft dabei, die Talgproduktion zu regulieren, und ist ebenso ein typisches Öl bei unreinen Hautzuständen.

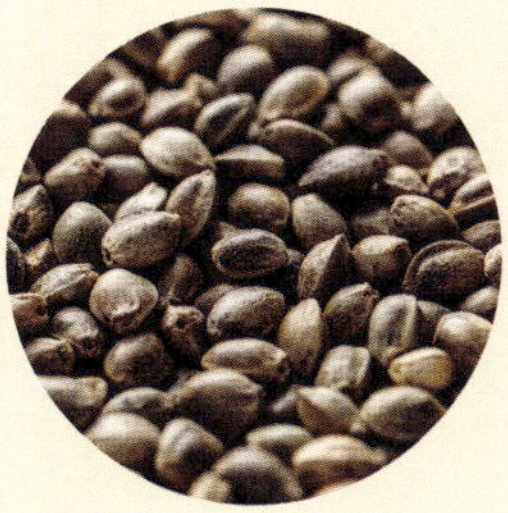

HANFÖL

Hanföl enthält weder THC noch CBD, dafür eine spannende Mischung aus viel Linolsäure und zu gleichen Teilen Alpha-Linolensäure und Ölsäure. Die Wirkvielfalt ist enorm, insofern könnte es auch zu den Wirkstoffölen zählen.

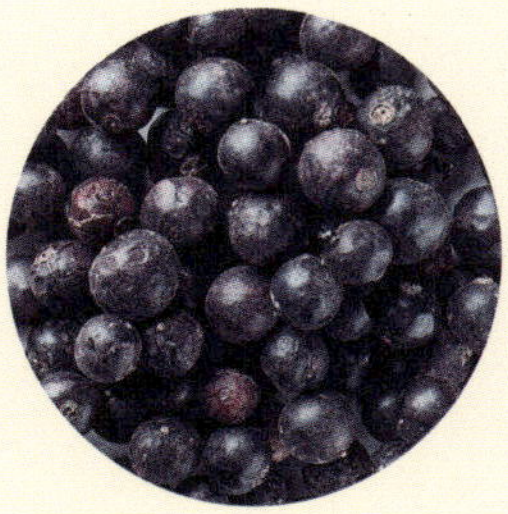

JOHANNISBEER-SAMENÖL

Dieses Öl ist kaum zu kategorisieren: Ca. 50 % macht die Linolsäure aus, 50 % sind bunt gemischte mehrfach ungesättigte Fettsäuren. Wer sich an den Geruch gewöhnt, verwendet es pur als stark entzündungshemmendes Öl mit seltenen Omega-3- und Omega-6-Fettsäuren.

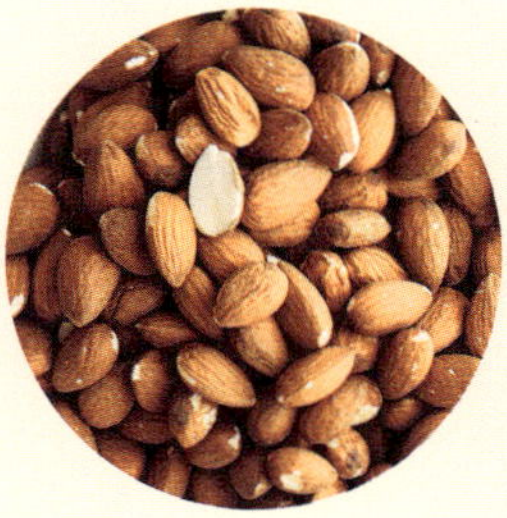

MANDELÖL

Mandelöl ist das klassische Massageöl: Durch den hohen Ölsäureanteil zieht es langsam, dafür sehr tief in die Hautstrukturen ein und kann weitere Wirkstoffe mitnehmen, die sonst nur oberflächlich wirksam sind.

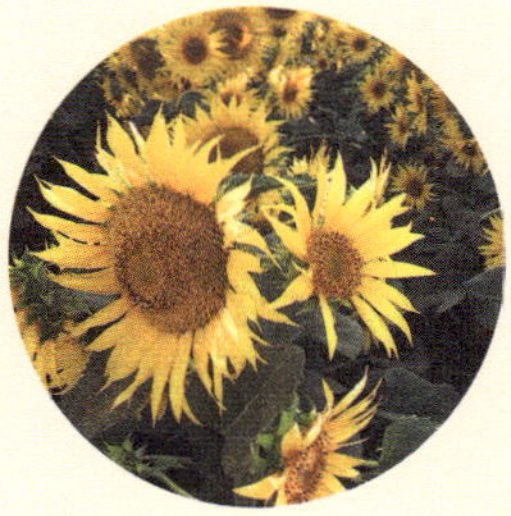

SONNENBLUMENÖL

Hochwertiges Bio-Sonnenblumenöl ist mit dem Bratöl aus der Küche nicht zu vergleichen: Das linolsäurehaltige Öl überzeugt durch eine leichte, nicht aufliegende, angenehme Haptik.

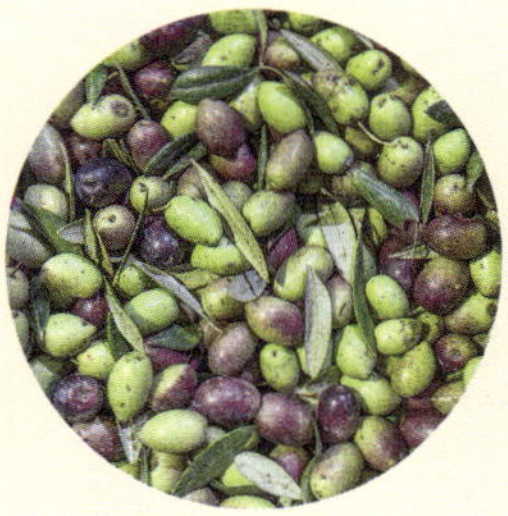

SQUALANÖL

Ursprünglich aus Haifischen (»squalus« ist Latein für »Hai«) gewonnen, nun jedoch aus Oliven und Zucker, ist Squalanöl ein sehr flüssiges, durchsichtiges, reizarmes Öl, das molekular fast genauso aufgebaut ist wie die Substanzen in unserem Hydro-Lipid-Film.

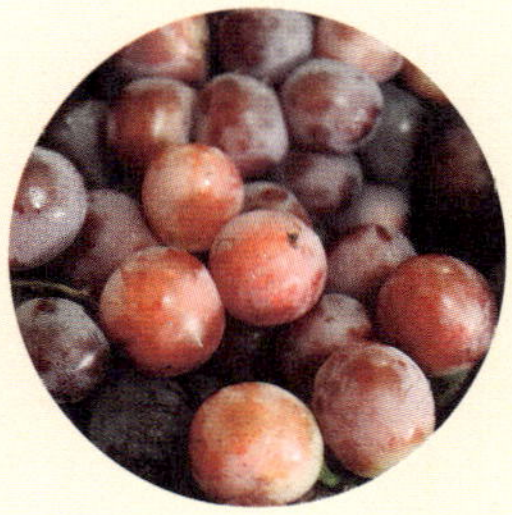

TRAUBENKERNÖL

Traubenkernöl ist ein Standardöl bei Misch- und unreinen Hautzuständen. Der natürlich vorkommende Emulgator Lecithin verschnellert das Einziehverhalten des linolsäuredominierten Öls, das zusätzlich Wirkstoffe in die Haut befördern kann.

WIRKSTOFFÖLE

Wirkstofföle sind trotz ihrer Empfindlichkeit ein essenzieller Teil eines guten Naturkosmetikproduktes. Obwohl sie oxidativ instabil und nicht lange haltbar sind sowie sensibel auf Licht reagieren, überzeugen sie mit ihrer potenten Wirkung. Wie bei allen Lipiden interessiert uns nicht primär die Pflanze, aus der das Öl gewonnen wurde, sondern die Fettsäurezusammensetzung: Welches individuelle Spektrum an Fettsäuren, Vitaminen und fettlöslichen Wirkstoffen kann uns das Öl bieten – und bei welchen Hautproblemen zeigen sie den größtmöglichen, sichtbaren Effekt?

In Kombination mit stabilen Basisölen werden Wirkstofföle meist in 5 bis 10 Prozent Einsatzkonzentration zur Intensivierung der Pflegewirkung genutzt. Wir nehmen für die wertvollen Bestandteile der Wirkstofföle die je nach Öl unterschiedlichen Schwierigkeiten der Verarbeitung und auch bei der Lagerung gerne auf uns.

Ausgewählt habe ich repräsentativ besonders beliebte oder besondere Wirkstofföle: Denn auch hier lohnt es, sich einen Überblick über die regional verfügbaren Wirkstofföle zu verschaffen.

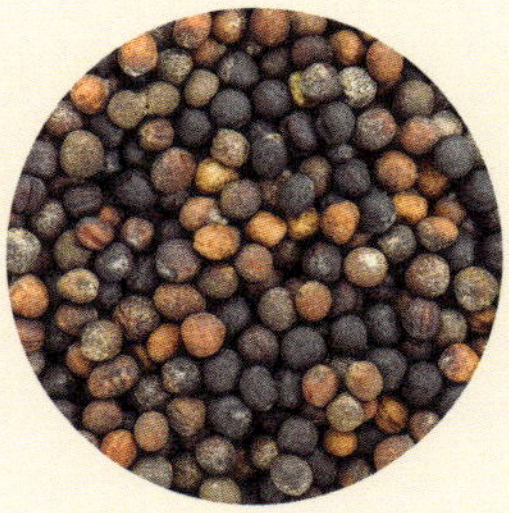

BROKKOLISAMENÖL

Brokkolisamen enthalten Erucasäure, eine seltene Fettsäure, die sich in Haut und Haaren ähnlich wie Silikon verhält, nur ohne den umweltschädlichen Nebeneffekt, der mich Silikon meiden lässt.

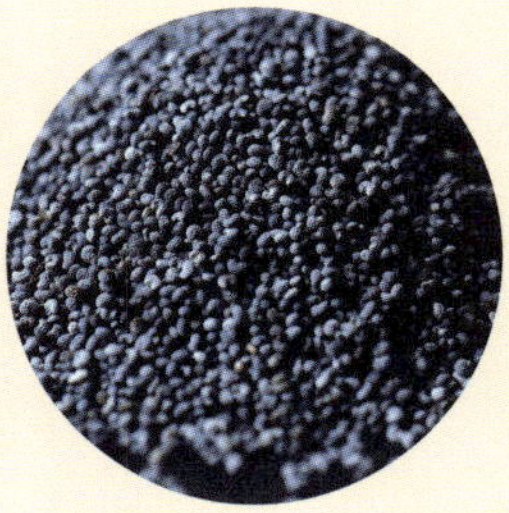

MOHNÖL

Aus den blauen Samen des europäischen Schlafmohns wird ein samtenes, linolsäurereiches Öl gepresst, das bei trockenen und pflegebedürftigen Hautzuständen stärkend und regenerierend wirkt.

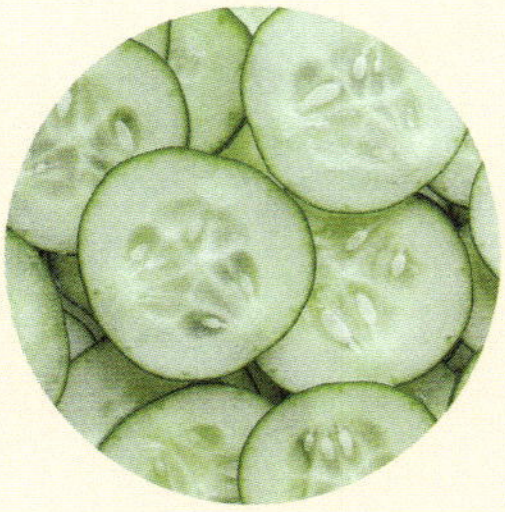

GURKENSAMENÖL

Mit seinen Phytosterolen und der ausgewogenen Mischung aus Linol- und Ölsäuren ist Gurkensamenöl ein vielseitiger Alleskönner, der auch mit Kalium, Natrium und Magnesium aufwarten kann.

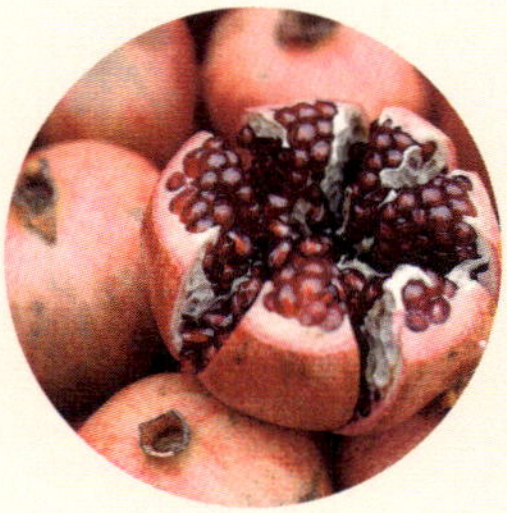

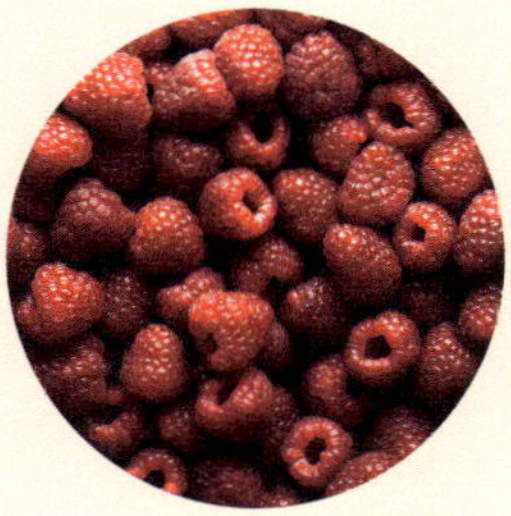

GRANATAPFELSAMENÖL

Das fluide, fast durchsichtige Öl enthält eines der stärksten Antioxidantien, die die Natur zu bieten hat, und reicht in großzügiger Dosierung bereits als alleiniges Antioxidans aus, um Haut und Produkt vor freien Radikalen zu schützen.

HIMBEERSAMENÖL

Mit wertvollen Omega-3- und Omega-6-Fettsäuren, insgesamt Alpha-Linolensäuren bis zu 35 %, ist das goldgelbe Öl bereits allein ein potentes Wirkstofföl. Durch die ähnliche Zusammensetzung ist es eine Alternative zu Wildrosenöl.

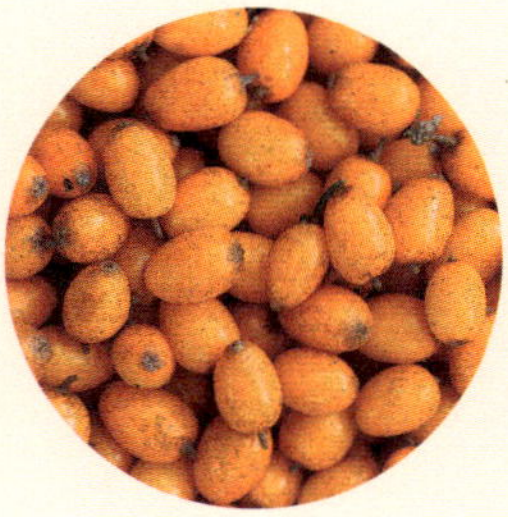

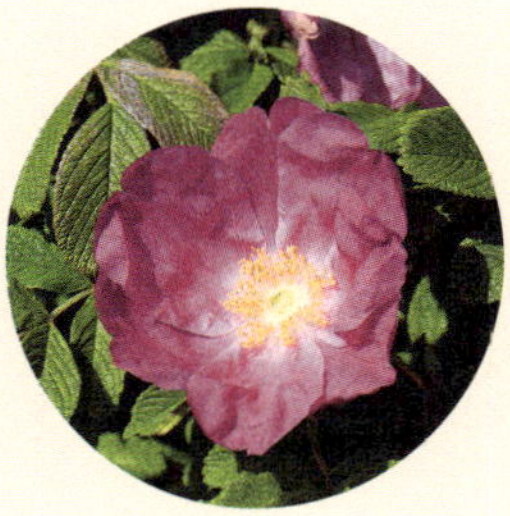

SANDDORN-FRUCHTFLEISCHÖL

Es gibt Fruchtfleischöl und Kernöl aus Sanddorn. Kernöl weist bereits stark regenerierende Wirkungsweisen auf, von Fruchtfleischöl reichen Tröpfchen für eine potente entzündungshemmende, zellerneuernde Wirkung. Ein Muss bei reifen Hautzuständen.

WILDROSENÖL

Das tieforange Öl enthält eine Vorstufe von Vitamin A, das auf der Haut in eine Form von Retinol umgewandelt werden kann. Es regeneriert die Haut und ebnet den Teint, indem es Pigmentknoten löst und lockert. Praktischer Nebeneffekt: Es fördert zudem die Kollagenbildung.

PFLANZENWIRKSTOFFE

Pflanzliche Wirkstoffe ist ein Sammelbegriff für alle aus Pflanzen generierten Wirkstoffe. Wir betrachten hier abermals nicht die ursprüngliche Pflanze, sondern die enthaltenen sekundären Pflanzenwirkstoffe. Spannend ist, dass die Pflanzen die Stoffe produzieren, um Fressfeinde abzuwehren, offene Stellen vor Bakterien zu schützen oder Bienen anzulocken, und diese Wirkstoffe auch positive Effekte auf den menschlichen Organismus haben. Wie toll, dass die Natur Stoffe produziert, die für den Menschen wirksam sind!

Bitterstoffe sind keine eigene Gruppe sekundärer Pflanzenwirkstoffe. Vielmehr können Pflanzen verschiedenster Zusammensetzung auch bitter sein. Viele Alkaloide und Glycoside sowie Koffein sind bitter. Nicht nur unsere Zunge besitzt Bitterstoffrezeptoren,

PFLANZLICHE WIRKSTOFFE	
ALKALOIDE	Chemisch ähnliche Stoffgruppe, die aus meist pflanzlichem Material isoliert wurde. Die bekanntesten Alkaloide sind das aus Schlafmohn extrahierte Morphin und das aus der Kokapflanze gewonnene Kokain.
CAROTINOIDE	Lösen Pigmentknoten und Hyperpigmentierungen in der Haut auf. Sie sind die pflanzliche Version von Retinol und sie sind – anders als die synthetische Schwester – auch in der Schwangerschaft nutzbar!
PHYTOÖSTROGENE	Starke Antioxidantien, die die zerstörerischen Prozesse der freien Radikale auf der Haut stoppen.
PHYTOSTERINE	Verhindern den Abbau von Kollagen und verzögern so die vorzeitige Hautalterung. Stärken das Bindegewebe.
POLYPHENOLE	Polyphenole haben antioxidative und antientzündliche Eigenschaften. Zu ihnen zählen auch die oft genutzten Flavonoide und Anthocyane.
SAPONINE	Saponine sind Schleimstoffe. Sie beruhigen das Hautbild, wirken entzündungshemmend und hemmen das Wachstum von Bakterien, Hefen und Pilzen auf der Haut.

Tipp

Es ist veraltet, Auszüge von Pflanzenwirkstoffen in die Sonne zu stellen. Zwar fördert die Wärme von Sonnenlicht den Extraktionsvorgang, jedoch zerstören die UV-Strahlen wichtige Wirkstoffverbindungen. Besser ist es, den Auszug an einen dunklen Ort bei Zimmertemperatur zu stellen.

auch die Haut erkennt Bitterstoffe. Werden die Bitterstoffrezeptoren angeregt, beginnt die Haut, die Barriereschutzschicht zu verstärken!

PFLANZENWIRKSTOFFE GEWINNEN

Je nachdem, ob ein fettlöslicher oder ein wasserlöslicher Wirkstoff aus der Pflanze gelöst werden soll, werden verschiedene Verfahren eingesetzt.

Pflanzenextrakte können – außer durch CO_2-Extraktion – leicht selber hergestellt und zur inneren sowie äußerlichen Anwendung verwendet werden. Sie machen sich auch hervorragend als Geschenk; insbesondere für Menschen, die sich pflanzlich ernähren.

Dekokt

Ein Dekokt führen die meisten Menschen zu Hause durch: Ein Tee zählt zu den Dekokten.

Extraktion

Zerkleinere das Pflanzenmaterial, so klein es geht, und lege es zwei bis drei Wochen in 70-prozentigen, pflanzlich gewonnenen Alkohol (Weingeist) ein. Blättern und Blüten genügt 40 Prozent Alkohol. Filtriere den Extrakt anschließend mit einem sehr feinen Filter.

Glyceration

Gib frisches Obst gewaschen, getrocknet und zerkleinert in Glycerin, lasse es drei Wochen stehen. Das Glycerin nimmt die Farbe des Obstes an! 5 Prozent Pentylene Glycol verhindern ungewünschtes Bakterienwachstum. Filtriere es anschließend gründlich.

Mazeration

Bedecke das Pflanzenmaterial vollständig mit einem stabilen Basisöl wie Mandelöl und stelle es für einige Wochen an einen warmen, dunklen Ort. Schwenke es gelegentlich! Die Zugabe von 1 Prozent Vitamin E verhindert, dass das Öl vorzeitig oxidiert.

WIRKSTOFFE HERAUSLÖSEN: VERFAHREN	
DEKOKT	Heißes Wasser löst aus Pflanzenmaterial wasserlösliche und flüchtige Wirkstoffe.
CO_2-EXTRAKTION	Ölhaltiges Pflanzenmaterial wird mithilfe von CO_2 unter starken Druck gesetzt, wodurch Wirkstofföle aus dem Pflanzenmaterial herausgepresst werden.
EXTRAKTION	Wirkstoffe werden mit Alkohol und Wasser aus Pflanzenmaterial gespült.
GLYCERATION	Wasserlösliche Wirkstoffe werden mithilfe von Glycerin und Wasser aus den Pflanzenzellen geschwemmt.
MAZERATION	Öllösliche Wirkstoffe werden mithilfe von Lipiden und Fetten aus dem Pflanzenmaterial herausgelöst.

PFLANZEN-EXTRAKTE

Pflanzenextrakte sind hoch konzentrierte Wirkstoffe, die einer Formulierung weitere Wirkung hinzufügen. Da sie so stark sind, sollten sie nie pur auf die Haut gegeben, sondern entsprechend der vom Hersteller empfohlenen Einsatzkonzentration verarbeitet werden.

Ich habe Pflanzen ausgewählt, die verdeutlichen, dass Naturkosmetik genauso potent sein kann wie synthetisch generierte Wirkstoffe. Außerdem stelle ich solche vor, die pflanzlich gewonnen synthetische ersetzen können, wie die natürlich vorkommende Salicylsäure in Weidenrindenextrakt.

Aloe vera habe ich aufgrund der Häufigkeit mit aufgelistet. Selber baue ich die Wirkungsweise gerne mit regionalen Alternativen nach. Während das 200:1-Konzentrat noch alle Wirkstoffe enthält, ist das Pulver ein günstiges, wirkstoffloses Verdickungsmittel. Es wird oft eingesetzt, um Aloe vera ausloben zu können – ein gern genutzter Marketingtrick.

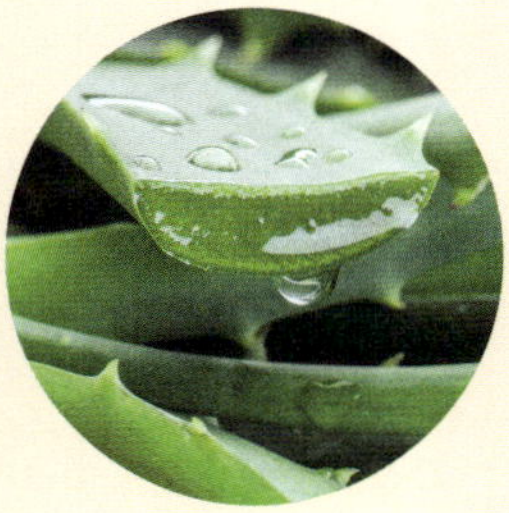

ALOE VERA 200:1

Wie frisches Aloe-vera-Gel, nur ist jedwedes Wasser entzogen: So können aus 1 g Pulver gleich 200 g Gel entstehen. Platzsparend, konzentriert, mit mehr Raum für weitere wasserbasierte Wirkstoffe! In der Aloe vera sind über 200 wasserlösliche und für die Hautgesundheit positive Wirkstoffe enthalten.

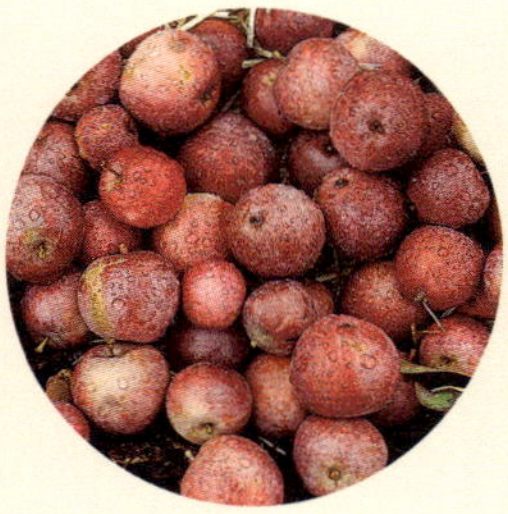

BABYAPFEL-PFLANZEN-EXTRAKT

So sanft, wie es klingt: Der aus nicht ausgereiften Domestica-Äpfeln extrahierte Wirkstoff lindert durch Apfel- und Chlorogensäure Irritationen und Ekzeme. Eingesetzt in der Hautpflege für empfindliche Haut, stärkt es die Hautschutzbarriere und verhindert vorzeitige Hautalterung.

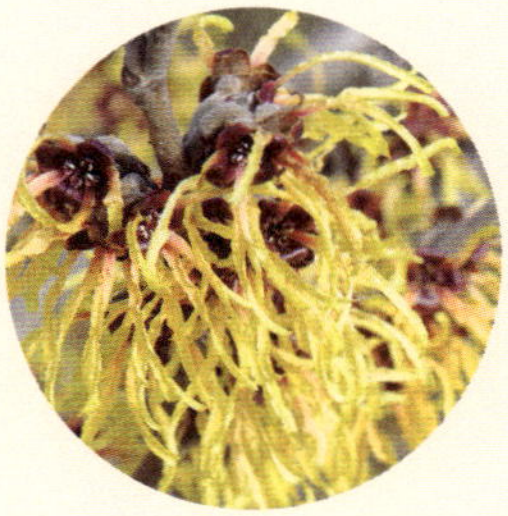

HAMAMELIS-PFLANZENEXTRAKT

Die Zaubernuss enthält Wirkstoffe, die in der Medizin als Blutstiller oder in Salben gegen Juckreiz verwendet werden. Bei unreiner Haut nutzen wir die adstringierenden, porenzusammenziehenden, entzündungshemmenden Wirkstoffe.

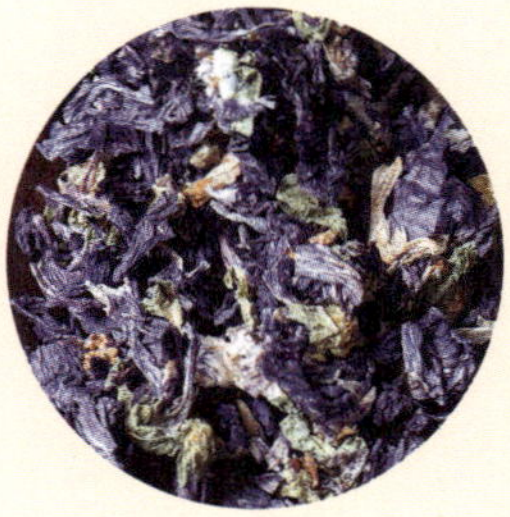

MALVENBLÜTEN-PFLANZENEXTRAKT

Die aus der Malve entnommenen Saponine hüllen die Haut in einen Feuchtigkeit spendenden, beruhigenden Schutzmantel. Malvin, welches der blassblauen Blüte seine Farbe verleiht, ist nicht nur hübsch, sondern auch entzündungshemmend.

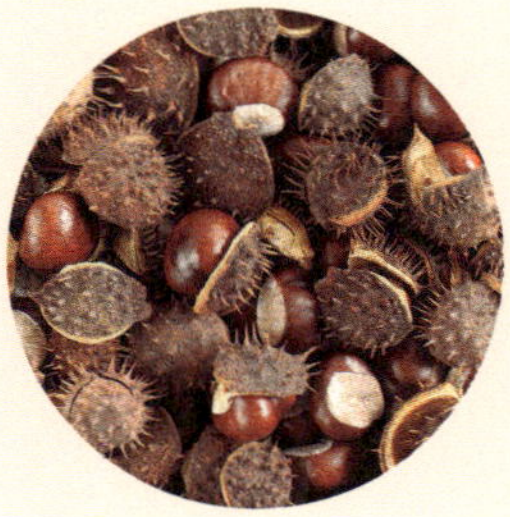

ROSSKASTANIEN-PFLANZENEXTRAKT

Rosskastanie ist der Star in Besenreißermedikamenten: Escin, bestehend aus 30 Saponinen, stärkt und dichtet die Arterienwände. Rosskastanie dient auch zum Ausleiten von Gewebsflüssigkeit, z. B. bei Wassereinlagerungen.

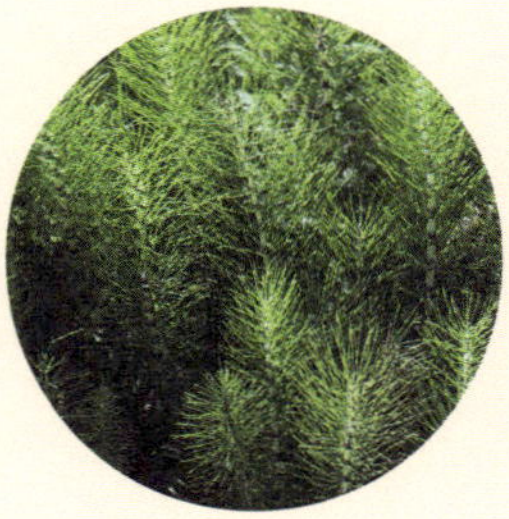

SCHACHTELHALM-PFLANZENEXTRAKT

Ackerschachtelhalm enthält bis zu 14 Prozent Kieselsäure, die den Stoffwechsel der Haut anregt, die Elastizität fördert und ungewünschtes Bakterienwachstum hemmt. In der Haarpflege stärken Kalium und Magnesium die Haarstruktur.

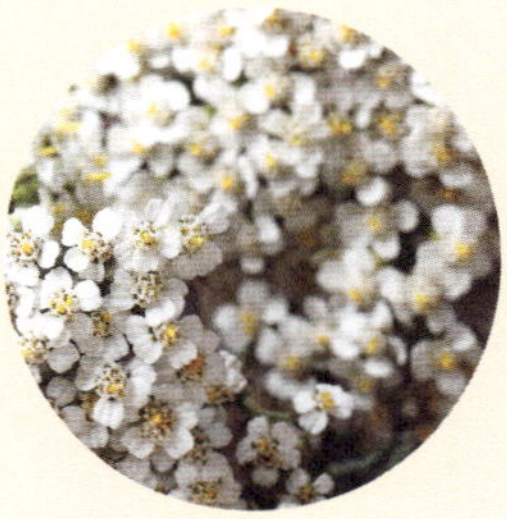

SCHAFGARBE-PFLANZENEXTRAKT

Mit über 80 sekundären Pflanzenwirkstoffen wird er insbesondere als antibakterieller, entzündungshemmender Wirkstoff eingesetzt, der zu fast jedem Formulierungsdesign passend ist.

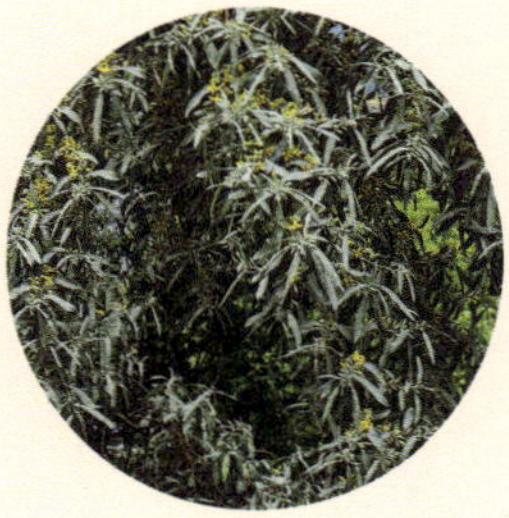

WEIDENRINDEN-EXTRAKT

Der Wirkstoff der Silberweide enthält natürlich vorkommende Salicylsäure, eine BHA-Peelingsubstanz. Derselbe Stoff ist auch der Ursprung des Wirkstoffs in Aspirin!

HYDROLATE UND SÄFTE

Hydrolate und Säfte können statt destillierten Wassers (Aqua) benutzt und mit diesem stets 1:1 ausgetauscht werden. Durch die zusätzlichen Wirkungsweisen kann die primäre Funktion von Wasser, Feuchtigkeit zu spenden, mit entzündungshemmenden und beruhigenden Wirkungen kombiniert werden. Die Formulierung enthält im Verhältnis zum Wasseranteil einen noch größeren pflanzlichen Anteil.

Bitte beachte: Leitungswasser eignet sich, auch gefiltert und abgekocht, nicht für Hautpflege. Der unterschiedliche Gehalt an Ionen wie Kalzium und Kalium kann das Ergebnis massiv beeinflussen.

Hydrolate

Dies bezeichnet Pflanzenwässer, die entstehen, wenn Wasserdampf durch zerkleinerte Pflanzenteile geleitet wird. Sie enthalten die Wirkstoffe der Pflanzen, die flüchtiger oder genauso flüchtig sind wie Wasser, also einige wasserlösliche Wirkstoffe sowie Bestandteile ätherischer Öle. Ihre Wirkung sind denen der Pflanze, aus der sie gewonnen werden, ähnlich.

Pflanzensäfte

Sie werden entweder aus der Frischpflanze gepresst oder sie treten aus Blättern und Stämmen von Pflanzen aus. Im Vergleich zu Hydrolaten enthalten Pflanzensäfte Mineralien und Vitamine. Die Wirkung orientiert sich an denen der Pflanze, aus der sie gewonnen wurden.

Um den Saft einer Hängebirke (Betula alba) zu ernten, wird im April bis Mai, wenn der Baum Knospen für neue Blätter trägt, mithilfe eines Handbohrers ein kleines Loch in den Stamm gebohrt. Durch

Tipp

Achtung beim Hydrolatekauf: Auch destilliertes Wasser, dem ätherische Öle hinzugefügt wurden, dürfen Hydrolate heißen. Meist sind diese jedoch nur zur Aromatisierung von Gerichten gedacht und besitzen keinerlei kosmetische Wirkung. Die Produktkennzeichnung gibt Aufschluss: Dort sollten nur der Pflanzenname, der Pflanzenteil und der Zusatz »Water«, gegebenenfalls noch ein mildes Konservierungsmittel, zu finden sein.

einen Strohhalm, der in eine am Stamm befestigte Flasche führt, können bis zu zwei Liter am Tag gewonnen werden. Denn die Birke zieht viele Hundert Liter Wasser aus dem Erdboden, um die Baumkrone für den Frühling vorzubereiten. Für den Baum ist eine moderate Ernte nicht schädlich, solange sie professionell von Fachleuten durchgeführt wird und man nur einmal in drei Jahren erntet.

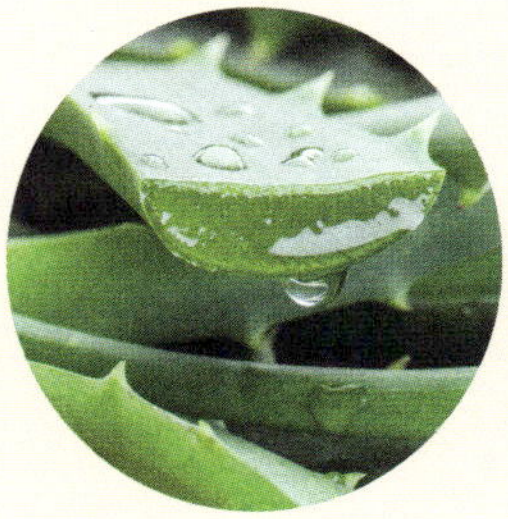

ALOE-VERA-GEL

Das kühlende Gel ist ein klassischer Wirkstoff bei verbrannter oder sonnengeschädigter Haut, da die über 200 wirksamen Substanzen der Wüstenpflanze Feuchtigkeit spendende, Juckreiz lindernde und aufbauende Effekte zeigen.

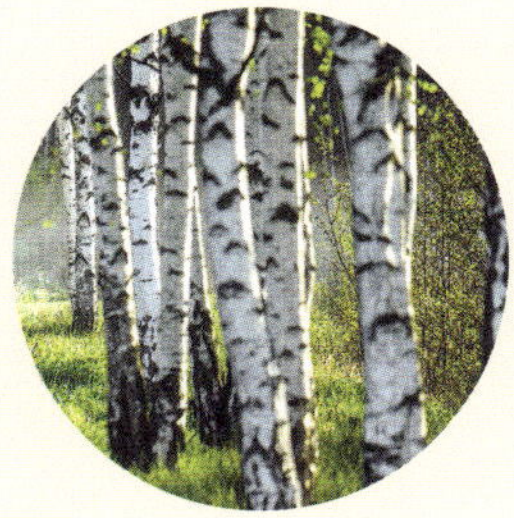

BIRKENSAFT

Enthält Aminosäuren, B-Vitamine, Vitamin C und Antioxidantien, die beruhigend, regenerierend und entzündungshemmend wirken. Nicht konservierter Birkensaft wird von Anhängern der Naturheilkunde gern getrunken und ähnelt geschmacklich dem Kokoswasser.

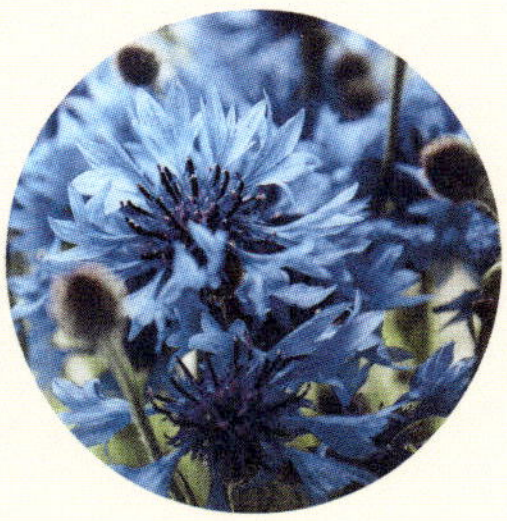

KORNBLUMENHYDROLAT

Das Wasser der Kornblumen wird typischerweise bei geröteten Hautzuständen wie Rosacea, Couperose oder Ekzemen verwendet und lindert Schwellungen sowie entspannt gestresste Hautareale.

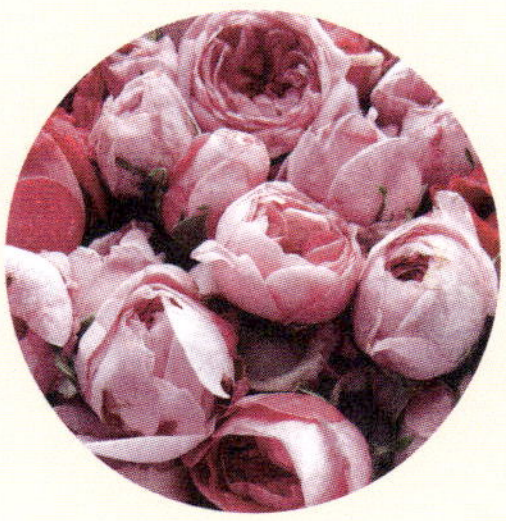

ROSENHYDROLAT

Das klassische Hydrolat der Damaszener-Rose beruhigt gestresste Hautareale und juckende, entzündete Hautstellen. Es verfeinert sichtbare Porenausgänge und ist ein klassisches, reizarmes, vielseitiges Hydrolat, das anstelle von Aqua verwendet wird.

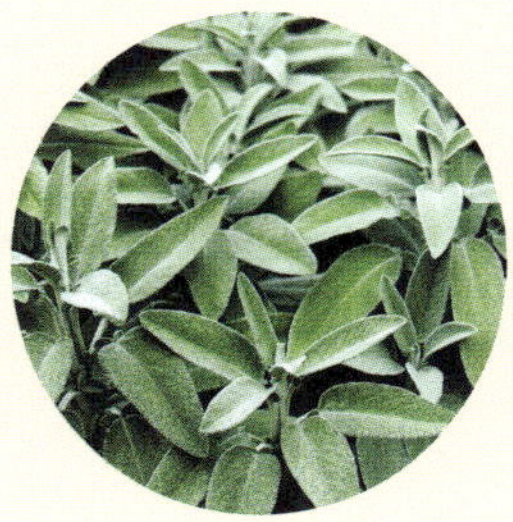

SALBEIHYDROLAT

Salbei trägt das lateinische Wort für »Heilung«, »salvatio«, im Namen. Die entzündungshemmende Wirkung wird oft in Tees oder Bonbons gegen Erkältungssymptome eingesetzt. Die Besonderheit der schweißhemmenden Wirkung macht es zu einem typischen Wirkstoff in Deodorants.

NATÜRLICHE WIRKSTOFFE

Wirkstoffe können in natürliche und synthetische Wirkstoffe unterteilt werden. Viele der Wirkstoffe, die ich nutze, wurden früher ausschließlich natürlich gewonnen, einige sind inzwischen auch synthetisiert erhältlich. Andere Wirkstoffe werden molekular zusammengesetzt – sind also synthetisch –, um exakt der Physiologie der Haut zu entsprechen.

Synthetisierte Wirkstoffe werden im Labor hergestellt: Sie bilden entweder in der Natur vorkommende Molekülverbindungen nach oder die Verbindungen wurden neu erfunden. Viele synthetische Inhaltsstoffe sind mit denen der Natur vollkommen identisch. Bei anderen werden wirkungslose oder potenziell reizende Aspekte eines Wirkstoffs einfach weglassen, um eine reizärmere Alternative zu dem natürlichen Wirkstoff zu schaffen.

WIE VIEL DES GUTEN?

Es verhält sich bei Hautpflege wie bei Pflanzen mit Wasser: Zu wenig ist natürlich nicht gut. Aber zu viel

Info

»Ohne Chemie«, heißt es häufig auf Produkten und in der Werbung. Gemeint ist damit »ohne synthetische Stoffe«. Ist Kosmetik »voller Chemie«, ist dies meist eine abwertend gemeinte Beschreibung für Kosmetik, die synthetisch hergestellte Wirkstoffe enthält. Dabei ist in beiden Fällen die Bezeichnung »Chemie« ebenso wie oft »chemische Stoffe« an sich falsch: Denn »chemische Zusammensetzung« bezeichnet einfach den strukturellen Aufbau eines Stoffs, also das, was unter einem Mikroskop sichtbar wird – ganz gleich, ob wir Teile einer Kirsche oder einer Plastiktüte darunterlegen! Und »Chemie« ist schließlich die Wissenschaft, die sich mit dem Aufbau und der Umwandlung von Stoffen aller Art befasst.

ist auch nicht gut – auch bei natürlichen Wirkstoffen nicht!

Die meisten Wirkstoffe entfalten in den auf den Produkten oder in Rezepten angegebenen Wirkstoffkonzentrationen optimal ihre Wirksamkeit. Das bedeutet jedoch auch: Wenn wir drei Produkte mit ähnlichen Wirkstoffen hintereinander auf die Haut auftragen, erzeugen wir eine Überdosierung. Besonders Feuchthaltemittel, also Wirkstoffe, die Feuchtigkeit binden, wie Glycerin oder Hyaluron, können zu hoch dosiert die obersten Hautschichten aufquellen und sie anfälliger für Bakterien machen.

WIRKSTOFFE NATÜRLICHEN URSPRUNGS	
ALLANTOIN	Allantoin ist ein klassisch pflanzlicher, aus der Beinwellwurzel extrahierter Wirkstoff, der inzwischen auch synthetisch nachgebaut werden kann. Er fördert die Neubildung der Zellen in der Basalschicht und also die Neubildung der obersten Hautschicht, was man sich oft bei Wunden oder Verletzungen, aber auch bei Entzündungen und Unreinheiten zunutze macht.
HYALURONSÄURE	Hyaluronsäure ist eine der potentesten Feuchtigkeit speichernden Substanzen, die bis zum 1000-Fachen des Eigengewichts an Feuchtigkeit speichern kann. Streng genommen verwendet man in der Kosmetik das »Hyaluronan«, nur hat sich »Hyaluronsäure« am Markt durchgesetzt (beides beschreibt dieselbe Substanz). Vielleicht ist diese Saugfähigkeit der Grund, dass sie natürlicherweise nur bis zu 0,5 % des natürlichen Feuchthaltefaktors (NMF) ausmacht. Durch die ursprüngliche Gewinnung aus Hahnenkämmen war Hyaluronsäure eine Zeit lang sehr teuer, nun da sie durch Proteine aus Hefe hergestellt werden kann, sind die Preise deutlich vertretbarer.
PENTYLENE GLYCOL	Über die Kategorisierung von Pentylene Glycol lässt sich streiten. Die Kosmetikverordnung jedenfalls sieht es als Feuchtigkeit spendenden Wirkstoff und nicht als Konservierungsmittel. Der aus Maisspindeln hergestellte multifunktionale Wirkstoff gewährleistet in erster Linie eine ausreichende Hautfeuchte, doch er hilft zugleich maßgeblich dabei, eine Formulierung haltbarer zu machen. So kann ein technisch »konservierungsmittelfreies« Kosmetikum hergestellt werden, welches trotzdem in sich mikrobiell stabil ist und bis zu sechs Monate nach Öffnung haltbar ist.
AMINOSÄURE-KOMPLEXE (Z. B. PRODEW® 600)	Prodew® 600 ist eine Zusammensetzung verschiedener Aminosäuren. Es ahmt die Feuchtigkeit speichernden Substanzen der Haut nach, die bei trockenen und empfindlichen Hautzuständen typischerweise fehlen. Die Zusammensetzung von Prodew® 600 ist den Aminosäuren des NMF der Haut (Natural Moisturizing Factor, die Substanzen, die die Hautfeuchte regulieren) so ähnlich, dass die Haut sie verarbeitet wie eigens produziert. Es unterstützt die Feuchtigkeitsspeicher der Haut, sodass diese mehr Feuchtigkeit binden kann.
SILBER	Mikrosilber mit einer Partikelgröße von über 10 µm dringt nicht in den menschlichen Körper ein, da es so 500-mal größer ist als eine normale Hautpore. Vielmehr setzt es sich auf die Hautoberfläche und hält sich in Hautfalten. Silber hemmt das Wachstum von geruchsproduzierenden Bakterien, weshalb es ein beliebter Inhaltsstoff in Deodorantcremes ist.
ZINK	Die entzündungshemmenden, antiviralen und antibakteriellen Wirkungsweisen machen es bei Akne und Unreinheiten beliebt. Außerdem reduziert Zink die Aktivität der Enzyme, die die Aktivität der Talgdrüsen stimulieren. Pur ist es nicht wasserlöslich: In wasserbasierten Produkten ist es als Zinkoxid und Zink PCA einzusetzen.

VITAMINE

Vitamine sind ein wichtiger Bestandteil der Hautgesundheit, denn manchmal lassen sich kompliziert wirkende Hautprobleme auf einen einfachen Vitaminmangel zurückführen.

Die Zugabe von Vitaminen ist besonders bei konventioneller Hautpflege, die wenige natürliche Inhaltsstoffe enthält, wichtig. In den Inhaltsstoffen von Naturkosmetik dagegen sind viele der Vitamine bereits natürlicherweise enthalten.

Aber Vorsicht: Wir können nicht einfach einen Vitamincocktail in jedes Produkt einarbeiten. Die Vitamine werden unterschieden in fett- oder wasserlöslich, und die Höchstkonzentrationen sind von der Kosmetikverordnung reguliert. Außerdem sind natürlich die Wirkweisen beziehungsweise Zielsetzungen bei der Formulierung zu berücksichtigen.

Die Tabellen geben eine Übersicht über die Vitaminformen, die häufig in der Hautpflege eine Rolle spielen. Neben der Vitaminzugehörigkeit habe ich in Klammern spezifischer die Formen genannt, deren Wirkung man sich in der Hautpflege bedient.

Übrigens: In der Hautpflege verbleibt ein »Zuviel« an Vitamin auf der Hautoberfläche und kann dort zu Irritationen führen. In der Ernährung werden wasserlösliche Vitamine unverarbeiteterweise mit dem Urin ausgeschieden, fettlösliche jedoch reichern sich an; ein Zuviel kann der Gesundheit schaden.

Info

Zitronensaft und Zitronensäure sind nicht dasselbe: Regulärer Zitronensaft enthält nur gut 0,04 Prozent Ascorbinsäure (Vitamin C), ein wirksames Vitamin-C-Produkt um die 5 Prozent. Doch Vorsicht: Die Zusammensetzung von Zitronensaft kann unter anderem zu einer Depigmentierung der Haut führen! Es stimmt zwar, dass Zitronensaft den sichtbaren Teil eines Mitessers weniger auffällig erscheinen lässt, ähnlich wie er auf einem aufgeschnittenen Apfel die Oxidation und somit das Braunwerden des Apfels verhindert. Die Nachteile überwiegen hier jedoch gegenüber den Vorteilen.

FETTLÖSLICHE VITAMINE	
VITAMIN A (RETINOL, CAROTIN)	Die Hautpflege kennt viele Formen von Vitamin A. Wegen kleiner Unterschiede im Aufbau bekommen sie eigene Namen, und das ganz zu Recht: Denn so potent Tretinoin, Retinoid, Vitamin A auch ist, so vorsichtig muss man im Umgang damit auch sein. Nicht nur verbessert Vitamin A Akne, Entzündungen und Ekzeme, es stimuliert zudem die Zellneubildung und die Kollagenbildung, und es lindert die Faltenbildung. Es kann jedoch auch Fehlbildungen bei Föten verursachen, daher ist die Nutzung für Schwangere in Deutschland derzeit nicht erlaubt. Beta-Carotin ist eine Vorstufe von Vitamin A, die für Schwangere nutzbar ist.
VITAMIN E (TOCOPHEROL)	Vitamin E ist das klassische Antioxidans. Als (Alpha-)Tocopherol ist es in fast jedem Kosmetikum enthalten, da es sowohl die Haltbarkeit des Kosmetikums verlängert, als auch die freien Radikale auf der Haut bekämpft (siehe Seite 46).
VITAMIN D	Vitamin D sind die Sonnenvitamine, denn sie werden – insbesondere durch UV-B-Strahlung – über die Haut synthetisiert. Alternativ kann Vitamin D auch durch die ultraviolette Strahlung von Pilzen erzeugt und als Nahrungsergänzungsmittel eingenommen werden. Die körpereigene Produktion von Vitamin D und der Schutz vor Sonnenstrahlen gegen Hautkrebs wird häufig als Konflikt dargestellt. Aus meiner Sicht sollte immer ein ausreichender Schutz vor gefährlichen UV-B Strahlen im Vordergrund stehen, weil der individuelle Vitamin D-Bedarf und die Aufnahmefähigkeit durch Sonnenlicht von vielen Faktoren beeinflusst werden und Vitamin D bei Bedarf mit der Nahrung supplementiert werden kann.

WASSERLÖSLICHE VITAMINE	
VITAMIN B3 (NIACINAMID)	Niacinamid erfährt gerade einen regelrechten Hype, denn es wirkt sich positiv auf unreine und entzündete Hautbilder aus. Das enthaltene Niacin ist für die Zellteilung verantwortlich: So wirkt es der Faltenbildung entgegen und ebnet das Hautbild. Bei entzündeten Hautbildern wirkt es besonders gut in Kombination mit Zink PCA.
PROVITAMIN B5 (PANTOTHENSÄURE BZW. PANTHENOL)	D-Panthenol wird in wundheilungsfördernden Arzneimitteln angepriesen, weil es ein wesentlicher Bestandteil des Coenzyms A ist, welches regenerative Stoffwechselprozesse anleitet. Panthenol ist in wundheilungsfördernden Arzneimitteln häufig der Hauptwirkstoff.
VITAMIN B7 (BIOTIN)	Zu wenig Biotin sorgt für brüchige Haare und Nägel sowie für unreine Haut, zu viel Biotin jedoch auch, besonders, wenn es über die Nahrung aufgenommen wird. In einer Konzentration von bis zu 2 % in der Hautpflege eingesetzt, verbessert Vitamin B7 jedoch entzündliche und radikale Prozesse auf der Haut.
VITAMIN C (ASCORBINSÄURE)	Zitronensäure hat übrigens weniger Vitamin C, als man vermuten würde: Es hat die Fähigkeit, Pigmentknoten aufzulösen und so das Hautbild zu ebnen. Dabei ist es leider sehr instabil: Es zerfällt schneller, wenn es in wasserhaltigen Rezepturen eingesetzt wird. Und es ist licht- und wärmeempfindlich. Daher ist pures Vitamin C immer ein Star-Rohstoff (L-Ascorbylic Acid). In Wirkstoffmischungen wird immer ein Derivat eingesetzt, also eine durch ein Zuckermolekül stabilisierte Form (Ascorbyl Glucoside).

FUNKTIONALE WIRKSTOFFE

Funktionale Wirkstoffe erfüllen wichtige Funktionen in kosmetischen Rezepten, könnten aber meistens auch in eine der anderen Wirkstoffkategorien eingeordnet werden. Ich fasse die funktionalen Wirkstoffe in der Tabelle auf der nächsten Seite zusammen, um die »Hilfsfunktionen« dieser Wirkstoffe zu verdeutlichen: Sie verbessern die Haptik, die Optik, die Performance, das Penetrationsvermögen oder das Einziehverhalten.

AHAs, BHAs, PHAs

Dies sind Hydroxysäuren und im engeren Sinn auch Funktionale, denn sie erzeugen einen Peeling-Effekt. Sie sind seit 2020 so richtig in Mode gekommen, bekamen aber in Fachkreisen bislang wenig Beachtung. Daher gebe ich ihnen hier auch wenig Raum.

Mit dem »AHA-BHA-Peeling-Booster« (Rezept Seite 140) habe ich ein hochpotentes Peeling entwickelt; wichtig ist aber die Regelmäßigkeit: Ein niedrig dosiert peelender Reiniger in täglicher Anwendung ist förderlicher für die Haut als hoch dosierte Peelings im Exzess. Die sogenannten »chemischen Säuren«, die als AHAs, BHAs und PHAs zusammengefasst werden, lösen Schuppen und Verstopfungen auf Poren, erhöhen die Neuproduktion an Hautzellen, verbessern die Hautfeuchte, können die Produktion von Substanzen aus dem Bindegewebe anregen und das Erscheinungsbild der Poren verfeinern.

»Chemische Säuren« haben einen recht sauren pH (2 bis 4). Dazu schwächen sie die hauteigene Sonnenschutzfunktion, ein Sonnenschutz ist nach dem Säuregebrauch demnach Pflicht. Der Unterschied zwischen den Säuregruppen ist marginal, und tendenziell sind alle Säuren für jeden Hauttyp geeignet.

AHA; BHA; PHA	
ALPHA HYDROXY ACIDS (AHAs) ≈ 5–10 % EINSATZKONZENTRATION, WASSERLÖSLICH	Hierzu zählen Glycolsäure, Milchsäure, Mandelsäure und Zitronensäure. Sie sind die stärksten der Säuregruppen. Nur abends zu verwenden.
BETA HYDROXY ACIDS (BHAs) ≈ 0,5–2 % EINSATZKONZENTRATION, FETTLÖSLICH	Hauptsächlich genutzte Form ist Salicylsäure, präferiere auch ich, eventuell nur als natürlich vorkommende Substanz im Weidenrindenextrakt. Sie dringt weniger tief in die Haut als AHAs.
POLY HYDROXY ACIDS (PHAs) MAXIMAL 5 % EINSATZKONZENTRATION, WASSERLÖSLICH	Lactobionsäure, Gluconolactonsäure oder Maltobionsäure sind PHAs. Sie sind auch für sehr empfindliche Haut geeignet und spenden zudem Feuchtigkeit.

FUNKTIONALE WIRKSTOFFE	
AROMEN UND DÜFTE	Viele ätherische Öle zeigen neben dem Duft auch eine starke Wirkung auf die Haut und können so als Multifunktionale eingesetzt werden. Primär bedient man sich der Wirkweise, sekundär der Beduftung des ätherischen Öls. Die Nutzung rein geruchlicher Wirkstoffe ist optional.
EMULGATOREN	Emulgatoren machen die sonst unmischbaren Komponenten Feuchtigkeit und Fett miteinander mischbar. Sie bestimmen maßgeblich, wie die Emulsion einmal aussehen und sich anfühlen wird. Dazu haben sie eine milde Reinigungsleistung. Emulgatoren werden je nach Gruppenzugehörigkeit unterschiedlich gewonnen. Vorsicht, Verwechslungsgefahr: Emulgatoren und Tenside (s. u.) sind sich trotz der unterschiedlichen Einsatzweise sehr ähnlich.
FEUCHTIGKEITSSPENDER	Beispiel Glycerin: Es spendet Feuchtigkeit und hat – auf der Haut sowie im Produkt – die Fähigkeit, Feuchtigkeit der Umgebungsluft aufzunehmen. So nutzt Glycerin die Raumluft als Hauptpflegesubstanz! Zudem ist Glycerin ein toller Inhaltsstoff für Drogerieprodukte, die laut Kosmetikverordnung 30 Monate im Regal liegen dürfen: Damit das Produkt in der Zeit nicht austrocknet, nimmt man Glycerin zur Hilfe. Es verbessert also die Produktperformance und hat stabilisierende Eigenschaften für das Produkt und die Haut. Pflanzliches Glycerin entsteht, wenn die Fette aus Pflanzenölen in ihre Glycerinbestandteile und Fettsäuren aufgespalten werden.
GETROCKNETE PFLANZEN-MATERIALIEN	Wir kennen getrocknete Pflanzenmaterialien bereits aus der Wirkstoffextraktion. Als Zusatz in Pflegeprodukten sind sie auch hübsch anzusehen, und sie geben über einen längeren Zeitraum nach und nach lösliche Wirkstoffe an das Produkt ab.
PIGMENTE	Pigmente geben dekorativer Kosmetik wie Make-up ihre Pigmentierung: So lässt sich ein Lippenpflegestift schnell in ein Make-up verwandeln. Die Mica-Pigmente sind derzeit die beliebtesten. Es ist eine Gruppe von beschichteten Glimmermineralien. Sie sind natürlicherweise in Granit, Sandstein oder Marmor enthalten.
PH-REGULATOREN	Sehr saure Substanzen wie beispielsweise Milchsäure werden zum Einstellen des pH-Wertes wasserbasierter Produkte eingesetzt. Milchsäure ist zudem ein veganer, Feuchtigkeit spendender, multifunktionaler Wirkstoff. Naturkosmetisch nutzbare Milchsäure entsteht, wenn Lactobacillus-Arten ein Zuckersubstrat fermentieren.
TENSIDE	Tenside sind waschaktive Substanzen, die wie Emulgatoren einen wasserliebenden und einen fettliebenden Arm besitzen und in Körper- sowie Gesichtspflege eine Reinigungswirkung erzielen, indem sie sich an Substanzen heften und sie mit der nachspülenden Feuchtigkeit vom Gesicht ziehen. Meist sind Tensidarten Mischungen mit Tensiden verschiedenster Eigenschaften, die für eine bessere Hautverträglichkeit und Anwendung zusammengeführt wurden und mit einem Markennamen versehen sind, und nicht mehr das reine Tensid selbst. Es gibt jedoch auch rein pflanzliche Tenside, wie die sekundären Pflanzenwirkstoffe Saponine oder Phospholipide wie Lecithin.
VERDICKUNGSMITTEL	Beispiel Xanthan: Es profitiert von Glycerin, da man das Verdickungsmittel in ihm vorquellen lässt. Das Pulver bildet kombiniert mit Feuchtigkeit ein Gel, und das Vorquellen verhindert Klumpen im Endprodukt. Xanthan verleiht Cremes eine luftigere, moussige Komponente. Es wird hergestellt, indem natürliche Mikroorganismen auf ein Zuckersubstrat gesetzt werden. Das Produkt der Fermentation wird gereinigt und getrocknet. Als gemahlenes Pulver ist es dann einsatzfähig.

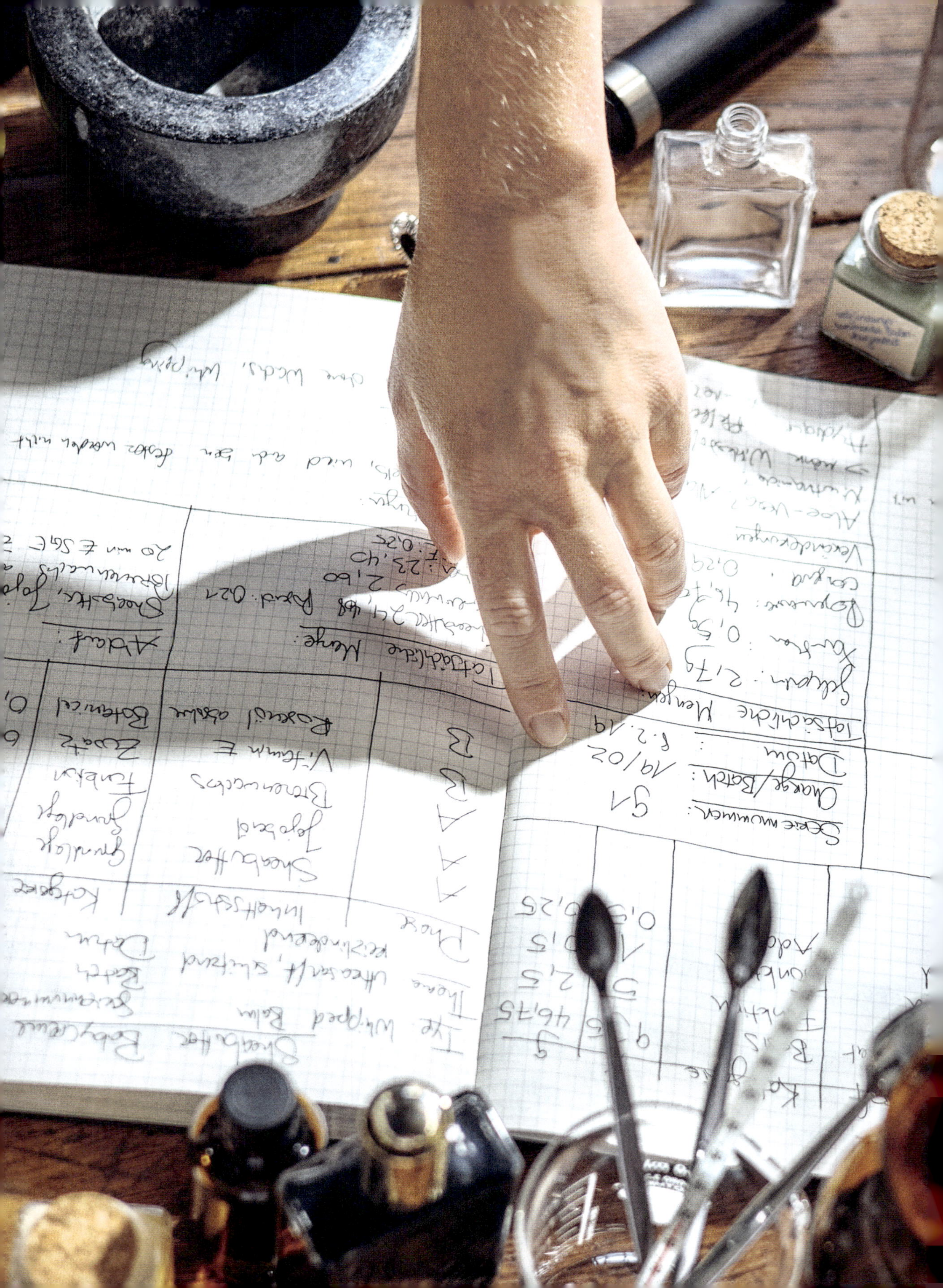

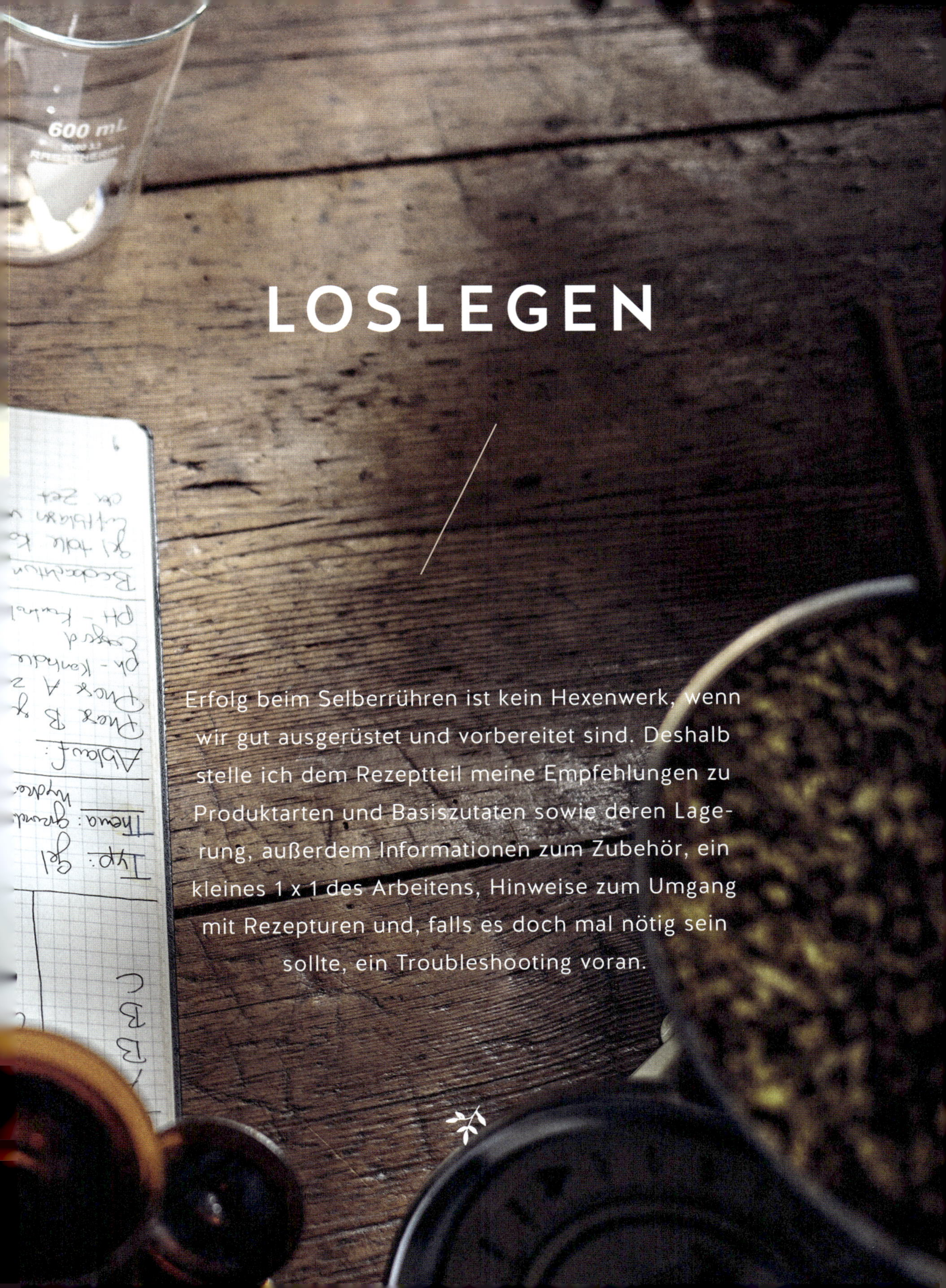

LOSLEGEN

Erfolg beim Selberrühren ist kein Hexenwerk, wenn wir gut ausgerüstet und vorbereitet sind. Deshalb stelle ich dem Rezeptteil meine Empfehlungen zu Produktarten und Basiszutaten sowie deren Lagerung, außerdem Informationen zum Zubehör, ein kleines 1 x 1 des Arbeitens, Hinweise zum Umgang mit Rezepturen und, falls es doch mal nötig sein sollte, ein Troubleshooting voran.

NOTWENDIGE HAUTPFLEGEPRODUKTE

Natürlich ist es möglich, gänzlich auf Hautpflegeprodukte zu verzichten. Letztlich unterstützen wir mit Hautpflege unsere Haut bei Defiziten oder verleihen ihr eine weitere Schutzinstanz vor beispielsweise UV-Strahlung. Der minimalistische Pflegetyp kann also zu Recht diese Position vertreten: Wieso sollte ich eine völlig intakte Haut, die vor Sonne geschützt wird, mit Nährstoffen durch die Ernährung versorgt und völlig gesund ist, weiterhin pflegen?

Tipp

Genauso wie der Verzicht auf Hautpflege kann falsche oder übertriebene Hautpflege die Hautfunktionen behindern.

Doch ein solches Optimum als Hautzustand kann leider heutzutage kaum noch jemand aufweisen: Schadstoffe aus der Umwelt, Stadtabgase, Sonne, regelmäßiger Alkoholkonsum, manche Bestandteile von Kleidung oder empfundener Stress belasten die Haut deutlich mehr als früher. Selten kommen mir Hautzustände zu Gesicht, denen ich ansehen kann, dass sie keine Pflege benötigen – und meist sind dies Leute wie meine Mutter: völlig im Reinen mit sich selbst, lebt auf dem Land, isst vegetarisch, und zwar das, was nebenan der Hofladen anbietet, und macht täglich einen Spaziergang und eine Mittagsstunde. Folgende Hautpflege und Hautpflegeprodukte empfinde ich daher für jeden als Hautpflegeminimum:

REINIGUNG

Die Reinigung der Haut gewährleistet das Entfernen von Verschmutzungen, Resten von Pflegeprodukten, Umweltsubstanzen und alten Hautschuppen. Zwar ist sie sehr wichtig für die Hautgesundheit, es wird hier jedoch kein Produkt benötigt: Leichte Verschmutzungen können bereits mit Wasser von der Haut entfernt werden: Nutze dafür einen weichen Lappen. Gröbere Verschmutzungen oder Make-up können mit einem Ölreiniger, der dann mithilfe eines Emulgators leicht von der Haut entfernt werden kann, sanft gelöst und abgewaschen werden. So sparen wir uns austrocknende Tenside!

- Eine Ölreinigung wie der »Sanfte Porenreiniger« (siehe Rezept Seite 106) reinigt die Haut schonend porentief und dank PGLO-4 ohne fettiges Nachgefühl.
- Eine Gelreinigung wie das »Optimale Peeling-Reinigungsgel« (siehe Seite 104) arbeitet mit Zuckertensiden, die die Hautfeuchte beibehalten.
- Die »Reinigungsmilch mit Rügener Heilkreide« (siehe Seite 102) hinterlässt die Haut sanft gepflegt.

PFLEGE

Pflegemittel bilden mindestens eine zusätzliche, gegen Feuchtigkeit und Reizstoffe widerstandsfähige Schicht, die je nach Produkt bis zu zwei Tage auf der Haut verbleiben kann. Wer ungefähr fünf Wochen nach dem Absetzen jeglicher Pflegeprodukte nicht unter einem spannenden, schuppigen oder unreinen Hautbild leidet, kann auch auf diesen Schritt in der Hautpflegeroutine verzichten.

Trotzdem empfehle ich folgende, hoch bioverfügbare, effektive Wirkstoffe:

- Hyaluronsäure zur Bewahrung der Hautfeuchte,
- ein leicht okklusives Öl, um den Wasserverlust über die Haut zu reduzieren,
- ein Antioxidans wie Vitamin E – wirkt antioxidativ und kann freie Radikale neutralisieren.

Als Nachtpflege eignet sich natives kalt gepresstes Wildrosenöl: Die mehrfach gesättigte Omega-Fettsäure enthält von Natur aus einen Großteil der Substanzen, die in vielen Anti-Aging-Produkten angepriesen werden.

WEITERE PRODUKTARTEN

»Quantum satis« –»So viel wie nötig« ist der Leitspruch effektiver Hautpflege. Wer versteht, was die Pflegearten sind sowie für wen und wofür sie gedacht sind, weiß, wie die Haut gezielt gepflegt werden kann.

Sonnenschutz

Sonnenschutz ist ein essenzieller Schritt der Hautpflegeroutine: Immerhin ist Hautkrebs lebensbedrohlich. Dabei muss ein Sonnenschutz nicht tatsächlich ein Kosmetikprodukt sein: Lange, lichtundurchlässige Kleidung sowie ein sonnengeschützter Lebensstil helfen der Haut ebenfalls dabei, die übrigen Sonnenstrahlen abzuwehren. Schütze deine Haut, Sommer wie Winter, vor UV-Strahlen!

Da Sonnenschutzprodukte zuverlässig schützen müssen, geben wir diese Aufgabe nicht in Selbstrührerhände, sondern lassen das angerührte Produkt von Sicherheitsbewertern und -bewerterinnen über-

Info

Anders als Hautpflegeprodukte bestehen Sonnenschutzprodukte meist aus einer nährstoffarmen Basis, in die die feinen Filterpartikel eingearbeitet werden. Sonnencremes sind also, auch wenn sie aussehen wie Pflegecremes, meist arm an pflegenden Eigenschaften, es sei denn, es wird explizit darauf hingewiesen.

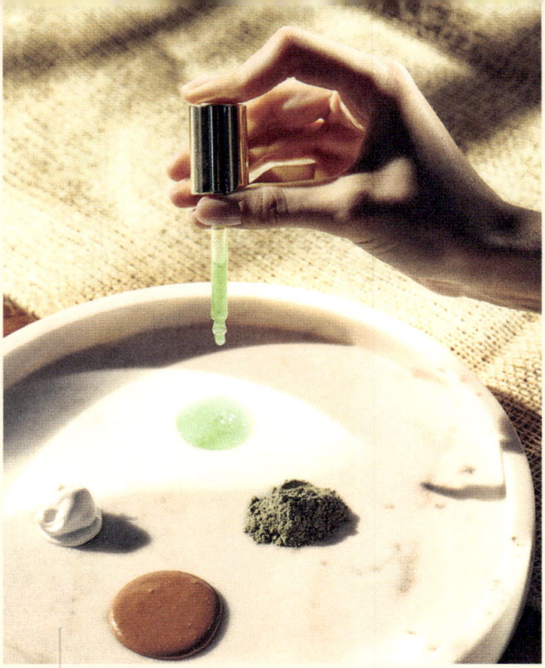

SERUM, CREME, MASKE, PULVER? – GIB DEINER HAUT, WAS SIE BRAUCHT!

prüfen. Es gibt in diesem Buch daher auch kein Rezept zum Selbstrühren eines Sonnenschutzes.

Maske

Masken sind Produkte, die dafür gemacht sind, nach einer gewissen Zeit wieder von der Haut heruntergenommen zu werden. Sie sind besonders reichhaltig formuliert, sodass sie wie eine zweite Haut eine Schicht auf der Haut kreieren, die die Durchblutung und Feuchtigkeit in der Haut erhöhen. Je nach Wirkungsweise der Maske ist diese Schicht cremig, gelig, pulvrig oder puddingartig. Nimm ein- bis dreimal die Woche eine Maske entsprechend deines Hautproblems.

- Eine Maske bei Mischhaut ist der »Peelende Honigschlamm« (siehe Rezept Seite 136).
- Für Feuchtigkeit und weiche Haut ist die »Gletscherwasser-Hydro-Maske« (siehe Seite 126) geeignet.
- Zur gezielten Bekämpfung von Unreinheiten ist mit Zink und Salicylsäure die »Punktuelle Pickelpaste« (siehe Seite 156) geeignet.

Toner

Toner sind Formulierungen, die sich verhalten wie Wasser, jedoch voller reinigender und pflegender Wirkstoffe stecken. Ursprünglich sollte ein Toner nur »tonisieren«, also nach einer Reinigung – mit für die Haut viel zu basischer Seife – der Haut zum hautfreundlichen pH 5,5 zurückhelfen. Dann wurden Toner eine beliebte Darreichungsform für Anti-Akne-Produkte für Teenager. Je nach Wahl der Inhaltsstoffe wirken Toner reinigend, adstringierend, peelend und erhöhen die Penetration nachfolgender Wirkstoffe in die Haut. Nutze einen Toner morgens und abends nach der Reinigung, um die Reste des Reinigungsproduktes zu entfernen und die Haut auf die anschließende Pflege vorzubereiten.

- Ein Toner mit Gurken-Pflanzenextrakt und Hyaluronsäure ist das »Hydratisierende Gurken-Spray« (siehe Seite 128).
- Probiotika zur Regeneration des Mikrobioms liefert das »Probiotische Mikrobiom-Spray für gereizte Hautzustände« (siehe Seite 130).
- Dazu kann pures Rosenhydrolat (siehe Seite 69) als beruhigendes, ausgleichendes Spray dienen.

Serum

Seren könnte man auch »Booster« oder »Toppings« nennen: Sie geben uns die Möglichkeit, einige Inhaltsstoffe hoch dosiert einzusetzen. Anders als eine Creme ist ein Serum kein vollwertiges Pflegeprodukt, vielmehr werden hier gezielt wenige Rohstoffe hoch dosiert eingesetzt, um zusätzlich zu der Hautpflege eine bestimmte Hautreaktion zu forcieren. Meist finden sich in Seren kleinere Moleküle für eine tiefe Penetration der Haut und Wirkstoffe in maximalen Dosierungen. Nutze (unterschiedliche) Seren drei- bis fünfmal die Woche nach der Reinigung und vor der Pflege.

- Ein »Pigmentierungen bekämpfendes Vitamin-C-Serum« (siehe Rezept Seite 144) löst mit Ascorbinsäure die Pigmentknoten bei Hyperpigmentierungen auf.
- Das »Sommerregen«-Hyaluronserum (siehe Seite 134) hilft die Haut aufzupolstern und die Hautfeuchte wiederherzustellen.
- »10-%-Niacinamid-1-%-Zink-Serum« (siehe Seite 142) ebnet bei einem ungleichem Hautbild kleine Hügel und gleicht Rötungen aus.

NICHT NOTWENDIG, NICHT HILFREICH, NICHT RICHTIG

Mein Werdegang beruht zum großen Teil darauf, dass ich – verwirrt von den vielen, teils widersprüchlichen Tipps im Internet – irgendwann gefrustet war und den Dingen auf ihren wissenschaftlichen Grund ging. Besonders hartnäckige Mythen möchte ich hier aufklären:

- Auch mit Sonnenschutz gelangen noch Sonnenstrahlen auf die Hautoberfläche, um das essenzielle Vitamin D3 zu produzieren. Kein Sonnenschutz ist zu 100 Prozent dicht!
- Apfelessig als Toner zu benutzen ist – im Widerspruch zu dem Trend – nicht zu empfehlen: Der saure pH-Wert von 3 und die unbekannten Konzentrationen von Essig und Zitronensäure machen ihn zu einem unberechenbaren, zu sauren Produkt.
- Die Pflege mit Ölen, Buttern und Wachsen hilft angeblich, den Haarwuchs von Wimpern und Augenbrauen anzukurbeln. Doch sie pflegen – statt tatsächlich das Wachstum anzuregen – die bereits vorhandenen Wimpern nur, sie erscheinen dadurch länger und können insgesamt durch die gute Pflege an Länge gewinnen.
- Augenpflege ist in meinen Augen unnötig. Die benötigten Stoffe werden durch Cremes und Seren zur Augenpartie getragen. Dieselbe Creme, die für das sonstige Gesicht gut ist, ist auch für die Augenpartie ausreichend.
- Seife gehört nicht ins Gesicht. Wasserbasierte Pflege ist, da die meisten Schmutzpartikel fettlöslich sind, mit starken Tensiden versetzt, die auf körpereigene und wichtige Bausteine der Haut einwirken. Mizellenwasser, Reinigungstücher und Ähnliches sollte man aufbrauchen und durch eine ölbasierte Reinigung ersetzen.
- Mehr Peelings = glattere Haut – kann man so nicht sagen! Glatte Haut entsteht durch ein Zusammenspiel natürlicher Hautfunktion, und rubbelige Haut zeigt, dass mit dem System Haut etwas nicht in Ordnung ist. Statt die Peelingfrequenz zu erhöhen, sollte man ergründen, was bei der Haut nicht im Gleichgewicht ist!
- Falten sind größtenteils irreversibel, es sei denn durch Laser. Bei Falten geht es ausschließlich um Prävention. Keine Creme kann bereits entstandene Falten dauerhaft und vollständig wieder füllen. Ähnliches gilt bei Cellulite: Das genetisch bedingte, erschlaffte Bindegewebe kann zwar durch Sport, Pflege und durchblutungsfördernde Massagen gestärkt, die grundlegende strukturelle Schwierigkeit jedoch niemals dauerhaft behoben werden.
- Nasse Haare sollte man nicht kämmen. Die Struktur des Haares öffnet sich mit Feuchtigkeit, wodurch das Haar viel schneller bricht, sobald eine Haarbürste auf sie Druck ausübt. Vor der Dusche kämmen und dann möglichst nicht verwuscheln ist der Trick.
- Poren sind Drüsenausgänge und daher immer offen. Mit »Poren schließen« oder »Poren verkleinern« ist gemeint, die Füllung zu reduzieren, sodass die Poren unscheinbarer aussehen. Oder die Poren sollen sich durch Kälte oder adstringierende Wirkstoffe zusammenziehen. Offen bleiben sie dennoch.

BASISZUTATEN

MIT WENIG VIEL ANFANGEN

Wenige Rohstoffe reichen, um viele spannende Produkte herzustellen. Die Tabelle unten zeigt zudem, welche stets in meiner Rührküche zu finden sind.

WAS NICHT ZU NATURKOSMETIK UND NICHT ZU MIR PASST

Die guten Gründe, warum ich Naturkosmetik herstelle, und die Grundpfeiler meines Konzepts habe ich eingangs (siehe Seite 8 bis 11) beschrieben. Die Zutaten, die demnach in meiner Rührküche nicht zu finden sind, und die Begründungen dafür habe ich in der Tabelle auf der nächsten Seite aufgeführt.

ROHSTOFFE SELBER PRODUZIEREN

Wenn man seine Naturkosmetik aus ihren einzelnen Bestandteilen selbst herstellt, möchte man vielleicht auch die Rohstoffe selbst gewinnen. Hier berichte ich deshalb ein wenig über die Möglichkeiten.

Öle selber pressen

Mit meiner kleinen elektrischen Ölpresse kann ich Kleinstmengen Öl pressen: aus Mandeln, Leinsamen, Sonnenblumenkernen oder auch Hagebutte vom Friesendamm von den Nachbarn! Dadurch wurde mir die Kostbarkeit jedes Tropfen Öles bewusst, denn es braucht eine große Menge Nüsse und Samen für eine sehr kleine Menge kostbarsten Öls. Das Pressen lohnt sich besonders bei oxidativ sehr anfälligen Ölen, die dann die potentesten Wirkweisen entfalten, wie ich sie bei gekauften Ölen nie erlebte.

DAS DARF IN KEINER RÜHRKÜCHE FEHLEN	
BUTTER UND WACHSE	Pflaumenkernbutter, Sonnenblumenwachs
EMULGATOR	Glycerinstearat SE
HILFSSTOFFE	Xanthan, Hyaluronkomplex, Glycerin, Milchsäure
KONSERVIERUNGSMITTEL	Pentylene Glycol
KONSISTENZGEBER	Cetylalkohol
ÖLE	Traubenkernöl, Mandelöl, Squalan, Wildrosenöl Es ist sinnvoll, Öle verschiedener Fettsäureprofile zu nehmen: jeweils eins von einer dominierenden Fettsäure.
WIRKSTOFFE	Aminosäure-Komplexe (z. B. Prodew® 600), Aloe vera 200:1, D-Panthenol

Hydrolate selber destillieren

Bevor ich mir selber meine kupferne Destille nach Leonardo da Vinci schenkte, destillierte ich eigene Hydrolate in einem Topf mit einer Schale darin. Die Ergebnisse jedoch sind kein Vergleich zu denen aus einer Destille: Diese gibt es bereits für 0,5 Liter feinsten Hydrolates. Ich sammele, zerkleinere und destilliere die Hölzer, Blätter und Blüten meiner Umgebung und werde bereits in den ersten Minuten des Destilliervorgangs mit den feinsten und intensivsten Düften belohnt. NKM bezieht die feinste Qualität an Hydrolaten bei einem Herrn namens Witt, und diesen Sommer habe ich fest vor, ihn einmal um eine Laborauswertung meiner Hydrolate zu bitten. Ich bin gespannt, welche pflanzlichen Wirkstoffe sie vorweisen können!

Mazerat, Extrakt, Glycerat, Dekokt

Auf diese Verfahren zum Herauslösen von Wirkstoffen aus Pflanzen bin ich bereits eingegangen (siehe Seite 65). Meine Rührküche steht voller kleiner Fläschchen mit selbst produzierten Rohstoffen, die mich schon beim Ansehen glücklich machen.

Selber sammeln

Wer die Pflanzen in den heimischen Wäldern und auf den Wiesen gut kennt, kann frisch geerntete Pflanzen oder Kräuter zu Hautpflege, Gerichten, Bonbons oder Tees weiterverarbeiten. Dabei haben die wilden Vertreter kultivierter Arten meist einen deutlich höheren Wirkstoffgehalt. Selber sammeln sollte jedoch mit Vorsicht geschehen: Schließlich gibt es auch giftige und ungenießbare Pflanzen!

WORAUF ICH VERZICHTE UND WARUM

ALLERGIEPOTENZIALE	Es gibt Inhaltsstoffe, auf die statistisch häufiger reagiert wird, wie beispielsweise Formaldehyd oder einige Sulfate. Aus Verträglichkeitsgründen lasse ich diese aus.
ERZEUGNISSE AUF BASIS VON ERDÖL WIE VASELINE, PETROLATUM	Viele Tenside, Emulgatoren, Öle und Penetrationsenhancer basieren auf Erdöl. Diese sind schwer abbaubar und in Gewinnung und Entsorgung umweltschädlich.
IN EUROPA VERBOTENE, JEDOCH WELTWEIT ERLAUBTE INHALTSSTOFFE	Ich halte mich strikt an die europäische Kosmetikverordnung und meide Zutaten, die generell erlaubt und erhältlich, in Europa aber verboten sind.
PARABENE, HORMONELL WIRKSAME INHALTSSTOFFE	Manche Parabene stehen im Verdacht, im Körper eine hormonähnliche Wirkung zu entfalten und damit das hormonelle Gleichgewicht zu beeinflussen.
SILIKONE, KUNSTSTOFFE, FLÜSSIGES PLASTIK	Diese Substanzen sind umweltschädlich.
SYNTHETISCHE BASISZUTATEN (DESTILLIERTES WASSER, NEUTRALÖLE, MINERALÖLE, PARAFFIN ETC.)	Im Vergleich zu nativen Pflanzensubstanzen sind diese Zutaten »leer«. Es finden sich keine Nährstoffe, keine Wirkstoffe, keine Funktion. Sie bilden eine Basis für weitere Wirkstoffe und erhöhen die allgemeine Masse des Produkts. Ich nutze lieber konzentrierte Hautpflege ohne Füllstoffe.
SYNTHETISCHE DUFTSTOFFE	Rein synthetische Duftstoffe haben keine Funktion oder Wirkung jenseits der Beduftung. Gemäß meinem Credo »Jeder Inhaltsstoff ein Wirkstoff« fallen deshalb Duftstoffe als Inhaltsstoffe weg, zumal man auf Duftstoffe (selten) allergisch reagieren kann.

GUTE VORBEREITUNG, GUTE ARBEIT

Selbst hergestellte Kosmetik steht, wenn man einige Regeln beachtet, Kaufkosmetik in nichts nach. Und wer einmal die Grundprinzipien verinnerlicht hat, hält sich automatisch an die Hygieneregeln.

Wir arbeiten nach GMP, der Good Manufacturing Practice, zu Deutsch »Gute Herstellungspraxis«, so wie es auch in den Kosmetikfabriken gehandhabt wird. Nur rühren wir nicht in riesigen Kesseln, sondern in Bechergläsern unsere Emulsionen beziehungsweise Cremes an, und wir erhitzen sie nicht mit Heizkesseln, sondern auf Herdplatten. Alles nur in klein, quasi!

Info

Kann man die selbst hergestellte Hautpflege verkaufen?
Die Antwort – Stand Juni 2021 – ist: In den meisten Ländern ist das Verkaufen selbst hergestellter Hautpflege nur mit entsprechender Dokumentation, einer Produktionsstätte nach GMP und unter Erfüllung weiterer Voraussetzungen erlaubt. Kleine Kosmetikunternehmen, die selber produzieren, arbeiten nach GMP sowie dem ISO 22716:2007 Standard. Bitte beachtet strengstens die je nach Land festgelegten Sicherheitsvorkehrungen, Dokumentationen und geforderten Labortests für die Produkte.

DAS 1 X 1 DES ARBEITENS

Die Übersicht auf Seite 89 hängt bei NKM für alle Selbstrührenden gut sichtbar in der Rührküche. Sie ist als Checkliste zu sehen. Ich empfehle, diese Liste oder einen Auszug aus GMP in der Nähe des Kosmetikrührortes aufzuhängen – also stets vor Augen zu haben. Auf besonders wichtige Aspekte gehe ich im Folgenden genauer ein.

Der Arbeitsplatz

- … sollte vor Luftzügen, Insekten und Vogeleindringen geschützt sein und trotzdem eine gute Ventilation bieten.
- … sollte frei zugänglich sein, genügend Platz zum Hin-und-Her-Gehen und gut zugängliche Arbeitsflächen bieten.
- … sollte stets gut gereinigt und desinfiziert sein.

Kleidung und Ausstattung

Der/die Selbstrührende

- … sollte Straßenschuhe gegen Schuhe tauschen, die ausschließlich in der Rührküche getragen werden.
- … sollte eine Schürze umbinden, um die Kleidung vor Rohstoffen zu schützen.
- … sollte die Haare zusammenbinden, Schmuck entfernen und die Hände gründlich waschen.
- … sollte im Umgang mit ätherischen Ölen oder anderen potenziell reizenden Stoffen eine Schutzbrille sowie im Umgang mit pudrigen Inhaltsstoffen eine Mund-Nasen-Bedeckung tragen.

Sauber arbeiten

Bevor der Herstellungsprozess beginnt, sollte jedwedes Zubehör mit warmem Seifenwasser abgewaschen, mit einem frischen Küchentuch abgetrocknet und mit 70-prozentigem Alkohol besprüht werden. Übrigens: Meist ist im Handel nur fast reiner, 99,8-prozentiger Isopropylalkohol zu finden. Dieser kann mit abgekochtem Wasser auf die für die Desinfektion idealen 70 Prozent verdünnt werden: Gib in eine 100-Milliliter-Flasche 70 Milliliter Alkohol und fülle die Flasche bis zum Rand mit Wasser auf.

Erst lesen und alles bereitstellen!

Das Rezept sollte mindestens einmal gelesen und der Herstellprozess bekannt sein. Alle Utensilien und Rohstoffe sollten nach Reihenfolge der Verwendung in Reichweite bereitstehen.

Hilfreiche Gewohnheiten annehmen

Routinen helfen ungemein, sich auf die Herstellung und nicht auf die mikrobielle Belastung zu konzentrieren. Bei mir liegen desinfizierte Utensilien immer

Tipp

Manchen Selbstrührenden fällt es leichter, zunächst alle Rohstoffe grammgenau in kleine Schälchen abzuwiegen. Ich bevorzuge das direkte Abwiegen der Rohstoffe in das Becherglas, um dem singulären Rohstoff nicht unnötig Licht und Sauerstoff zuzuführen und so mikrobielles Wachstum zu vermeiden. Das vorherige Abwiegen ist jedoch hilfreich, wenn man noch keine ruhige Hand beim Abwiegen der Zutaten entwickelt hat.

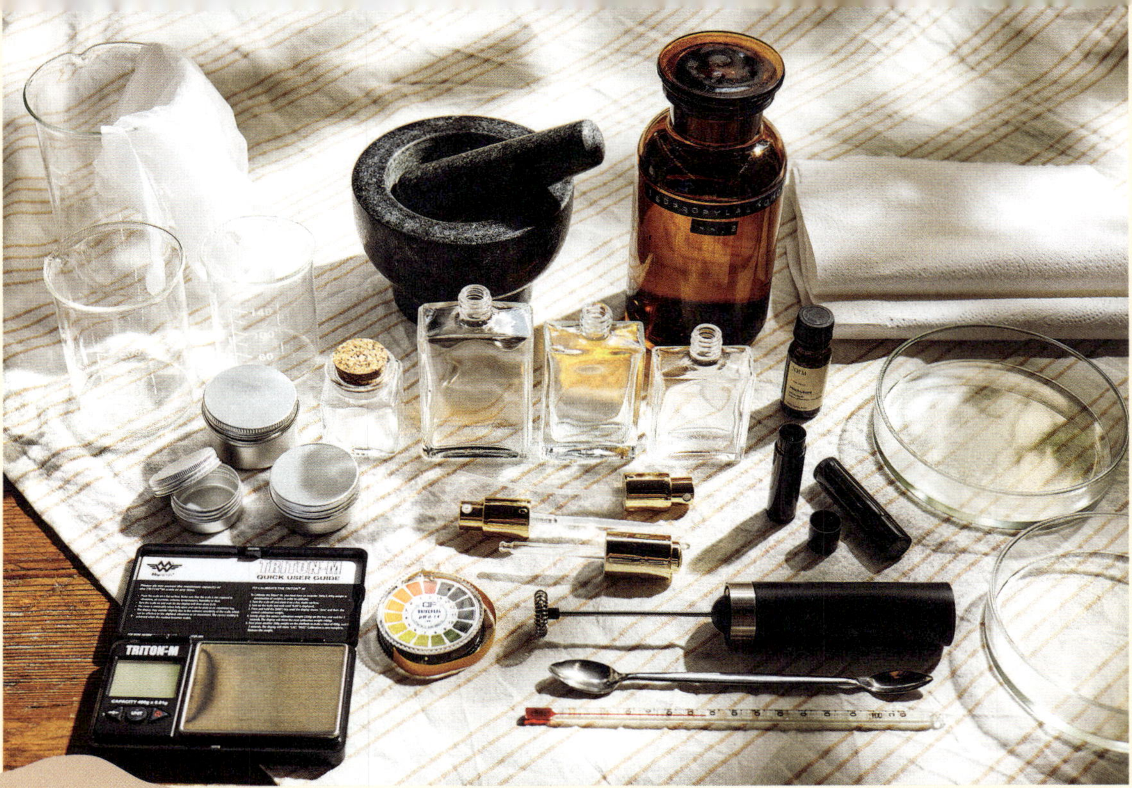

DIE UTENSILIEN FÜR DIE HERSTELLUNG DER REZEPTE IN DIESEM BUCH

links auf einem mit Alkohol besprühten Küchentuch, mittig steht die Feinwaage, rechts liegt ein mit Alkohol besprühtes Küchentuch, um Utensilien in Benutzung ablegen zu können. Links oben stehen die anstehenden Rohstoffe in der Reihenfolge, wie ich sie benutzen werde, bereits benutzte Rohstoffe stelle ich nach rechts.

ZUBEHÖR UND UTENSILIEN FÜR DIE RÜHRKÜCHE

Zwar ist es möglich, auch mit herkömmlichen Küchenutensilien gute Hautpflege herzustellen, jedoch empfehle ich in Hinblick auf den Erfolg, jedenfalls mit einigen grundlegenden Fachutensilien zu arbeiten. Falls es zwingend gewünscht ist, nur mit Küchenutensilien zu arbeiten, ist es wichtig, dass kosmetische Utensilien und Kochutensilien nicht gemischt und die Kosmetikutensilien nur zur Herstellung von Kosmetik genutzt werden.

Utensilien für die Herstellung der Rezepte in diesem Buch:

- Alkohol zur Desinfektion
- Aufschäumer oder anderes Rührgerät
- Bechergläser in verschiedenen Größen, für die Eigenproduktion von 150 ml bis 400 ml
- Feinwaage

- Heizplatte, normale Größe
- Küchenpapier
- Messlöffel zur Dosierung (ideal ist ein Chemikantenlöffel)
- Milch- oder Zitronensäure zur Regulation des pH-Werts
- Mörser
- Packmittel, leer:
  Glasflaschen in den Größen 100 ml, 50 ml / Pump-, Sprüh-, Tropfaufsätze
  Lippenstifthülsen
  Tiegel in den Größen 250 ml, 100 ml, 50 ml, 30 ml, 10 ml
- Petrischalen, mindestens 2
- Pipette, groß, oder Spritztüte
- pH-Messstreifen
- Stabthermometer

MIKROBIELLE STABILITÄT SICHERN

Damit Bakterien, Hefen und Pilze wachsen können, benötigt die hergestellte Kosmetik dreierlei: Licht, Wärme und Feuchtigkeit. Fehlt auch nur eine Komponente, ist mikrobielles Wachstum nicht möglich.

Also sollte man seine Hautpflege licht- und wärmegeschützt lagern. Und bei wasserfreien Produkten – das heißt zugleich konservierungsmittelfrei, da die fehlende Feuchtigkeit bereits mikrobielles Wachstum aufhält – sollte das Eindringen von Feuchtigkeit unbedingt vermieden werden!

PH-STABILITÄT SICHERN

»Potentia hydrogenii« ist Latein für »Kraft des Wassers«, worauf die Abkürzung pH zurückzuführen ist.

Der pH-Wert ist einer der wichtigsten Faktoren beim Selberrühren. Er steht für die Aktivität der Wasserstoffmoleküle in einem wasserbasierten Produkt und wird angegeben in sauer (0) bis basisch (14). Leitungswasser liegt mit pH 7 in der Mitte und bietet eine gute Orientierung.

pH-Stabilität erfüllt zwei Funktionen:

1. Der durchschnittliche pH-Wert der Haut ist pH 5,5 (bis auf die Pofalte und die Achselhöhle, die mit pH 6 etwas basischer sind, und den Intimbereich, der mit pH 3,5 leicht saurer ist), und nur in diesem pH-Bereich kann unsere Haut normal funktionieren: Denn zum einen bevorzugen die gewünschten Bakterien des Mikrobioms diesen Wert, außerdem findet die Produktion hautwichtiger Baustoffe in diesem pH-Bereich statt. Bringen wir den pH-Wert mit einer Hautpflege, die den Bedürfnissen der Haut nicht entspricht, durcheinander, tun wir unserer Haut keinen Gefallen.
2. Die meisten kosmetischen Rohstoffe sind in dem pH-Bereich von 4 bis 6 stabil. Außerhalb dieses pH-Bereichs können ungewollte chemische Reaktionen ablaufen, die unerwartete Wirkungen verursachen.

Den pH-Wert prüfen und verändern

Der pH-Wert wird während der Rezeptentwicklung durch die Wahl der Rohstoffe eingestellt. Bei einem Muster des angerührten Produkts wird durch ein Messgerät oder, wie meistens bei Selbstrührern, einen pH-Messstreifen der pH-Wert bestimmt. Ist er zu basisch, kann man mit sehr sauren Rohstoffen wie veganer Milchsäure, ist er zu sauer, mit sehr basischen Rohstoffen wie Urea nachhelfen.

Einige Produkte weichen bewusst vom hautfreundlichen pH ab: Vitamin C in einem Serum ist meist nur in sehr sauren Formulierungen stabil, weshalb Vitamin-C-Seren auf einen niedrigen pH-Wert von 2 bis 3 eingestellt sind. Ich setze Vitamin C daher immer trocken in Pulvern ein, so dass sie erst im Augenblick der Benutzung mittels Wasser aktiviert werden. Das garantiert die Höchstmenge an bioverfügbarem Vitamin C.

Zudem ein Wort zu Verfechtern basischer Kosmetik: Kurzzeitig wirkt sich basische Hautpflege tatsächlich auf die körpereigene Produktion von Hautfetten aus, als Folge des Versuchs der Haut, den natürlichen ph-Wert wiederherzustellen. Langfristig jedoch stört der basische pH die natürlichen Funktionen der Haut.

ROHSTOFFHALTBARKEIT SICHERN

Voraussetzung für die Haltbarkeit ist die richtige Lagerung – siehe dazu die Tabelle. Im Übrigen kann man sich an den Mindesthaltbarkeitsangaben der Hersteller orientieren. Meist sind Wirkstofföle um die drei Monate haltbar, Basisöle sechs Monate bis zu einem Jahr, Hydrolate ebenso, und gut verschlossene Wirkstoffe auch mehrere Jahre. Rohstoffe werden für lange Haltbarkeit unter Stickstoff abgefüllt oder sind mit pflanzlichen Antioxidantien versehen, die die Lagerung und Aufbewahrung für Produzenten sowie für Selbstrührer vereinfachen.

Nichtsdestotrotz ist die Mindesthaltbarkeit eine Absicherung des Herstellers, und die Rohstoffe sind teils deutlich länger haltbar.

LAGERUNG NATURKOSMETISCHER ROHSTOFFE	
LICHTUNDURCHLÄSSIGE BEHÄLTNISSE	Ätherische Öle, hygroskopische (Feuchtigkeit anziehende) Rohstoffe
KÜHLSCHRANK	Pflanzenbutter, Hydrolate
LICHT- UND WÄRMEGESCHÜTZT	Öle, Hydrolate, Emulgatoren, Tenside

ALARMSIGNALE: ANZEICHEN DAFÜR, DASS MEIN PRODUKT VERKEIMT

Die beste Vorbeugung gegen Verkeimung ist, sich an das 1 x 1 des Arbeitens beziehungsweise die aufgezeigten Grundregeln zu halten. An den folgenden vier Anzeichen kann man feststellen, dass das Produkt trotzdem verkeimt und leider zu entsorgen ist:

Der pH-Wert verändert sich: Regelmäßige Kontrollen des pH-Werts sind gute Indikatoren für die Stabilität der Produkte. Verändert sich der pH-Wert nicht, so ist davon auszugehen, dass das überlegte Konstrukt in sich schlüssig ist und keine Verkeimung vorliegt. Andersherum ist ein veränderter pH-Wert so gut wie immer ein Hinweis auf Verkeimung.

Schaum oder Wasser auf der Oberfläche: Fängt eine Emulsion einige Tage nach der Herstellung an, sich zu verändern, ist das kein gutes Zeichen. Auch wenn Schaum manchmal auftritt, weil eventuell eingerührte Luftbläschen an die Oberfläche gelangen, ist allein das Vorhandensein von Luft im Produkt ein Hinweis auf unsaubere Arbeit. Wasser auf der Cremeoberfläche kann entweder auf Bakterien hinweisen oder bedeuten, dass der Emulgator nicht mehr hält. In beiden Fällen sollte die Creme entsorgt werden.

Hautreaktionen: Wenn Inhaltsstoffe, die normalerweise gut vertragen werden, plötzlich Hautreaktionen hervorrufen, kann auch dies ein Indiz für Verkeimung sein.

Schwarze Punkte im Produkt: Spätestens wenn schwarze Punkte die Cremeoberfläche besiedeln, ist eine Verkeimung sicher.

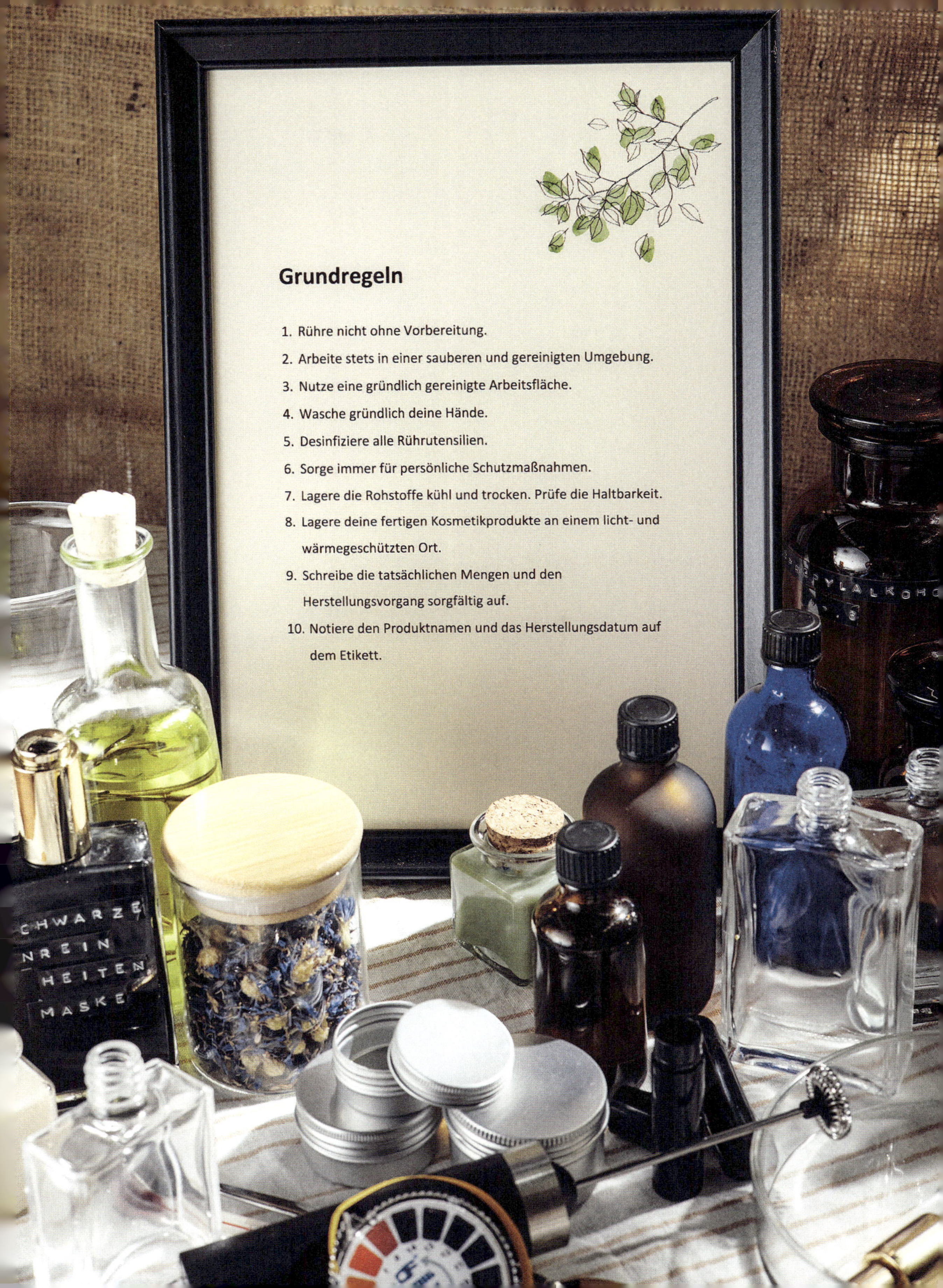
Grundregeln
1. Rühre nicht ohne Vorbereitung.
2. Arbeite stets in einer sauberen und gereinigten Umgebung.
3. Nutze eine gründlich gereinigte Arbeitsfläche.
4. Wasche gründlich deine Hände.
5. Desinfiziere alle Rührutensilien.
6. Sorge immer für persönliche Schutzmaßnahmen.
7. Lagere die Rohstoffe kühl und trocken. Prüfe die Haltbarkeit.
8. Lagere deine fertigen Kosmetikprodukte an einem licht- und wärmegeschützten Ort.
9. Schreibe die tatsächlichen Mengen und den Herstellungsvorgang sorgfältig auf.
10. Notiere den Produktnamen und das Herstellungsdatum auf dem Etikett.
MASKE

REZEPTUREN KOMBINIEREN

Die meisten Kosmetika sind auf eine Grundrezeptur zurückzuführen. Wer ein Verständnis dafür hat, kann Wirkung und Aufbau der Kosmetika besser verstehen und beim Selberrühren wissend Inhaltsstoffe kombinieren.

BASISROHSTOFFE

So gut wie jedes Beautyprodukt am Markt enthält als Basis eine Kombination aus:

- **Ölen** (Mandel, Sonnenblume, Jojoba, Argan) oder **Butter/Wachsen** (Shea, Candelilla) und
- **Feuchtigkeit** (Aqua, Hydrolate, Aloe-vera-Saft).

Einige Produkte umfassen nur diese Basisrohstoffe, andere beinhalten weitere, um Lotionen oder Emulsionen aus ihnen zu produzieren. Jedoch machen bei jedem Beautyprodukt die Basisrohstoffe mindestens 50 Prozent der Gesamtrezeptur aus.

Manche Rohstoffe können mehreren Kategorien zugehörig sein. Ätherische Öle beispielsweise stimulieren durch ihren Duft unser emotionales Zentrum, haben jedoch auch eine evidenzbasierte Wirkkraft.

DIE EWIG WÄHRENDE PRÄSENZ DER GRUNDREZEPTUREN

Es gibt fünf Rezepturen, die man durch die Wahl der Inhaltsstoffe zu verschiedenen neuen Produkten entwickelt: eine Emulsion, ein Gel, eine Ölmischung, ein Spray, eine Salbe. Die allermeisten Seren sind Gele, die meisten Reinigungsprodukte aber auch. Eine Emulsion ist eine Feuchtigkeitscreme, so aber auch ein Conditioner! Die Zugabe der Wirkstoffe ist es, was aus einem Massageöl ein Duschöl macht und aus einem hydratisierenden Spray ein Deodorant.

ROHSTOFFARTEN IN KOSMETIKA	
BASISROHSTOFFE	Öle (Mandelöl, Sonnenblumenöl, Jojobaöl, Arganöl) oder Butter/Wachse (Sheabutter, Candelillawachs) und Feuchtigkeit (Aqua, Hydrolate, Aloe-vera-Saft)
WIRKSTOFFE	Pflanzenpuder, Pflanzenextrakte, kombinierte Wirkstoffe
FUNKTIONALE	Emulgatoren, Glycerin, Xanthan, Akaziengummi
ADDITIVE	Zitronensäure für den pH-Wert, Vitamin E gegen das Ranzigwerden, Rote-Bete-Pulver für Farbe, Rosenblüten für eine Mazeration
AROMA UND DUFT	Aroma für Geschmack bei Lippenbalsamen, ätherische Öle
KONSERVIERUNGSMITTEL	Pentylene Glycol, Cosgard

MINDESTBESTANDTEILE DER FÜNF GRUNDREZEPTUREN	
SPRAY	Feuchtigkeit, Glycerin, Konservierungsmittel
GEL	Feuchtigkeit, Glycerin, Verdickungsmittel, Konservierungsmittel
EMULSION	Feuchtigkeit, Fette, Emulgator, Glycerin, Verdickungsmittel, Konservierungsmittel
ÖLMISCHUNG	Fette, Antioxidantien
SALBE	Fette, Butter, Wachse, Antioxidantien

KOMBINATIONSMÖGLICHKEITEN FÜR EIGENE REZEPTE

Wer die Grundrezepturen kennt, kann darauf aufbauend eigene Kreationen und eigene Rezepte entwickeln. So können – zunächst mit wenigen, später mit vielen Wirkstoffen – immer neue Produkte entstehen. Die folgenden Hinweise für die Produktentwicklung sollten berücksichtigt werden. Die anschließenden Tauschtabellen erweitern die Möglichkeiten für verschiedene Zielsetzungen.

An die Umwelt und die Tiere denken

Für unsere Hautgesundheit sollte die Umwelt nicht verschmutzt und es sollten keine Tiere gequält werden. Leider sind immer noch viele Rohstoffe am Markt erlaubt, für deren Entwicklung oder Herstellung Tiere gequält werden. Seidenprotein wird aus den Fäden der Seidenraupe oder den Fäden des Seidenwurms gewonnen und ist trotzdem noch in renommierten Haut- und Haarprodukten enthalten.

Wirkstoffkonzentrationen beachten

Es gibt vom Hersteller vorgegebene empfohlene Einsatzkonzentrationen der Inhaltsstoffe. Alle Wirkaussagen zu den Rohstoffen gelten für die angegebenen Konzentrationen. Eine Über- oder Unterdosierung kann also nicht zum gewünschten Ergebnis führen.

Es mag zunächst irreführend wirken, wenn ein potenter Wirkstoff erst sehr spät in der INCI-Liste (Internationale Nomenklatur für kosmetische Inhaltsstoffe) zu finden ist. Vitamin E beispielsweise ist in fast jedem Produkt notwendig und ideal wirksam bei 0,5 bis 1 Prozent, Hyaluronsäure noch niedriger dosiert mit 0,05 bis 0,2 Prozent.

Rohstoffreiche und -arme Rezepturen

Nein, eine kürzere INCI-Liste ist nicht immer besser. Es ist nur einfacher, die Inhaltsstoffe in kurzen INCI-Listen zu überfliegen und ungewünschte Inhaltsstoffe zu identifizieren, als es in langen Listen ist. Im Folgenden zeige ich, wie ich auf zwei verschiedene Weisen eine Creme bauen kann: einmal minimalistisch formuliert, einmal opulent, damit man beides einmal miteinander vergleichen kann.

Allergikern und Anfängern in der Rührküche empfehle ich Minimalismus. So kann man die Reaktionen des zugegebenen Rohstoffs mit jedem anderen Inhaltsstoff einzeln erkennen und feststellen, wie man darauf reagiert. Persönlich bin ich aber Fan der rohstoffreichen Rezepturen, zumindest in der Naturkosmetik. Da jede zugeführte Pflanze Haupt- und Sekundärwirkungen aufweist, erreichen wir so ein breites Wirkspektrum. Besonders bei Unreinheiten bediene ich mich gerne an einem ganzen Garten voller Heilpflanzen.

Eine Creme muss mindestens die Rohstoffarten enthalten, die in Großbuchstaben in der linken Spalte notiert sind. Die mittlere Spalte zeigt die entsprechenden Inhaltsstoffe einer minimal formulierten Creme, die rechte die einer rohstoffreichen.

Spannend ist, dass beide Cremes am Ende genau gleich aussehen werden. Sie werden ähnlich weiß

BEISPIEL: MINIMALISTISCH & OPULENT FORMULIERTE CREME

NOTWENDIGE ROHSTOFFART	MINIMALISTISCH FORMULIERT	OPULENT FORMULIERT
FEUCHTIGKEIT	Destilliertes Wasser	Rosmarinhydrolat
		Thymianhydrolat
		Rosenhydrolat
LIPIDE	Capric/Caprylic Triglyceride	Mandelöl
		Traubenkernöl
		Squalan
		Pflaumenkernbutter
		Sonnenblumenwachs
EMULGATOR	Cetearylalkohol	Glycerinstearat SE
		Cetylalkohol
FEUCHTHALTEMITTEL		Pflanzliches Glycerin
KONSISTENZGEBER		Xanthan
WIRKSTOFFE		Aloe vera 200:1
		D-Panthenol
		Pflanzenkomplex-Toner
		Allantoin
		Weidenrindenextrakt
		Veganer Harnstoff (Urea)
FEUCHTIGKEITSSPEICHER		Hyaluron
		Prodew® 600
KONSERVIERUNGSMITTEL	Pentylene Glycol	Pentylene Glycol
PH-OPTIMIERER	Milchsäure	Milchsäure

sein, eine ähnliche Haptik und Konsistenzen haben. Die eine jedoch bringt mit jedem Rohstoff neue Wirkweisen in die Creme hinein und unterstützt die Haut auf vielfältige Art und Weise, die andere ist recht leer und wirkungsarm. Das ist die Tücke: Beide Cremes fühlen sich toll an, nur kann der unbedarfte Käufer den Unterschied zwischen einer pflegereichen und einer pflegearmen Creme kaum ausmachen.

Rohstoffe ersetzen

Die Individualisierbarkeit der Rezepte nach jeweiligem derzeitigem Hautzustand ist einer der schönsten Aspekte des Selbstherstellens. So lassen sich Rohstoffe aus fernen Ländern durch heimische Alternativen ersetzen oder pflanzliche Alternativen für synthetische Wirkstoffe finden.

Tauschtabelle bei Allergien

Wie Allergien entstehen, haben wir bereits besprochen, worauf reagiert wird, ist allerdings höchst individuell. Es bleibt nur eins: Testen!

Öle können untereinander gemäß ihrem Fettsäureprofil ausgetauscht werden. Begutachte das Fettsäureprofil des auszutauschenden Öls und entscheide dich für ein anderes mit ähnlichen Werten (siehe Seite 59).

Übrigens: Manchmal sind die Fettsäurestrukturen bei verschiedenen Ölen sehr ähnlich, jedoch nicht immer. Das Auftrageverhalten ist unterschiedlich, wenn die Anteile der Fettsäuren im Öl unterschiedlich sind oder die sekundären Pflanzenwirkstoffe in dem Pflegemittel.

TAUSCHTABELLE FÜR ROHSTOFFE	
DIESE KOSMETISCHEN ROHSTOFFE	ERSETZEN DURCH:
DESTILLIERTES WASSER	Der Wasseranteil in einer Creme kann in fast allen Fällen zu 100 % gegen Hydrolat ausgetauscht werden. Bei der Wahl des Hydrolats entscheide dich für eines, dessen Wirkung der Wirkkraft deines Produktes ähnelt.
JAPANWACHS, BIENENWACHS	Viele Wachse sind nicht vegan oder weisen einen langen Transportweg auf. Eine gute, einfach zu verarbeitende Alternative sind Sonnenblumenwachs und Rosenwachs.
PARABENE & CO.	Moderne Konservierungsmittel wie Pentylene Glycol sind so sanft, dass sie per Gesetz nicht einmal zu den Konservierungsmitteln zählen. So vermeiden wir Wirkstoffverlust und aggressive Zusätze in unserer Hautpflege!
SILIKONE	Brokkolisamenöl enthält Erucasäure, die sich ähnlich wie Silikon verhält. Squalan hat eine ähnliche Konsistenz!
SHEABUTTER	Pflaumenkernbutter: Auch wenn diese technisch gesehen keine echte Pflanzenbutter ist, ist sie ein wahrer Schatz heimischer Pflanzenarten. Im Kern der Pflaume nämlich versteckt sich eine kleine Mandel. Sie gibt der Pflaumenkernbutter ihren einzigartigen, Marzipanduft.
SYNTHETISCHE ÖLE	Synthetische Öle besitzen wenig Wirkstoffe. Ein Tausch von synthetischen Ölen gegen naturbelassene pflanzliche Öle sorgt für eine allgemeine Zunahme an Wirkstoffen im Produkt. Getauscht wird nach Haptik, Spreitverhalten und Farbe: Mineralöl kann so durch das gefühlt und optisch ähnliche Squalan oder Olus Oil ersetzt werden.
SYNTHETISCHES VITAMIN C	Pflanzlich gewonnenes, isoliertes Vitamin C. Oder ganz durch einen Vitamin-C-reichen Pflanzenauszug wie Sanddorn oder Acerola.

TAUSCHTABELLE BEI ALLERGIEN	
DIESE ÖLE/BUTTER	ERSETZEN DURCH:
GRANATAPFELSAMENÖL	Stark regenerative Öle: Sanddornfruchtfleischöl, Schwarzkümmelöl.
JOHANNISBEER-SAMENÖL	Öle, die eine starke Zellregeneration aufweisen: Nachtkerzenöl, Borretschsamenöl.
JOJOBAÖL	Öle, die kaum bis gar nicht auf Oxidation reagieren: Squalan, Wiesenschaumkrautöl, Olus Oil (ein durchsichtiges Öl, das aus Raps gewonnen wird).
MANDELÖL	Öle, bei denen die Ölsäure dominiert: Aprikosenkernöl, Macadamianussöl, Olivenöl, Haselnussöl.
PFLAUMENKERNBUTTER	Öle, bei denen langkettige gesättigte Fettsäuren vorliegen: Sheabutter, Kakaobutter, Mangobutter.
TRAUBENKERNÖL	Öle, bei denen die Linolsäure dominiert: Distelöl, Mohnöl, Sojaöl, Sonnenblumenöl.
WILDROSENÖL	Öle, bei denen die Alpha-Linolensäure dominiert: Hanföl, Holundersamenöl, Sanddornkernöl, Walnusskernöl.

TROUBLESHOOTING BEIM SELBERRÜHREN

Es gibt Schwierigkeiten, die wohl allen, die selbst rühren, einmal begegnen. Hier meine Rettungstipps:

MEIN GEL HAT NICHT DIE RICHTIGE KONSISTENZ

Verschiedene Gelbildner haben verschiedene Verhaltensweisen: Xanthan macht recht leichte Gele, Natrosol 250 HX festere. Variiere in der Wahl deines Verdickungsmittels.

Manche Konservierungsmittel nehmen Einfluss auf die Gelbildung bei Gelbildnern. Es kann sein, dass nach der Zugabe des Konservierers das Gel an Konsistenz verliert. Passe die Menge des Verdickungsmittels dementsprechend an.

IN MEINEM GEL HABEN SICH STÜCKCHEN GEBILDET

Meistens sind das Gelbildnerreste. Sie verteilen sich gleichmäßiger, wenn man sie in Glycerin oder etwas ähnlich Dickflüssigem, Wasserbasiertem vorquellen lässt. Gib das Xanthan in einem separaten Gefäß zum Glycerin und rühre gut um. Nach wenigen Minuten sollte die Mischung etwas an Volumen zugenommen haben.

Es kann auch sein, dass gewählte Rohstoffe nur halb wasserlöslich sind. Zink beispielsweise ist wasserunlöslich, und Zink PCA ist die bessere Wahl. Einige Konservierungsmittel sind ebenfalls halb wasserlöslich. Wenn es sich auch nach mehreren Stunden nicht gleichmäßig verteilt, tausche einige Rohstoffe aus.

MEIN REINIGUNGSÖL WIRD WEISSLICH

Das in Öl eingearbeitete Tensid oder der Emulgator ist mit den Fetten fest verankert. Nur der wasserliebende Teil ist noch frei. Kommt dieser mit Feuchtigkeit in Berührung, entsteht eine Emulsion und es bilden sich weiße Schlieren. Weil üblicherweise Ölmischungen nicht konserviert sind, muss man das Produkt leider entsorgen und neu anrühren. Teils gelangt bereits durch eine hohe Luftfeuchtigkeit Wasser ins Gefäß. Schließe es gründlich, lagere das Produkt wassergeschützt und in einem Raum mit ausreichender Luftventilation, oder rechne zur Vorsicht bereits sanfte Konservierungsmittel in das Produkt mit ein.

MEINE PRODUKTE ROLLEN SICH BEI DER VERWENDUNG AB

Fett ist okklusiv, es lässt keine Feuchtigkeit mehr hindurch. Pflege daher immer in der Reihenfolge wässrig zu ölig, flüssig zu fest. Ausnahme hiervon ist das Reinigungsmittel: Wenn man das Öl rückstandslos entfernt, trifft die Regel nicht zu.

Es kann außerdem helfen, die Produkte auf feuchter Haut aufzutragen, da es dann vielen Wirkstoffen leichterfällt, die Haut zu penetrieren.

In der Rezeptur kann es helfen, die Gelbildner wie Xanthan oder die Konsistenzgeber wie Sonnenblumenwachs zu reduzieren, da diese höher dosiert schnell einen Film auf der Haut hinterlassen.

AUF MEINER CREME SAMMELT SICH WASSER

Meistens haben sich dann Wasser und Fett wieder voneinander getrennt. Die Temperaturen sind in der Kosmetikherstellung wichtig: Emulgatoren brauchen zunächst eine gewisse Hitze (über 65° C). Stimmte beim Herstellungsprozess die Temperatur, wurde eventuell zu wenig Emulgator auf eine zu hohe Fettphase gerechnet. Ein Viertel Emulgator auf drei Viertel Fettphase ist ein guter Richtwert.

ICH MAG DIE KONSISTENZ NICHT

Das Ausprobieren unterscheidet letztlich die guten von den schlechten Produktentwicklern. Es gibt einige Stellschrauben, die das Produkt später maßgeblich definieren:

- Buttter, Wachs und Ölverhältnisse der Fettphase sowie die Wahl der Fette.
- Funktionale Rohstoffe haben in höheren Konzentrationen keinen größeren Nutzen: Glycerin und Vitamin E machen das Produkt klebrig, Xanthan liegt auf.
- Die Wahl der Zusätze in der Wirkstoffphase kann sich, wie zum Beispiel bei zu vielen Fetten, negativ auf das Hautgefühl des Produktes auswirken.

MEIN PRODUKT RIECHT UNANGENEHM

Ich formuliere parfumfrei. Selbst ätherische Öle suche ich nie nach dem Duft, sondern nach der Wirkungsweise aus: Entzündungshemmende Produkte riechen bei mir immer nach Kamille oder Fenchel, weil sie Stars der Entzündungshemmung sind – und recht geruchsintensiv. Es kann jedoch sein, dass die Kombination der Eigengerüche der Produkte einem geruchlich nicht so zusagen.

Stark riechende Rohstoffe wie Sheabutter (nussig, rauchig) können gegen geruchsärmere Rohstoffe ausgetauscht werden wie Kakaobutter (süßlich buttrig). Siehe dazu die Tauschtabelle auf Seite 93.

TELEFON FÜR RÜHRFRAGEN

Inzwischen gibt es bei NKM ja eine ganze Reihe an Leuten, die sich mit Haut und Hautpflege besonders gut auskennen. Und wir haben ein Telefon für Rührfragen. Wenn du im Rührprozess steckst und diese am häufigsten gebrauchten Hilfestellungen dir nicht helfen konnten, ruf uns gerne an: 089 69 31 395 55. Wir sind montags bis freitags von 11 bis 19 Uhr sowie samstags und sonntags von 11 bis 14 Uhr erreichbar. Vergewissere dich zu der aktuellen Erreichbarkeit auf der Website, www.nkm-atelier.de.

HINWEISE ZU DEN REZEPTEN

Für gutes Gelingen stelle ich hier einige Erläuterungen zu den Rezepten voran.

SYMBOLERKLÄRUNG

Im Rezeptteil werden zunächst die Rezepte für die Gesichtspflege aufgeführt, anschließend die für die Körperpflege. Gleich oben unter der Produktbezeichnung ist die Produktart genannt und farblich abgesetzt:

REINIGUNG MASKE SERUM

PFLEGE TONER

Am Anfang des Rezepts beschreibe ich die Wirkung des Produkts. Schließlich ist ein Produkt immer die Summe aller Zutaten. Die Wirksamkeitsbeschreibungen beziehen sich auf die angegebene Kombination der Inhaltsstoffe in hochwertiger Qualität. Optionale Inhaltsstoffe wurden dabei nicht mit einbezogen.

Das Vorgehen wird jeweils in einer Schritt-für-Schritt-Anleitung beschrieben. »Phase« bedeutet in der Herstellung von Kosmetika die Gruppe an Rohstoffen, die nacheinander an der Reihe sind. Schaue beim »Inhaltsstoff« bitte genau, ob du den richtigen Rohstoff gekauft hast: Zink PCA ist zum Beispiel etwas anderes als Zinkoxid.

Rezepte werden immer in »Prozent« angegeben, sodass das Rezept sowohl in kleiner als auch großer Menge hergestellt werden kann. Zudem schlage ich dir eine Menge vor, zu der ich entsprechend in der Spalte »Gramm« die Zutatenmengen angebe.

Notiere dir unbedingt bei jedem Rührversuch die tatsächlichen Mengen, die du in das Becherglas eingewogen hast. So kannst du dir sicher sein, welche Mengen in genau dem Produkt enthalten sind, das du gerne magst: Denn keiner wiegt milligrammgenau. Wenn 4,1 g Mandelöl im Produkt sind statt 4 g, notiere es. Wie immer zählt: plus/minus 1 Prozent Abweichungen sind beim Wiegen in Ordnung.

Lies das Rezept jeweils genau durch, bevor du beginnst. Wiege die Rohstoffe jeweils der Reihe nach ein, also entsprechend der Anweisungen in der Schritt-für-Schritt-Anleitung.

ABKÜRZUNGSVERZEICHNIS

°C	Grad Celsius
g	Gramm
ml	Milliliter
%	Prozent
pH-Wert	Der pH-Wert misst die Aktivität der Wasserionen. Ist der pH-Wert niedrig, ist die Lösung sauer. Ist der pH-Wert hoch, ist die Lösung basisch.
q. s.	quantum satis, lat. für: so viel wie nötig

UTENSILIEN/ZUBEHÖR

Stelle alle Utensilien bereit, bevor du anfängst. Vergewissere dich, dass sie gesäubert sind.

MENGENANGABEN

Die Mengenangaben zu den Inhaltsstoffen beziehen sich auf die oberhalb der Inhaltsstoffe angegebene Menge. Diese gibt die für die Herstellung empfohlene Gesamtmenge an. Die Gesamtmenge wurde aus der Grammzahl Produkt, die pro Anwendung benötigt wird, und der Möglichkeit, diese Menge innerhalb der Mindesthaltbarkeit aufzubrauchen, errechnet.

Stelle alle Inhaltsstoffe bereit, bevor du anfängst. Und denk daran: Viel hilft nicht immer viel. Viele Rohstoffe sind bereits im einstelligen Prozentbereich hoch dosiert eingesetzt.

ÄTHERISCHE ÖLE

Ätherische Öle sind stets optional angegeben, da deren Nutzen und Irritationspotenzial derzeit kontrovers diskutiert wird. Nur wenn ich mir sicher bin, dass der Nutzen dem Produkt stark förderlich ist, ohne sensible Haut potenziell zu irritieren, sind sie in der Rezeptur mit eingerechnet.

HERSTELLUNGSARTEN

Hautpflegeprodukte werden entweder kalt oder warm hergestellt. Es wird immer versucht, wo es geht, die Produkte ohne die Einwirkung von Hitze anzurühren. Manchmal müssen jedoch der Emulgator, die Fettphase oder bestimmte Rohstoffe auf 65 bis 80 °C erhitzt werden. Die jeweilige Temperatur ist immer angegeben.

RÜHRZEIT

Die Rührzeit ist die Zeit, die benötigt wird, das Produkt herzustellen. Vor- und Nachbereitung des Arbeitsplatzes sind nicht berücksichtigt, vielmehr umfasst die Zeit die Wiege-, Erhitz-, Abkühl- und Rührzeit.

Info

Ich lasse flüssige Rohstoffe immer am Messlöffel entlang in das Becherglas laufen. Dabei setze ich den ersten Rohstoff ganz unten an und gehe mit der Mündung jedes neuen Rohstoffs etwas höher, damit der vorherige Rohstoff nicht die Mündung des nächsten Rohstoffes berührt. Neben der Feinwaage liegt ein desinfiziertes Küchenpapier, sodass ich, wenn die gewünschte Menge erreicht wurde, schnell das überschüssige Produkt am Messlöffel auf das Küchentuch entsorgen kann.

SCHWIERIGKEITSGRAD

Er gibt an, wie komplex das Anrühren der Rezeptur ist. Ich bin dabei von Menschen ausgegangen, die nun erste Erfahrungen mit dem Selberrühren machen.

GENAU ABWIEGEN

Gewogen wird mit der Feinwaage, da Messlöffel etc. zu ungenau für die professionelle Herstellung sind. Wiege mit ruhiger Hand möglichst genau ab: Wiege zunächst weniger ein, als du benötigst; nähere dich der richtigen Menge an. Sei beruhigt: plus/minus 1 Prozent ist immer in Ordnung. Bist du dir unsicher, wiege zunächst den Rohstoff in ein separates Schälchen ein, nicht direkt in das Becherglas. Bei ätherischen Ölen solltest du besonders genau arbeiten und sie tropfenweise auf einen Messlöffel geben, bevor du sie einrührst. Wiege dazu einen Tropfen und errechne die benötigte Tropfenzahl.

Info

Nach jedem neuen Herstellungsvorgang muss bei wasserhaltigen Produkten der pH-Wert gemessen und eingestellt werden. Auch wenn der pH-Wert theoretisch in Ordnung sein müsste, kann immer etwas passiert sein, was den pH-Wert und damit die Produktstabilität beeinflussen kann.

DEN PH-WERT EINSTELLEN

Miss bei jedem wasserhaltigen Rezept, sobald du am Ende der Schritt-für-Schritt-Anleitung angekommen bist, den pH-Wert. Halte also pH-Messstreifen und Milchsäure stets bereit! Benetze einen Messstreifen mit dem gut durchmischten Produkt und beurteile die Farbveränderung anhand der Skala der Umverpackung.

Meistens ist das Produkt zu basisch: Einige Tropfen der sauren Milchsäure helfen, den pH-Wert auf hautfreundliche 5,5 einzustellen. Da Milchsäure vegan und bereits Bestandteil der obersten Hautschicht ist, ist das Einstellen des pH-Werts mit Milchsäure kein Problem: Sie peelt und fördert die Zellerneuerung und Regeneration.

Weil die meisten Rohstoffe den richtigen oder einen leicht basischen pH-Wert haben, ist ein Produkt selten zu sauer. In der professionellen Kosmetikherstellung wird dann mit Natronlauge gearbeitet, um den pH-Wert basischer zu machen. Dem Selbstrührenden bleibt nur die Möglichkeit, durch Sodiumbicarbonat, Rügener Heilkreide oder Tenside den pH-Wert des Produktes basischer zu machen. Dies ist aber nur eine hemdsärmelige Lösung.

WIRKUNGEN DER INHALTSSTOFFE

Bei den Beschreibungen der Wirkungen in der Tabelle habe ich zu einem Inhaltsstoff in verschiedenen Rezepten teilweise unterschiedliche Angaben gemacht. Eine Pflanze hat selten nur eine Wirkweise: Ich bin jeweils nach dem Beweggrund für die Wahl des Inhaltsstoffs gegangen und habe die herausragende, für das Rezept wesentliche Wirkung angegeben.

Rohstoffqualitäten

Wie beim Kochen bestimmt die Qualität der verwendeten Zutaten maßgeblich, welche sekundären Pflanzenwirkstoffe sich später in dem Produkt befinden. Meine Firma NKM gibt sich viel Mühe, reinste Qualitäten anzubieten. Achte beim Kauf bei anderen Anbietern darauf, dass sich die Rohstoffe identisch zusammensetzen und keine weiteren Stoffe zugesetzt wurden, die dann ungewollt Teil der Rezeptur werden.

Tauschtabelle für NKM-Rohstoffe

Im Laufe meiner Rührkarriere habe ich Rohstoffe für einen bestimmten Effekt/Wirkung zu Komplexen zusammengefasst, um den Rühralltag zu vereinfachen. Die folgende Tabelle soll dabei helfen, Alternativen zu den Komplexen zu finden. Ich arbeite gerne mit ihnen, weil eine komplexe Wirkvielfalt trotz einer geringeren Rohstoffanzahl erreicht wird.

MEINE REZEPTAUSWAHL

Mir lag daran, für jede Produktkategorie ein passendes Produkt zu entwickeln, damit die Lesenden dieses Buches unabhängig von gekaufter Kosmetik werden können. In meiner Auswahl gibt es allerdings keine Seifen, da ich den basischen pH-Wert und die hautlipidlösenden Eigenschaften nicht als förderlich für die Hautgesundheit empfinde. Es gibt auch kein Sonnenschutzrezept, weil hierbei die verlässliche Schutzleistung vor UV-Strahlen im Vordergrund steht und diese bei einer Selbstherstellung zu Hause beziehungsweise ohne professionelles Equipment nicht sichergestellt werden kann. Übrigens: Auch im Rezeptteil nutze ich »Emulsion« sowie »Creme«; beide Ausdrücke bezeichnen dasselbe.

TAUSCHTABELLE FÜR NKM-ROHSTOFFE

DIESE INHALTSSTOFFE	ERSETZEN DURCH:
NKM-HYALURON-FEUCHTIGKEITS-KOMPLEX	40 % Xanthan, 40 % Carrageenan, 20 % Sodium Hyaluronate
NKM-VERDICKERKOMPLEX	50 % Xanthan, 50 % Acacia Gum
NKM-KONSERVIERUNGSMITTEL-KOMPLEX	75 % Cosphaderm LA-T, 25 % Cosphaderm Sodium LAAS
NKM-PFLANZENKOMPLEX-REINIGER	80 % entzündungshemmende Öle wie Kamillenöl, Ringelblumenöl oder Brokkolisamenöl, 20 % Antioxidantien wie Vitamin E
NKM APFEL UND BLÜTEN, ZELLERNEUERNDER KOMPLEX	100 % zellerneuernde Inhaltsstoffe wie Gurken-Pflanzenextrakt, Ringelblumen-Pflanzenextrakt, Kamillen-Pflanzenextrakt oder Stiefmütterchen-Pflanzenextrakt
NKM KAMILLE IN SOJA	80 % Trägeröl wie Sonnenblumenöl oder Sojaöl, dazu 20 % eines entzündungshemmenden Wirkstofföls wie Kamillenblütenöl
NKM-MANDEL-UND-ERDBEERE-KOMPLEX	80 % pflegende, Elastizität fördernde Öle wie Mandelöl, Himbeersamenöl, Erdbeersamenöl, und dazu 20 % Antioxidantien wie Vitamin E oder Rosmarinextrakt
NKM-INTENSIVÖLKOMPLEX	80 % Antioxidative Öle wie Kamillenöl, Schwarzes Johannisbeersamenöl, Brokkolisamenöl oder Hanföl, 20 % Antioxidantien wie Rosmarinextrakt oder Vitamin E
NKM ZUCKERTENSIDE	30 % Decyl Glucoside, 30 % Lauryl Glucoside, 30 % Coco Glucoside

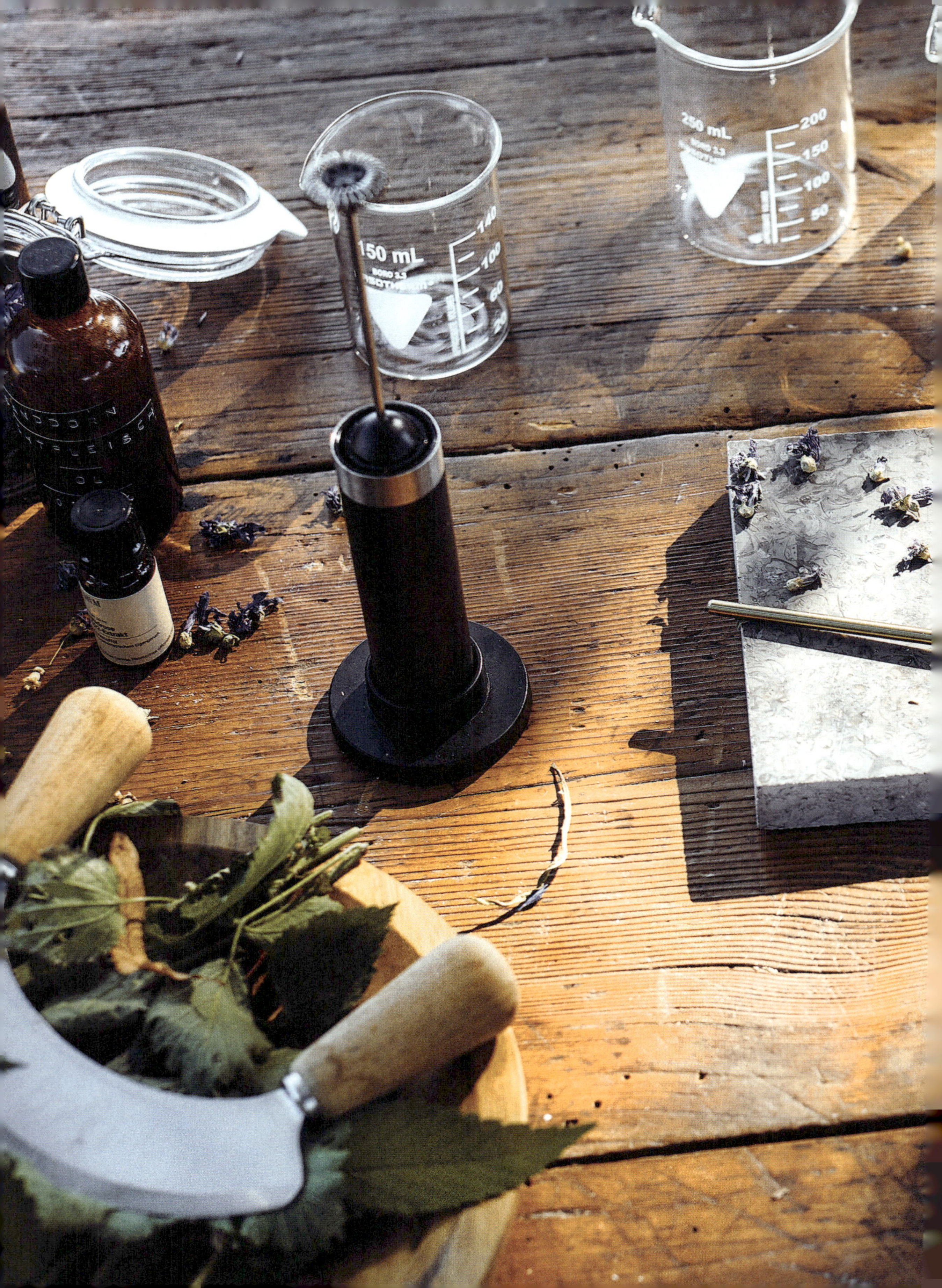
150 mL
140
100
60
250 mL
200
150
100
50

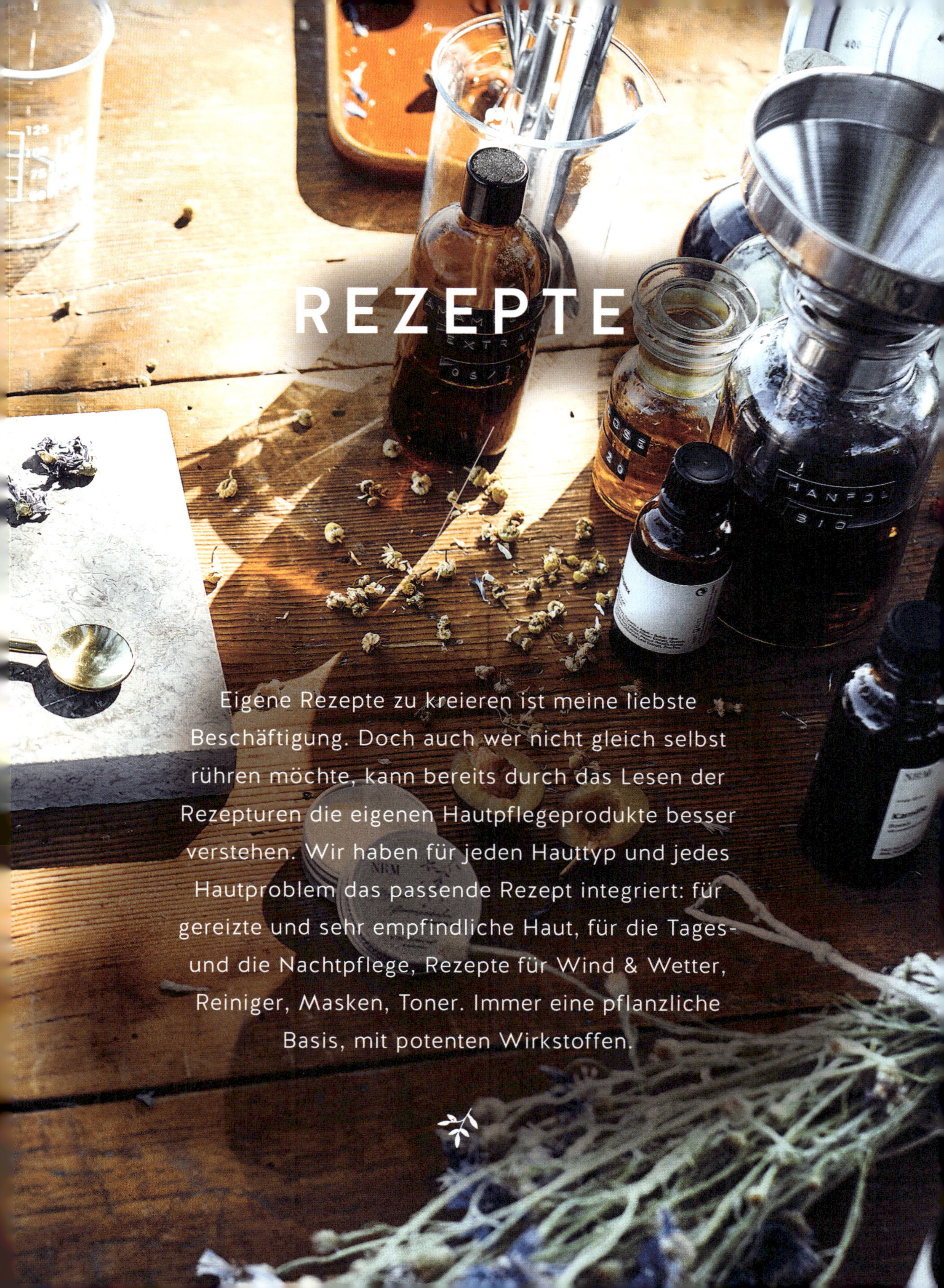

REZEPTE

Eigene Rezepte zu kreieren ist meine liebste Beschäftigung. Doch auch wer nicht gleich selbst rühren möchte, kann bereits durch das Lesen der Rezepturen die eigenen Hautpflegeprodukte besser verstehen. Wir haben für jeden Hauttyp und jedes Hautproblem das passende Rezept integriert: für gereizte und sehr empfindliche Haut, für die Tages- und die Nachtpflege, Rezepte für Wind & Wetter, Reiniger, Masken, Toner. Immer eine pflanzliche Basis, mit potenten Wirkstoffen.

BHA-REINIGUNGSMILCH MIT RÜGENER HEILKREIDE

REINIGUNG

Diese Reinigungsmilch tut wirklich viel für deine Haut: Sie ist peelend, wirkt porenverkleinernd und unterstützt die Feuchtigkeitsbalance. Die Rügener Heilkreide, die einzige Tonerde mit Heilstatus, wirkt zudem beruhigend.

BENÖTIGTE UTENSILIEN/ZUBEHÖR:
2 x Becherglas, Petrischale, Waage, Messlöffel, Thermometer, Heizplatten, pH-Messpapier & Milchsäure, Spritztüte/Pipette, 100-ml-Flasche mit Pumpaufsatz

ZEIT: 40 Min. | **SCHWIERIGKEIT:** fortgeschritten

MENGE: 100 g | **ART:** Emulsion

HAUTZUSTAND: Misch-/unreine Haut, sensible Haut

PHASE	INHALTSSTOFF	WIRKUNG	%	g
A	Kornblumenhydrolat	beruhigend, entzündungshemmend	67,5	67,5
A	Pentylene Glycol	Feuchtigkeit spendend, konservierend	5,1	5,1
B	Distelöl	mattiert, Talgproduktion regulierend, Vitamine E & K	7	7
B	Squalan	rückfettend, verbessert Spreitfähigkeit der Milch	6	6
B	Glycerinstearat Citrat, pflanzlich	Emulgator	3,5	3,5
B	Cetylalkohol	Co-Emulgator	3	3
C	Xanthan	gelbildend	0,3	0,3
C	Glycerin	Feuchtigkeit spendend, Elastizität fördernd	5	5
C	Rügener Heilkreide	Talgproduktion regulierend, beruhigend	0,8	0,8
C	Weidenrindenextrakt	peelend, Zellerneuerung anregend	0,8	0,8
D	Vitamin E, pflanzlich	antioxidativ	1	1

Schritt 1: Wiege die Komponenten der Phase A in ein Becherglas ein. Erhitze sie auf ca. 80 °C.
Schritt 2: Wiege die Komponenten der Phase B in ein Becherglas ein. Erhitze sie auf ca. 75 °C.
Schritt 3: In einer Petrischale Phase C anrühren. Vorsicht: Sie schäumt etwas! Salicylsäure kommt meist in einer Korngröße von 100 µm: Mörser nutzen, um Stückchen vorzubeugen.
Schritt 4: Phase A zügig zur Phase B geben und ca. 4 Minuten hochtourig rühren.
Schritt 5: Phase D bei ca. 40 °C ins Becherglas geben, gründlich unterrühren.
Schritt 6: Den pH-Wert kontrollieren, bei Bedarf mit Milchsäure auf pH 5 einstellen. Kräftig mit dem Messlöffel so viel Luft wie möglich aus der Emulsion herausrühren!
Schritt 7: Mit einer Spritztüte/großen Pipette in die Glasflasche füllen.

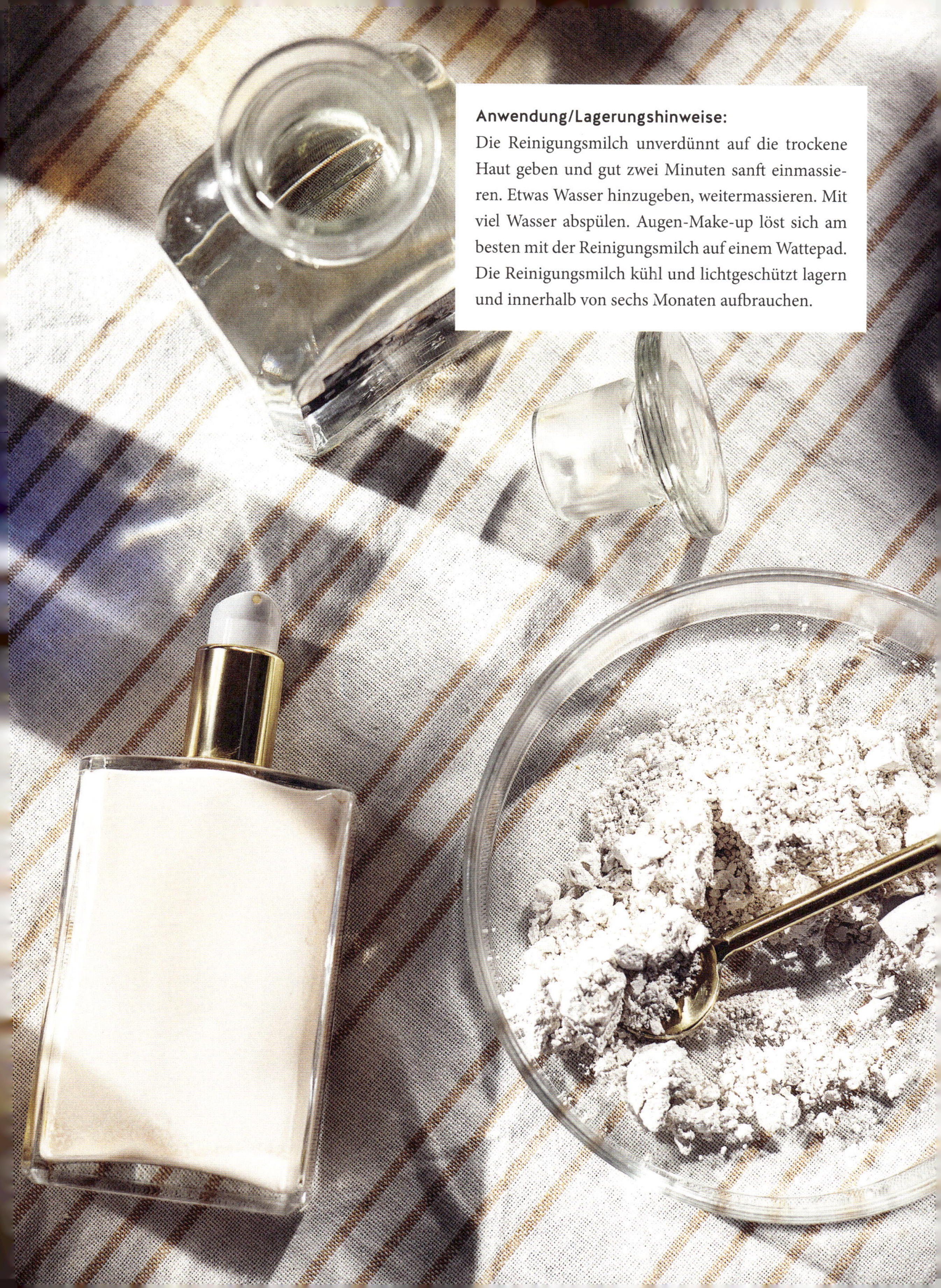

Anwendung/Lagerungshinweise:
Die Reinigungsmilch unverdünnt auf die trockene Haut geben und gut zwei Minuten sanft einmassieren. Etwas Wasser hinzugeben, weitermassieren. Mit viel Wasser abspülen. Augen-Make-up löst sich am besten mit der Reinigungsmilch auf einem Wattepad. Die Reinigungsmilch kühl und lichtgeschützt lagern und innerhalb von sechs Monaten aufbrauchen.

OPTIMALES PEELING-REINIGUNGSGEL

REINIGUNG

Die NKM-Zuckertenside sind sehr modern: Statt Schaum entsteht bei diesem Reinigungsgel eine Mousse, welche porentief reinigt, ohne zu viele Haut-eigene Substanzen zu entfernen! Der besondere Clou sind Fruchtenzyme, die den »Kleber« alter Hautschuppen an der Haut lösen.

BENÖTIGTE UTENSILIEN/ZUBEHÖR:
2 x Becherglas, Petrischale, Waage, Messlöffel, Aufschäumer, pH-Messpapier & Milchsäure, Spritztüte/Pipette, 100-ml-Flasche mit Pumpaufsatz
ZEIT: 30 Min. | **SCHWIERIGKEIT:** mittel
MENGE: 100 g | **ART:** Gel
HAUTZUSTAND: trockene bis Mischhaut

PHASE	INHALTSSTOFF	WIRKUNG	%	g
A	Kornblumen-hydrolat	beruhigend, entzündungshemmend	41,8	41,8
A	Rosmarin-hydrolat	antimikrobiell, revitalisierend	40	40
A	Pentylene Glycol	Feuchtigkeit spendend, konservierend	5	5
B	NKM-Verdicker-komplex	für mousseartige Textur	0,7	0,7
B	Papain	peelend, regt die Zellneubildung an	0,5	0,5
B	Glycerin	hydratisierend, barriereschützend, fördert die Hautelastizität	5	5
C	NKM-Zuckertenside, nicht ionisch, pflanzlich	für sehr milde Reinigung	7	7

Schritt 1: Wiege die Komponenten der Phase B in eine Schale ein, lasse die Pulver im Glycerin vorquellen.
Schritt 2: Wiege die Komponenten der Phase A in ein Becherglas ein.
Schritt 3: Phase B in das Becherglas mit Phase A geben, mit dem Aufschäumer kräftig vermengen.
Schritt 4: Gib nun Zuckertenside hinzu. Gründlich vermischen.
Schritt 5: Den pH-Wert kontrollieren, mit Milchsäure auf pH 5 einstellen. Kräftig mit dem Messlöffel möglichst viel Luft herausrühren!
Schritt 6: Die Emulsion mit einer Spritztüte/großen Pipette in die Glasflasche abfüllen.

Anwendung/Lagerungshinweise:
Das Reinigungsgel unverdünnt auf die trockene Haut geben und gut zwei Minuten sanft einmassieren. Dann etwas Wasser hinzugeben, weitermassieren. Mit viel Wasser abspülen. Augen-Make-up löst sich am besten mit dem Gel auf einem Wattepad.
Das Reinigungsgel kühl und lichtgeschützt lagern und innerhalb von sechs Monaten aufbrauchen.

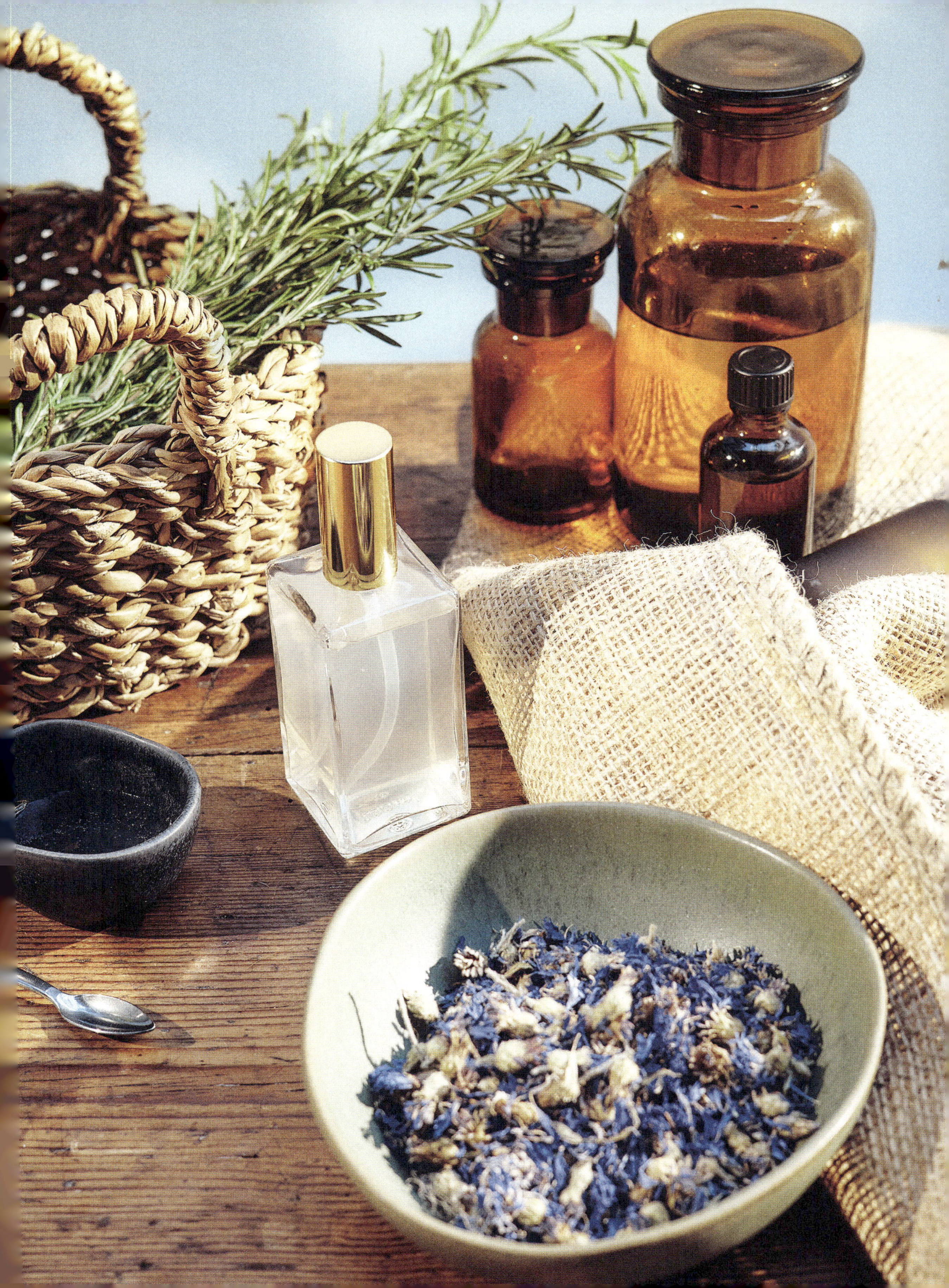

SANFTER PORENREINIGER

REINIGUNG

Durch die Zugabe des pflanzlichen Emulgators Polyglyceryl-4 Oleate ist selbst dieser Ölreiniger besonders leicht abnehmbar. Die Haut profitiert so von der schonendsten und allumfassendsten Reinigungsmethode, die es gibt, ganz ohne die klebrigen Rückstände normaler Reinigungsöle.

BENÖTIGTE UTENSILIEN/ZUBEHÖR: Becherglas, Messlöffel, Wasserbad, Waage, 100-ml-Flasche mit Pumpaufsatz

ZEIT: 20 Min. | **SCHWIERIGKEIT:** leicht

MENGE: 100 g | **ART:** Ölmischung

HAUTZUSTAND: alle Hautzustände

PHASE	INHALTSSTOFF	WIRKUNG	%	g
A	Polyglyceryl-4 Oleate	reinigt die Haut schonend, ohne sie auszutrocknen	20	20
B	Traubenkernöl	durch die enthaltene Linolsäure pflegend; antioxidativ	42	42
B	Sonnenblumenöl	pflegend, regenerierend	32	32
B	Squalan	dünnflüssiges Öl für porentiefe Reinigung	5	5
C	Vitamin E	antioxidativ	1	1

Schritt 1: Erwärme das Fläschchen der Komponente Phase A leicht, sodass die Konsistenz des Oleats nicht mehr der von Honig, sondern eher der von Öl ähnelt. Wiege dann die geforderte Menge in ein Becherglas ein.

Schritt 2: Gib die Öle der Phasen A und B in das erste Becherglas. Verrühre alles gründlich!

Schritt 3: Gib das Vitamin E (Phase C) hinzu und rühre gründlich um.

Schritt 4 – optional: Gib bis zu 0,3 g ätherische Öle hinzu.

Schritt 5: Gib 1 g getrocknete Blüten in die Flasche. Fülle sie vorsichtig mit dem sanften Porenreiniger.

Anwendung/Lagerungshinweise:

Das Reinigungsöl unverdünnt auf die trockene Haut geben und mindestens zwei Minuten sanft einmassieren. Dann etwas Wasser hinzugeben und weitermassieren, sodass das Öl weißlich wird und sich in eine Reinigungsmilch transformiert. Anschließend mit viel Wasser abspülen. Augen-Make-up löst sich am besten mit dem Reinigungsöl auf einem Wattepad.

Das Reinigungsöl kühl und lichtgeschützt lagern und innerhalb von sechs Monaten aufbrauchen.

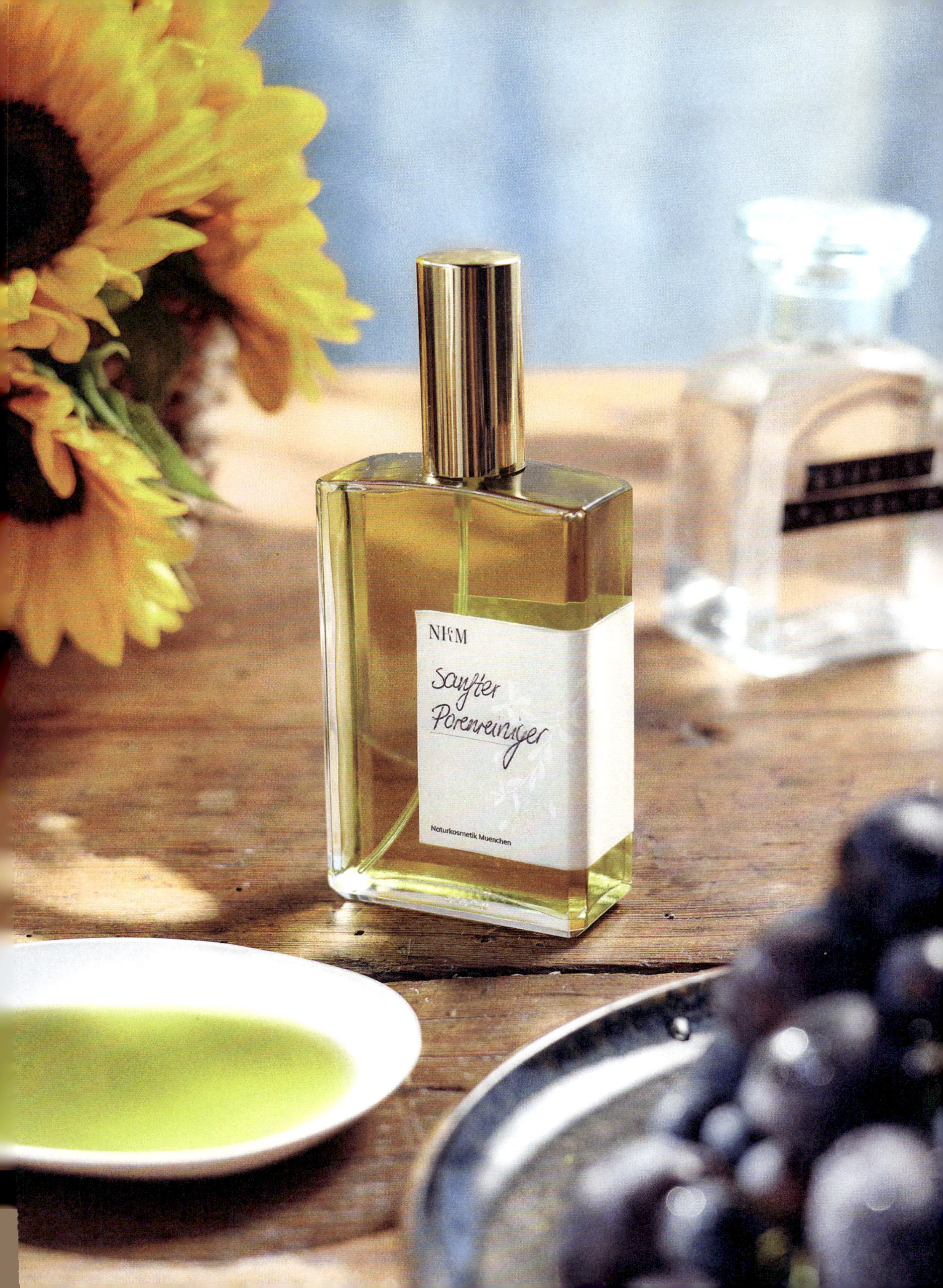
NKM
Sanfter Porenreiniger
Naturkosmetik Muenchen

ALLUMFASSENDE GESICHTSCREME: LEICHT

PFLEGE

BENÖTIGTE UTENSILIEN/ZUBEHÖR:
2 x Becherglas, 2 x Petrischale, Waage, Messlöffel, Heizplatten, pH-Messpapier & Milchsäure, 50-ml-Tiegel

ZEIT: 30 Min. | **SCHWIERIGKEIT:** mittel

MENGE: 50 g | **ART:** Emulsion

HAUTZUSTAND: jüngere oder normale bis unreine Hautzustände

PHASE	INHALTSSTOFF	WIRKUNG	%	g
A	Birkenwasser	beruhigend	76,9	38,45
A	Panthenol 75 W	regenerierend	1	0,5
A	Pentylene Glycol	Feuchtigkeit spendend, konservierend	5	2,5
B	Mandelöl	pflegend, Elastizität fördernd	4	2
B	Prolix RB	Emulgator für leichte Cremes	3	1,5
C	NKM-Hyaluron-Feuchtigkeitskomplex	Feuchtigkeit speichernd, aufpolsternd	0,6	0,3
C	Glycerin	Elastizität fördernd	5	2,5
D	Sodium PCA	Feuchtigkeit spendend	3	1,5
D	Vitamin E	antioxidativ	1	0,5
D	Allantoin	entzündungshemmend, regenerierend	0,5	0,25

Für diese umfassende Pflege wird Birkenwasser durch Hyaluron in die Haut eingearbeitet, und Panthenol sowie Allantoin reparieren Hautschäden. Diese Creme ist leicht und fluid – im Unterschied zu den beiden folgenden Rezepten: In diesen sind Reichhaltigkeit und Dosierung der Wirkstoffe mit Blick auf andere Hautzustände und -alter gesteigert.

Schritt 1: Wiege die Komponenten der Phase A in ein Becherglas ein. Erhitze sie auf ca. 80 °C.

Schritt 2: Wiege die Komponenten der Phase B in ein Becherglas ein. Erhitze sie auf ca. 75 °C.

Schritt 3: Phase A zügig zur Phase B geben und ca. 4 Minuten hochtourig rühren. Dann moderat umrühren, während die Emulsion erkaltet.

Schritt 4: In einer Petrischale Phase C anrühren, zur Emulsion geben und ca. 30 Sekunden hochtourig rühren.

Schritt 5: Die Rohstoffe der Phase D direkt ins Becherglas geben und mit einem Messlöffel gründlich unterrühren.

Schritt 6: Den pH-Wert kontrollieren, bei Bedarf mit Milchsäure auf pH 5 einstellen. Die Creme noch einmal kräftig mit dem Messlöffel rühren.

Schritt 7: Mithilfe des Messlöffels in den Tiegel füllen.

Anwendung/Lagerungshinweise:
Morgens und abends nach der Reinigung sanft auf Gesicht, Hals und Dekolleté sowie die sensible Augenpartie verteilen und einmassieren.
Die Creme kühl und lichtgeschützt lagern und innerhalb von sechs Monaten aufbrauchen.

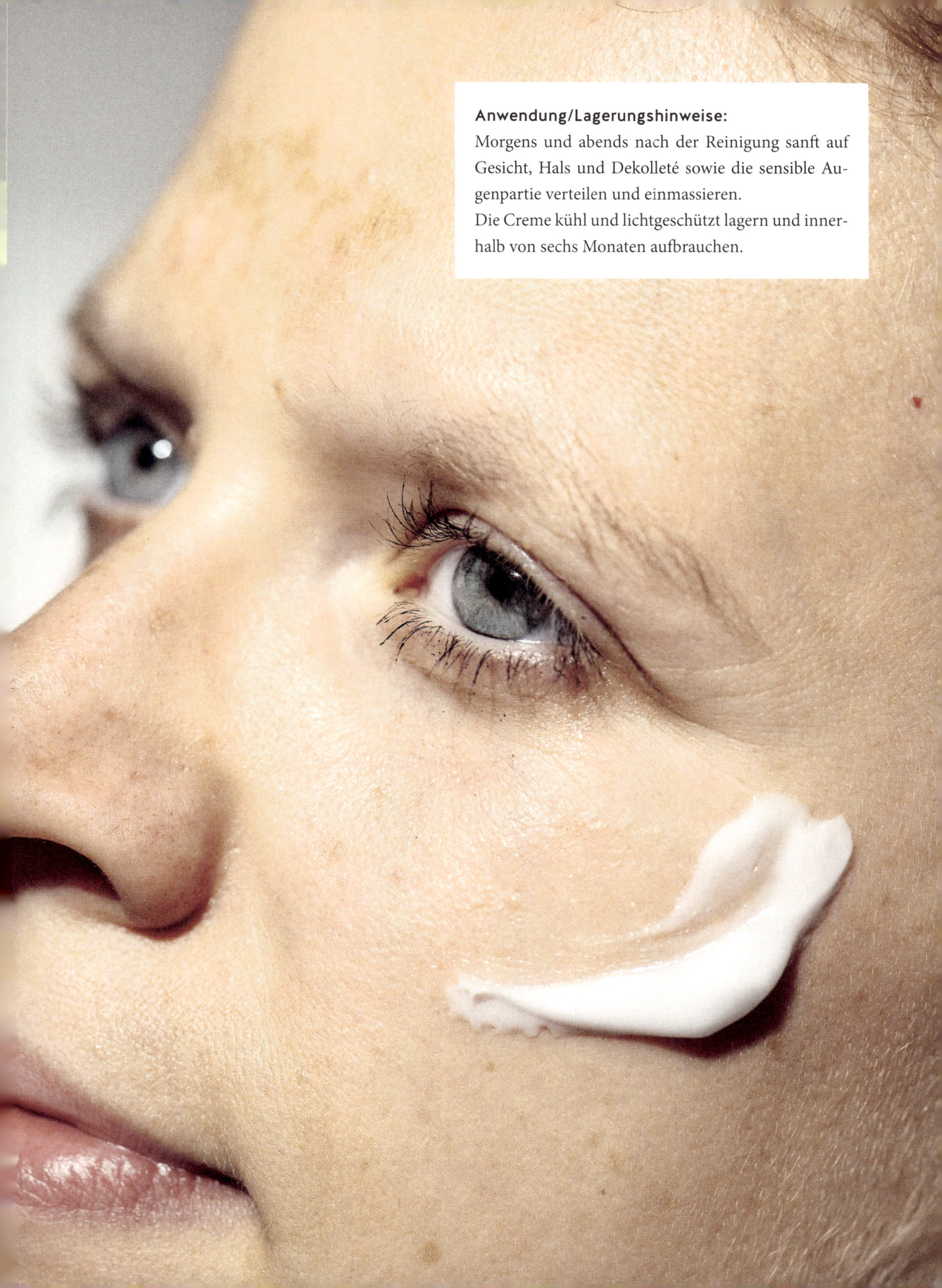

ALLUMFASSENDE GESICHTSCREME: NORMAL

PFLEGE

BENÖTIGTE UTENSILIEN/ZUBEHÖR:
2 x Becherglas, Petrischale, Waage, Messlöffel, Heizplatten, pH-Papier & Milchsäure, 50-ml-Tiegel
ZEIT: 30 Min. | **SCHWIERIGKEIT:** mittel
MENGE: 50 g | **ART:** Emulsion
HAUTZUSTAND: feuchtigkeitsarme, trockene Haut

PHASE	INHALTSSTOFF	WIRKUNG	%	g
A	Birkenwasser	beruhigend	66,4	33,2
A	Panthenol 75 W	regenerierend	1	0,5
A	Pentylene Glycol	Feuchtigkeit spendend, konservierend	5	2,5
B	Mandelöl	pflegend, Elastizität fördernd	12	6
B	Pflaumenkernbutter	pflegend, beruhigend	3	1,5
B	Glycerinstearat Citrat, pflanzlich	pflanzlicher Emulgator	2,5	1,25
B	Cetylalkohol	pflanzlicher Konsistenzgeber	2	1
C	NKM-Hyaluron-Feuchtigkeitskomplex	Feuchtigkeit speichernd, aufpolsternd	0,6	0,3
C	Glycerin	Elastizität fördernd	4	2
D	Sodium PCA	Feuchtigkeit spendend	2	1
D	Vitamin E	antioxidativ	1	0,5
D	Allantoin	entzündungshemmend	0,5	0,25

Birkenwasser wird durch Hyaluron in die Haut eingearbeitet, leistungsstarke Anti-Aging-Wirkstoffe bekämpfen unter anderem freie Radikale, und Panthenol sowie Allantoin reparieren Hautschäden.

Schritt 1: Wiege die Komponenten der Phase A in ein Becherglas ein. Erhitze sie auf ca. 80 °C.
Schritt 2: Wiege die Komponenten der Phase B in ein Becherglas ein. Erhitze sie auf ca. 75 °C.
Schritt 3: Phase A zügig zur Phase B geben und ca. 4 Minuten hochtourig rühren. Dann moderat umrühren, während die Emulsion erkaltet.
Schritt 4: In der Petrischale Phase C anrühren, zur Emulsion geben, 30 Sekunden hochtourig rühren.
Schritt 5: Die Stoffe der Phase D direkt ins Becherglas geben, gründlich unterrühren.
Schritt 6: Den pH-Wert kontrollieren, bei Bedarf mit Milchsäure pH 5 einstellen. Die Creme noch einmal kräftig mit dem Messlöffel rühren.
Schritt 7: Fülle die fertige Creme mithilfe eines Messlöffels in den Tiegel.

Anwendung/Lagerungshinweise:
Morgens und abends nach der Reinigung sanft auf Gesicht, Hals und Dekolleté sowie die sensible Augenpartie verteilen und einmassieren.
Die Creme kühl und lichtgeschützt lagern und innerhalb von sechs Monaten aufbrauchen.

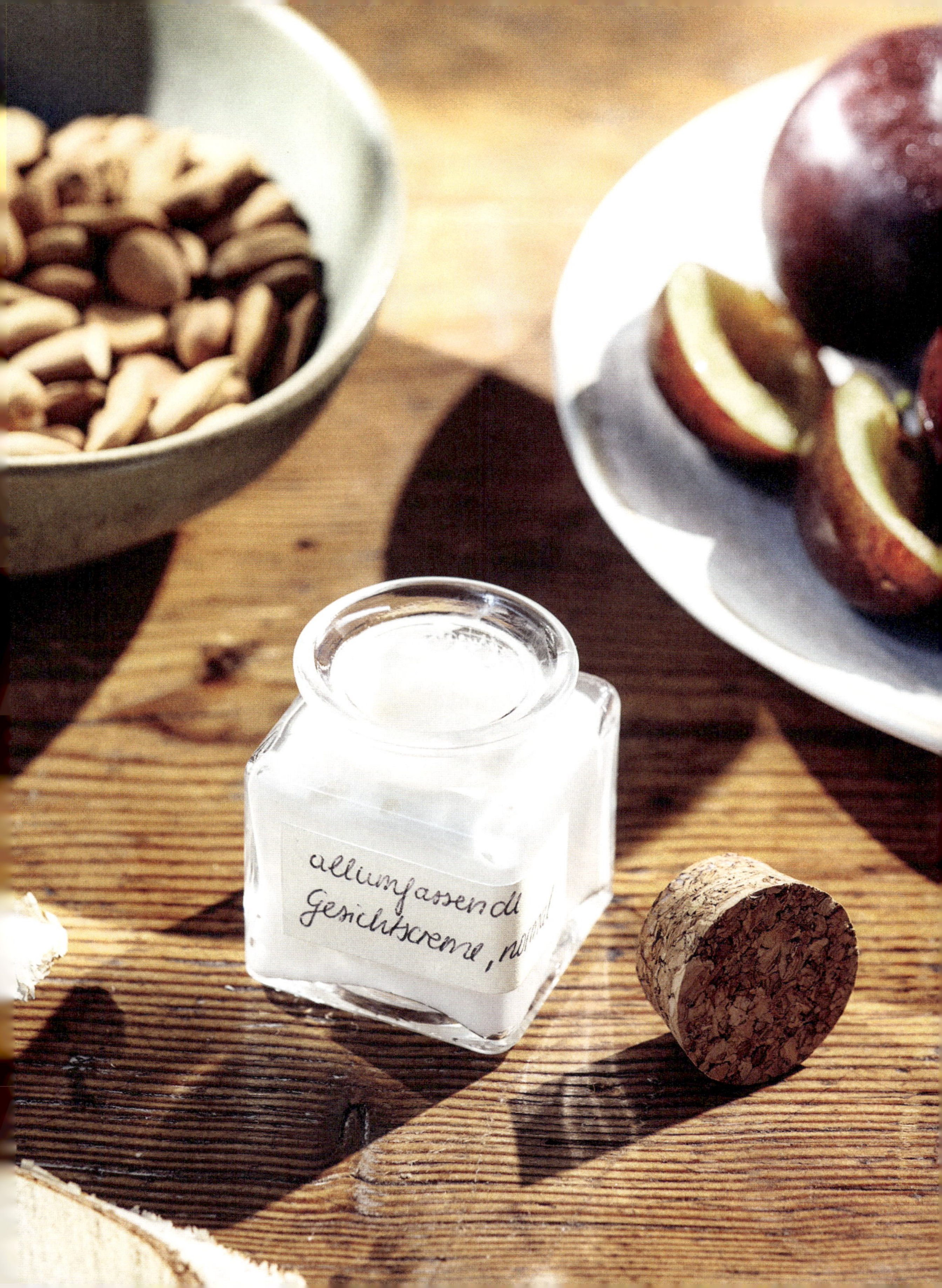
allumfassende
Gesichtscreme,

ALLUMFASSENDE GESICHTSCREME: REICHHALTIG

PFLEGE

BENÖTIGTE UTENSILIEN/ZUBEHÖR:
2 x Becherglas, Petrischale, Waage, Messlöffel, Heizplatten, pH-Papier & Milchsäure, 50-ml-Tiegel
ZEIT: 40 Min. | **SCHWIERIGKEIT:** fortgeschritten
MENGE: 50 g | **ART:** Emulsion
HAUTZUSTAND: sehr beanspruchte oder gereizte Haut

PHASE	INHALTSSTOFF	WIRKUNG	%	g
A	Birkenwasser	beruhigend	54,5	27,25
A	Panthenol 75 W	regenerierend	1	0,5
A	Pentylene Glycol	Feuchtigkeit spendend, konservierend	5	2,5
B	Mandelöl	pflegend, Elastizität fördernd	6	3
B	Squalan	pflegend, Elastizität fördernd	8	4
B	Pflaumenkernbutter	pflegend, beruhigend	5	2,5
B	Sonnenblumenwachs	pflegend, rückfettend	1	0,5
B	Glycerinstearat Citrat, pflanzlich	Emulgator	3,5	1,75
B	Cetylalkohol, pflanzlich	Konsistenzgeber	2	1
C	NKM-Hyaluron-Feuchtigkeitskomplex	Feuchtigkeit speichernd, aufpolsternd	1	0,5
C	Glycerin	Elastizität fördernd	5	2,5
D	Sodium PCA	Feuchtigkeit spendend	1	0,5
D	Vitamin E	antioxidativ	1	0,5
D	Allantoin	regenerierend	0,5	0,25
D	Wildrosenöl	Kollagenproduktion fördernd	5	2,5
D	Vitamin C (Ascorbyl Glucoside)	gegen Hyperpigmentierung	0,5	0,25

Schritt 1: Wiege die Komponenten der Phase A in ein Becherglas ein. Erhitze sie auf ca. 80 °C.
Schritt 2: Wiege die Komponenten der Phase B in ein Becherglas ein. Erhitze sie auf ca. 75 °C.
Schritt 3: Phase A zügig zur Phase B geben, ca. 4 Minuten hochtourig rühren. Dann moderat umrühren, während die Emulsion erkaltet.
Schritt 4: In einer Petrischale Phase C anrühren, zur Emulsion geben, ca. 30 Sekunden hochtourig rühren.
Schritt 5: Die Rohstoffe der Phase D direkt ins Becherglas geben und gründlich unterrühren.
Schritt 6: Den pH-Wert kontrollieren, bei Bedarf mit Milchsäure auf pH 5 einstellen.
Schritt 7: Kräftig rühren, in einen Tiegel geben.

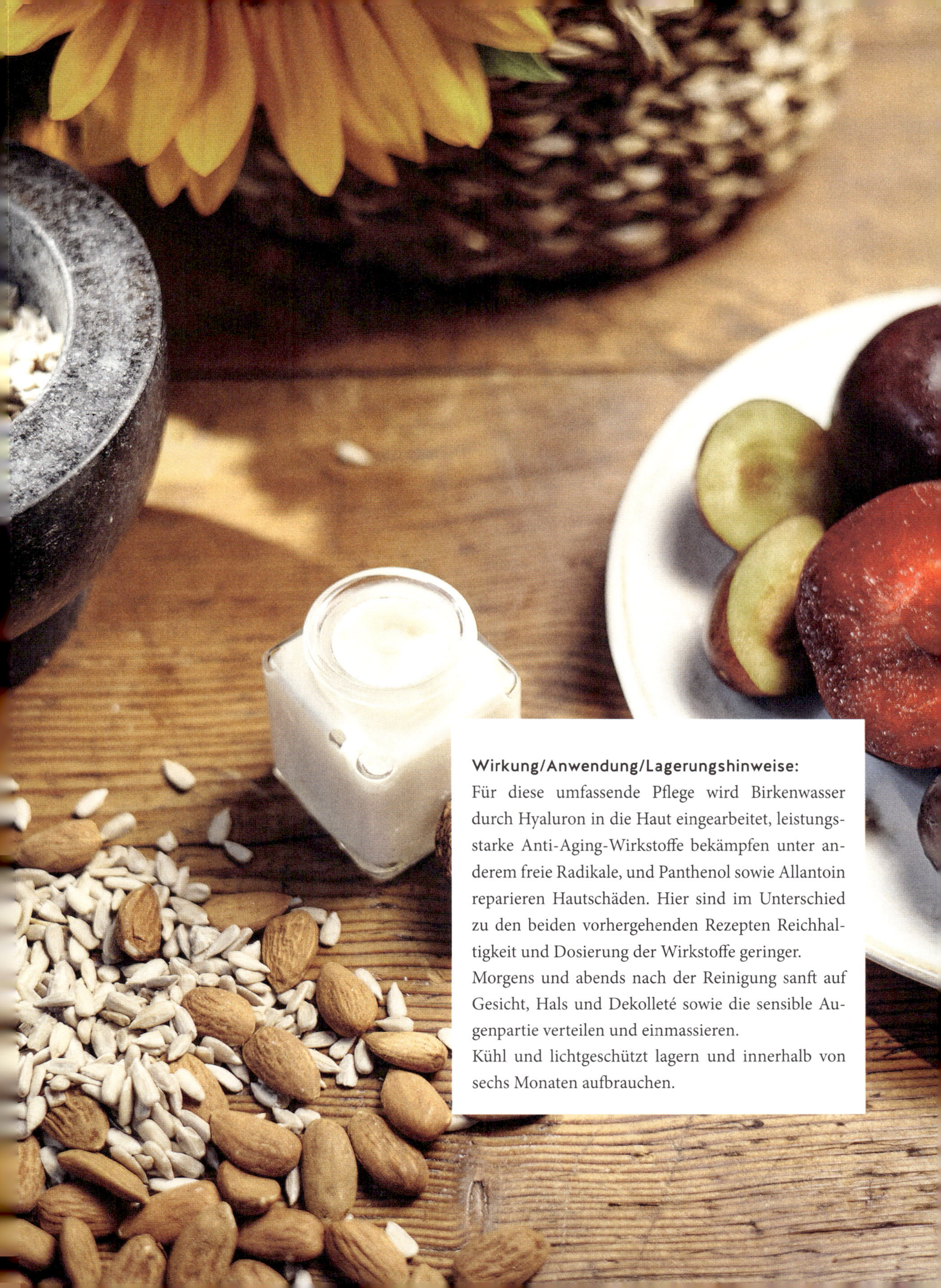

Wirkung/Anwendung/Lagerungshinweise:
Für diese umfassende Pflege wird Birkenwasser durch Hyaluron in die Haut eingearbeitet, leistungsstarke Anti-Aging-Wirkstoffe bekämpfen unter anderem freie Radikale, und Panthenol sowie Allantoin reparieren Hautschäden. Hier sind im Unterschied zu den beiden vorhergehenden Rezepten Reichhaltigkeit und Dosierung der Wirkstoffe geringer.
Morgens und abends nach der Reinigung sanft auf Gesicht, Hals und Dekolleté sowie die sensible Augenpartie verteilen und einmassieren.
Kühl und lichtgeschützt lagern und innerhalb von sechs Monaten aufbrauchen.

INTENSIV NÄHRENDES HAUTELIXIER

PFLEGE

Wie simpel eine wirkungsvolle, nährstoffreiche Lipidmischung herzustellen ist, zeigt dieses Hautelixier. Die Öle versorgen die Haut mit natürlichen Vitaminen und pflanzlichen Wirkstoffen für mehr Elastizität und einen ebenen Hautton.

BENÖTIGTE UTENSILIEN/ZUBEHÖR:
Becherglas, Waage, Messlöffel, 50-ml-Fläschchen
ZEIT: 20 Min. | **SCHWIERIGKEIT:** leicht
MENGE: 50g | **ART:** Öl
HAUTZUSTAND: reife und beanspruchte Haut

PHASE	INHALTSSTOFF	WIRKUNG	%	g
A	Traubenkernöl	pflegend, antioxidativ	30	15
A	Distelöl	pflegend, regenerierend, hilft gegen Unreinheiten	58,8	29,4
A	Wildrosenöl	Hyperpigmentierungen lösend, Kollagenproduktion fördernd	5	2,5
A	Brokkolisamenöl	beruhigend, entzündungshemmend	3	1,5
A	Hanföl	regenerierend, beruhigend	2	1
A	Rosmarinöl	durchblutungsfördernd	0,2	0,1
B	Vitamin E	antioxidativ	1	0,5
C	Ätherische Öle (z. B. Lavendel), Rosmarinzweig	beruhigend, durchblutungsfördernd	q. s.	q. s.

Schritt 1: Gib die Öle der Phase A in ein Becherglas. Verrühre alles gründlich!
Schritt 2: Gib Vitamin E (Phase B) hinzu und verrühre gründlich.
Schritt 3 – optional: Gib bis zu 0,3 g ätherische Öle hinzu oder einen getrockneten Rosmarinzweig in die Glasflasche (Phase C).
Schritt 4: Fülle die Flasche vollständig mit dem Hautelixier.

Anwendung/Lagerungshinweise:
Das Hautelixier in die Handflächen geben und sanft in die angefeuchtete Haut einmassieren.
Das Elixier kühl und lichtgeschützt lagern und innerhalb von sechs Monaten aufbrauchen.

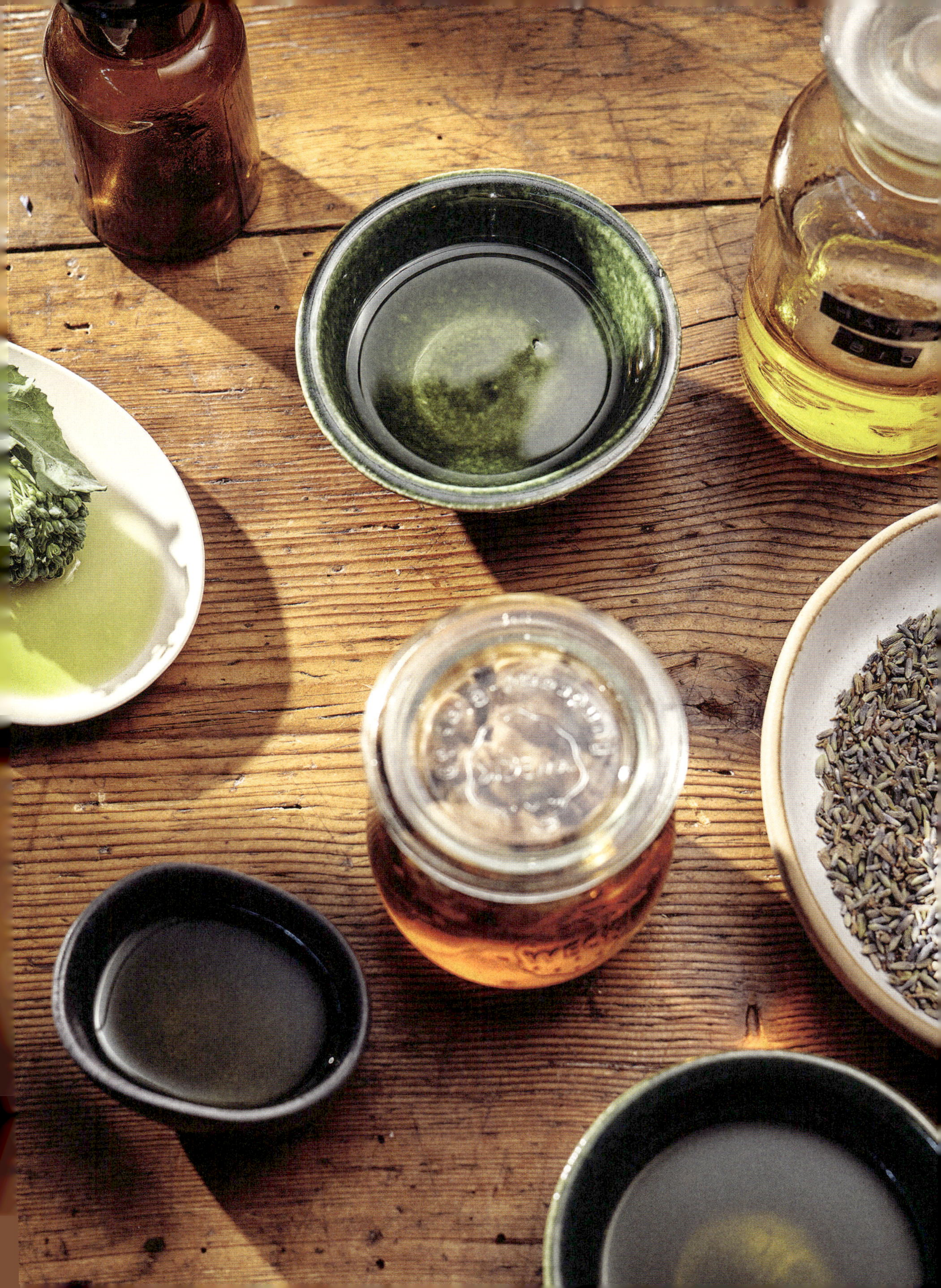

ANTIOXIDATIVES HAUTRETTUNGSMAZERAT

PFLEGE

Mandelöl enthält viel Ölsäure: Sie dringt besonders tief in die Haut ein und kann weitere Wirkstoffe mitnehmen. Dies machen wir uns für das Nachtkerzenöl zunutze, ein intensiv pflegendes Öl mit geringem Penetrationsvermögen. Zudem setzen wir den NKM-Milden-Reiniger-Komplex mit seinen antientzündlichen und antioxidativen Eigenschaften ein. So bekämpft das Hautrettungsmazerat die komplexen Probleme juckender und schuppiger Hautareale.

BENÖTIGTE UTENSILIEN/ZUBEHÖR:
Becherglas, Waage, Messlöffel, 50-ml-Fläschchen mit Pipettenaufsatz

ZEIT: 20 Min. | **SCHWIERIGKEIT:** leicht

MENGE: 50 g | **ART:** Öl

HAUTZUSTAND: besonders beanspruchte Haut

PHASE	INHALTSSTOFF	WIRKUNG	%	g
A	Mandelöl	pflegend, fördert die Elastizität	60	30
A	Nachtkerzenöl	regenerierend, reduziert den Feuchtigkeitsverlust	20	10
A	NKM-Pflanzen-komplex-Reiniger	pflegend, antioxidativ, beruhigend	20	10
B	Ätherische Öle (z. B. Rosmarin)	antioxidativ, durchblutungsfördernd	q. s.	q. s.

Schritt 1: Gib die Öle der Phase A in ein Becherglas. Verrühre alles gründlich!

Schritt 2 – optional: Gib bis zu 0,3 g ätherische Öle hinzu.

Schritt 3: Gib getrocknete Kornblumenblüten in die Flasche und fülle sie mit dem antioxidativen Hautrettungsmazerat vollständig auf. Verschließe die Flasche mit einem Pipettenaufsatz.

Anwendung/Lagerungshinweise:
Das Hautrettungsmazerat in die Handflächen geben und sanft in die angefeuchtete Haut einmassieren.
Das Hautrettungsmazerat kühl und lichtgeschützt lagern und innerhalb von sechs Monaten aufbrauchen.

Tipps & Tricks:
Wasserfreie Produkte, die in die Haut einziehen sollen, müssen immer auf eine Feuchtigkeitsbasis gegeben werden. Denn ein Ölmolekül benötigt für den Prozess, in die Haut einzuziehen, ein Wassermolekül. Führen wir dies durch eine feuchte Hautoberfläche hinzu, wird die Feuchtigkeit in die Hautstruktur eingearbeitet. Ist keine Feuchtigkeit auf der Haut, kann die Haut austrocknen, da sich das Öl beim Einziehen der Feuchtigkeitsdepots der Haut bedient.

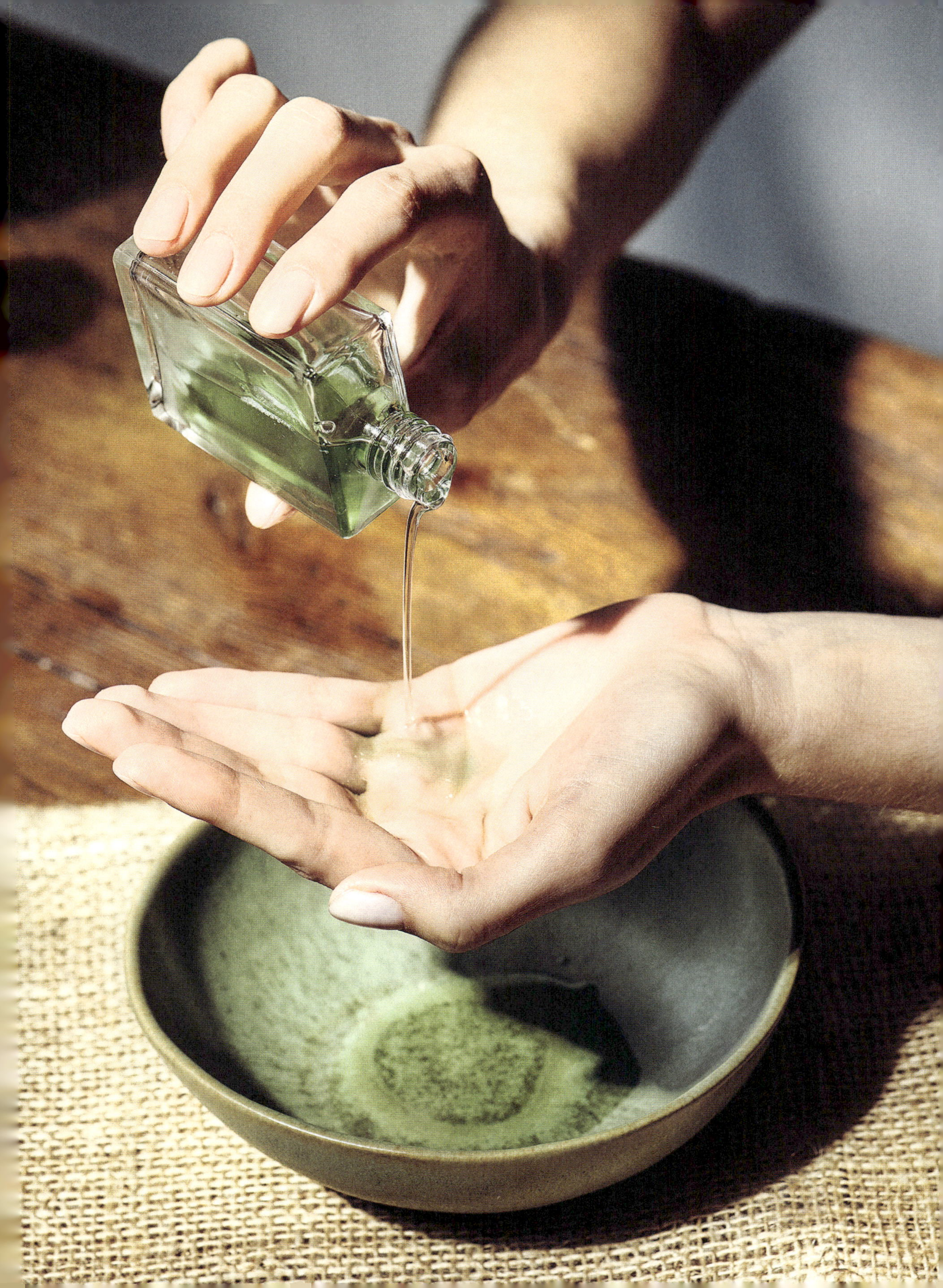

SUPERSERUM MIT HYALURON-SÄURE UND NIACINAMID

SERUM

Hyaluron und Niacinamid – von diesen Wirkstoffen profitiert jede Haut. Sie straffen, glätten und fördern die Elastizität der Haut, und das zeigt besonders bei trockener und reifer Haut das Hautbild verändernde Wirkungen. Vorsicht: Suchtpotenzial!

BENÖTIGTE UTENSILIEN/ZUBEHÖR:
Becherglas, Waage, Messlöffel, pH-Messpapier & Milchsäure, 50-ml-Fläschchen mit Pipettenaufsatz
ZEIT: 30 Min. | **SCHWIERIGKEIT:** mittel
MENGE: 50 g | **ART:** Gel
HAUTZUSTAND: reife und sehr trockene Haut

PHASE	INHALTSSTOFF	WIRKUNG	%	g
A	Kornblumen-hydrolat	beruhigend, entzündungshemmend	84	42
B	Pentylene Glycol	Feuchtigkeit spendend, konservierend	5,5	2,75
B	Glycerin	Feuchtigkeit spendend, Elastizität fördernd	4	2
C	NKM-Hyaluron-Feuchtigkeits-komplex	Feuchtigkeit spendend, glättend, aufpolsternd, gelbildend	1	0,5
D	Niacinamide (Vitamin B_3)	glättend, öffnet verstopfte Porenausgänge	5	2,5
D	Zink PCA	entzündungshemmend, ausgleichend	0,5	0,25

Schritt 1: Gib das Kornblumenhydrolat in ein Becherglas und erhitze es auf 70 °C.
Schritt 2: Füge die Komponenten der Phase B hinzu. Verrühre alles gründlich.
Schritt 3: Gib Hyaluron-Feuchtigkeitskomplex (Phase C) hinzu und verrühre gründlich.
Schritt 4: Gib Niacinamid (Phase D) hinzu. Verrühre alles gründlich.
Schritt 5: Optimiere den pH-Wert auf 4–5.
Schritt 6: Gib das Superserum mithilfe einer großen Pipette in eine Flasche mit Pipettenaufsatz.

Anwendung/Lagerungshinweise:
Das Superserum in die Handflächen geben und sanft in die Haut einmassieren.
Das Serum kühl und lichtgeschützt lagern und innerhalb von sechs Monaten aufbrauchen.

Tipps & Tricks:
Da Hyaluron die Hautoberfläche durchlässiger macht, ist es ratsam, besonders bei Hyaluron in so hohen Einsatzkonzentrationen wie hier, das Serum anschließend mit einer Creme oder einer Ölmischung in der Haut zu versiegeln.

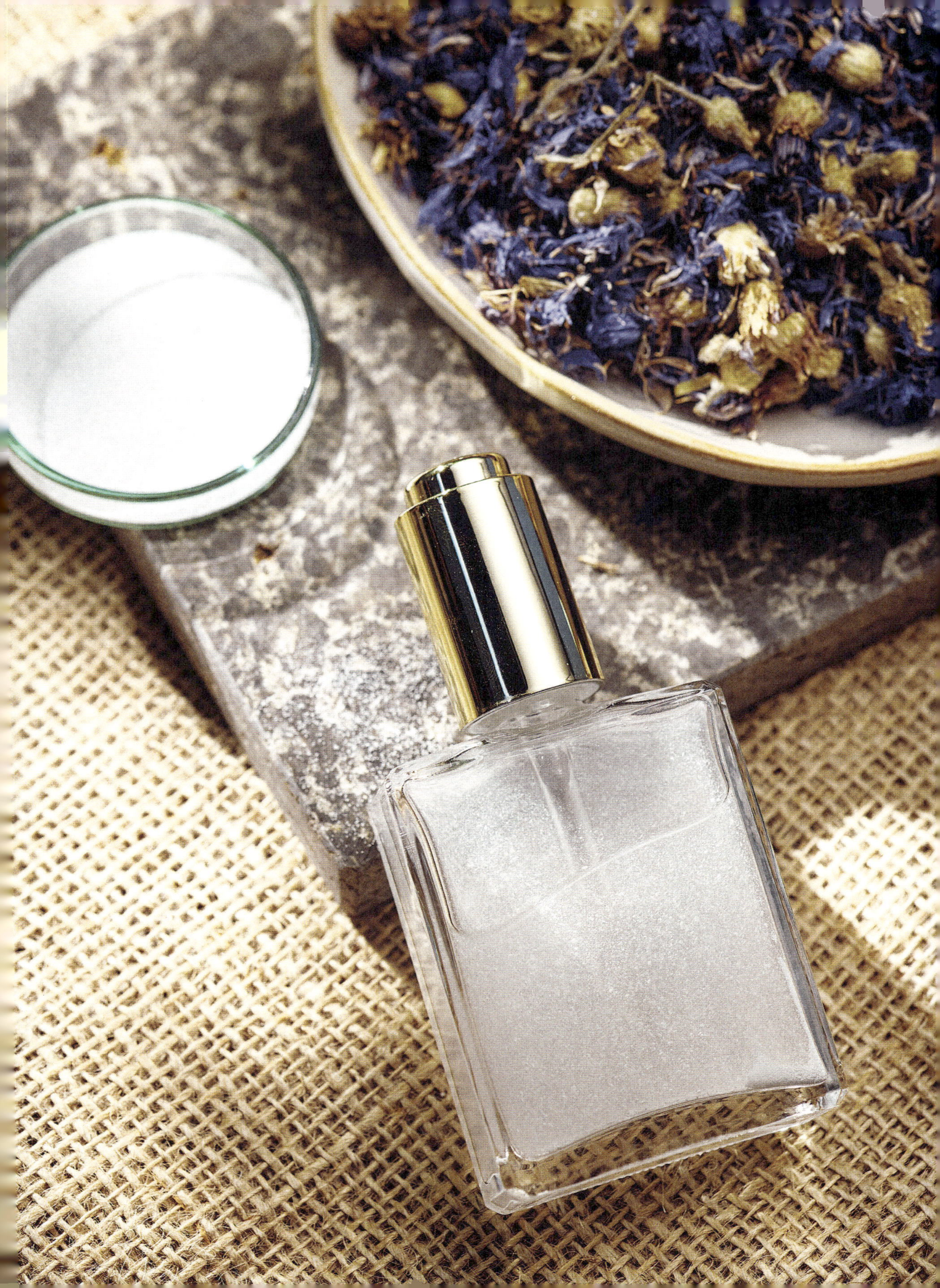

SANFT BERUHIGENDES HIMBEER-FLUID

PFLEGE

BENÖTIGTE UTENSILIEN/ZUBEHÖR:
2 x Becherglas, 2 x Petrischale, Waage, Messlöffel, Heizplatten, pH-Papier & Milchsäure, 50-ml-Flasche
ZEIT: 30 Min. | **SCHWIERIGKEIT:** mittel
MENGE: 50g | **ART:** Emulsion
HAUTZUSTAND: trockene und feuchtigkeitsarme Hautzustände

PHASE	INHALTSSTOFF	WIRKUNG	%	g
A	Rosenhydrolat	beruhigend, entzündungshemmend, adstringierend	57,8	28,9
B	Distelöl	pflegend, regenerierend, hilft gegen Unreinheiten	20	10
B	Himbeersamenöl	glättend, regenerierend	5	2,5
B	Pflaumenkernbutter	pflegend, rückfettend	1	0,5
B	Prolix RB	für leichte, fluide Formulierung	3	1,5
B	NKM-Intensivölkomplex	regenerierend, Talgproduktion regulierend	3	1,5
B	Vitamin E	antioxidativ	1	0,5
C	Glycerin	Feuchtigkeit spendend, Elastizität fördernd	3	1,5
C	NKM-Hyaluron-Feuchtigkeitskomplex	Feuchtigkeit spendend, glättend, aufpolsternd, gelbildend	1	0,5
C	Aloe vera 200:1	beruhigend, entzündungshemmend	0,2	0,1
D	Panthenol 75 W	Feuchtigkeit spendend, entzündungshemmend, regenerierend	1	0,5
D	Niacinamid (Vitamin B3)	glättend, öffnet verstopfte Porenausgänge	3	1,5
E	Cosgard	konservierend	1	0,5

Schritt 1: Wiege Rosenhydrolat (Phase A) in ein Becherglas ein, erhitze auf ca. 80 °C.
Schritt 2: Wiege die Komponenten der Phase B in ein Becherglas ein. Erhitze sie auf ca. 75 °C.
Schritt 3: Phase A zügig zur Phase B geben und ca. 4 Minuten hochtourig rühren. Dann moderat umrühren, während die Emulsion erkaltet.
Schritt 4: In einer etwas größeren Petrischale die Wirkstoffe der Phase C anrühren, zur Emulsion geben. Noch mal ca. 30 Sekunden hochtourig rühren.
Schritt 5: Die Rohstoffe der Phase D, anschließend E direkt ins Becherglas geben und mit einem Messlöffel gründlich unterrühren.
Schritt 6: Den pH-Wert kontrollieren, bei Bedarf mit Milchsäure auf pH 5 einstellen. Die Creme noch einmal kräftig mit dem Messlöffel rühren und in eine Flasche mit Pumpaufsatz füllen.

Wirkung/Anwendung/Lagerungshinweise:
Himbeeren sind lecker, und in Kombination mit weiteren beruhigenden, pflegenden Substanzen sind die Samen auch als Inhaltsstoff ein Traum. Das leichte Fluid weist ein breites Wirkspektrum auf!
Morgens und abends nach der Reinigung sanft auf Gesicht, Hals, Dekolleté verteilen und einmassieren.
Licht- und wärmegeschützt aufbewahren.

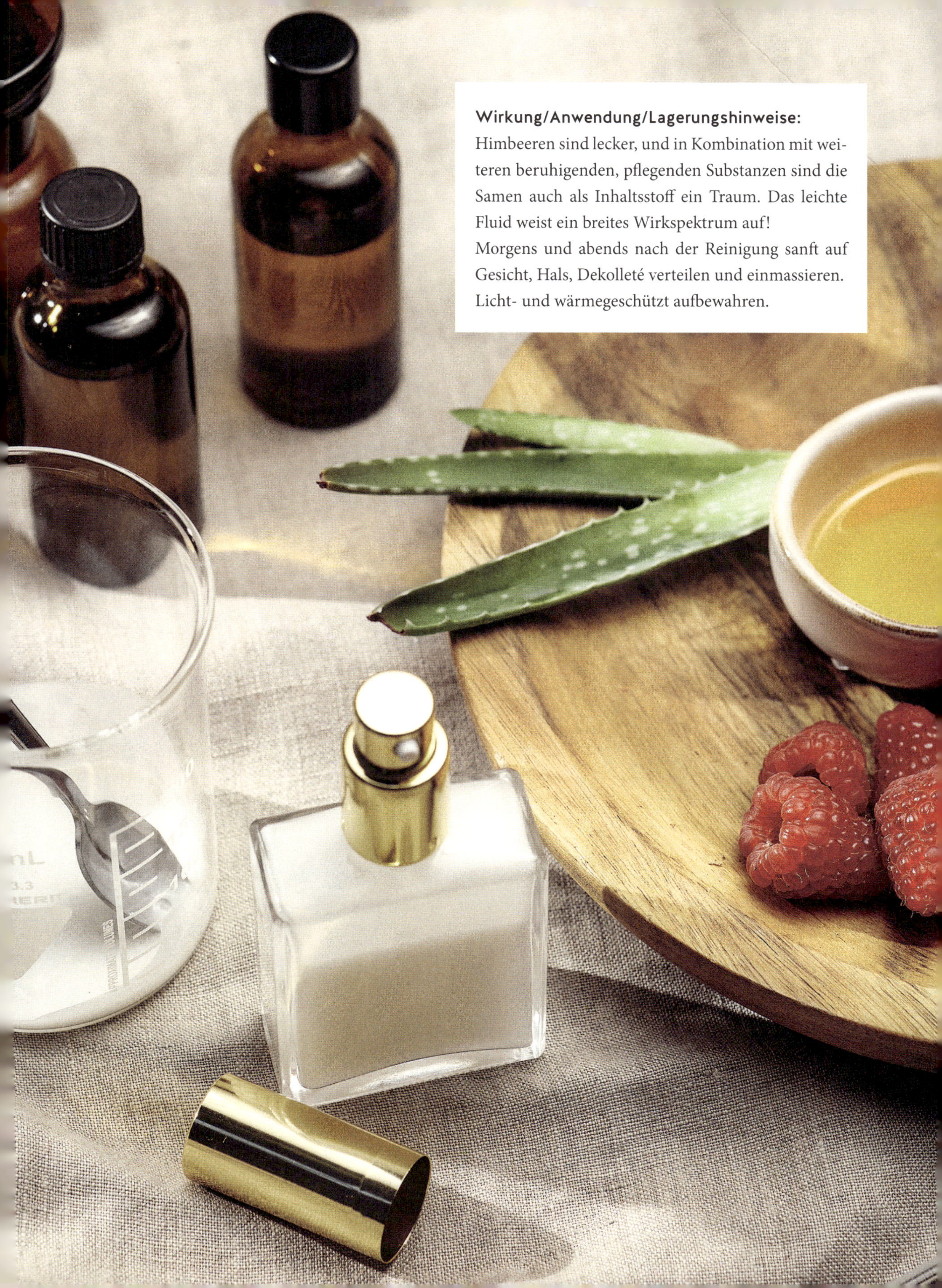

MULTIVITAMIN-HYALURON-SERUM

SERUM

Das Multivitamin-Hyaluron-Serum ist schon seit den Anfängen von NKM bekannt und beliebt. Die Inspiration rührte daher, möglichst alle wasserlöslichen Wirkstoffe zu verarbeiten, die die Haut benötigt. Und das Serum sollte als Feuchtigkeitsgrundlage für umfassende fettlösliche Wirkstoffe dienen, wie das intensiv nährende Hautelixier.

BENÖTIGTE UTENSILIEN/ZUBEHÖR:
Becherglas, Waage, Messlöffel, Aufschäumer, pH-Papier & Milchsäure, 50-ml-Fläschchen mit Pipette
ZEIT: 20 Min. | **SCHWIERIGKEIT:** leicht
MENGE: 50 g | **ART:** Gel
HAUTZUSTAND: alle Hautzustände

PHASE	INHALTSSTOFF	WIRKUNG	%	g
A	Rosenhydrolat	beruhigend, entzündungshemmend, adstringierend	89,7	44,85
B	(NKM-Hyaluron Verdickerkomplex) Hyaluminco 2 %	gelbildend	0,8	0,4
C	Pentylene Glycol	Feuchtigkeit spendend, konservierend	5	2,5
C	Vitamin C (Ascorbyl Glucoside)	antioxidativ, gegen Hyperpigmentierung, Zellerneuerung fördernd	0,5	0,25
D	Niacinamid (Vitamin B3)	glättend, öffnet verstopfte Porenausgänge	3	1,5
D	Panthenol 75 W	Feuchtigkeit spendend, entzündungshemmend und regenerierend	1	0,5

Schritt 1: Gib Rosenhydrolat (Phase A) in ein Becherglas, erhitze es auf 70 °C.
Schritt 2: Füge NKM-Hyaluron-Verdickerkomplex (Phase B) hinzu, rühre 4 Minuten mit dem Aufschäumer.
Schritt 3: Füge die Komponenten der Phase C hinzu. Verrühre alles gründlich!
Schritt 4: Gib die Komponenten der Phase D hinzu und verrühre gründlich.
Schritt 5: Den pH-Wert kontrollieren, bei Bedarf mit Milchsäure auf pH 4,5 einstellen. Die Creme noch einmal kräftig mit dem Messlöffel rühren und in eine Flasche mit Pipettenaufsatz füllen.

Anwendung/Lagerungshinweise:
Das Serum in die Handflächen geben und sanft in die Haut einmassieren.
Das Serum kühl und lichtgeschützt lagern und innerhalb von sechs Monaten aufbrauchen.

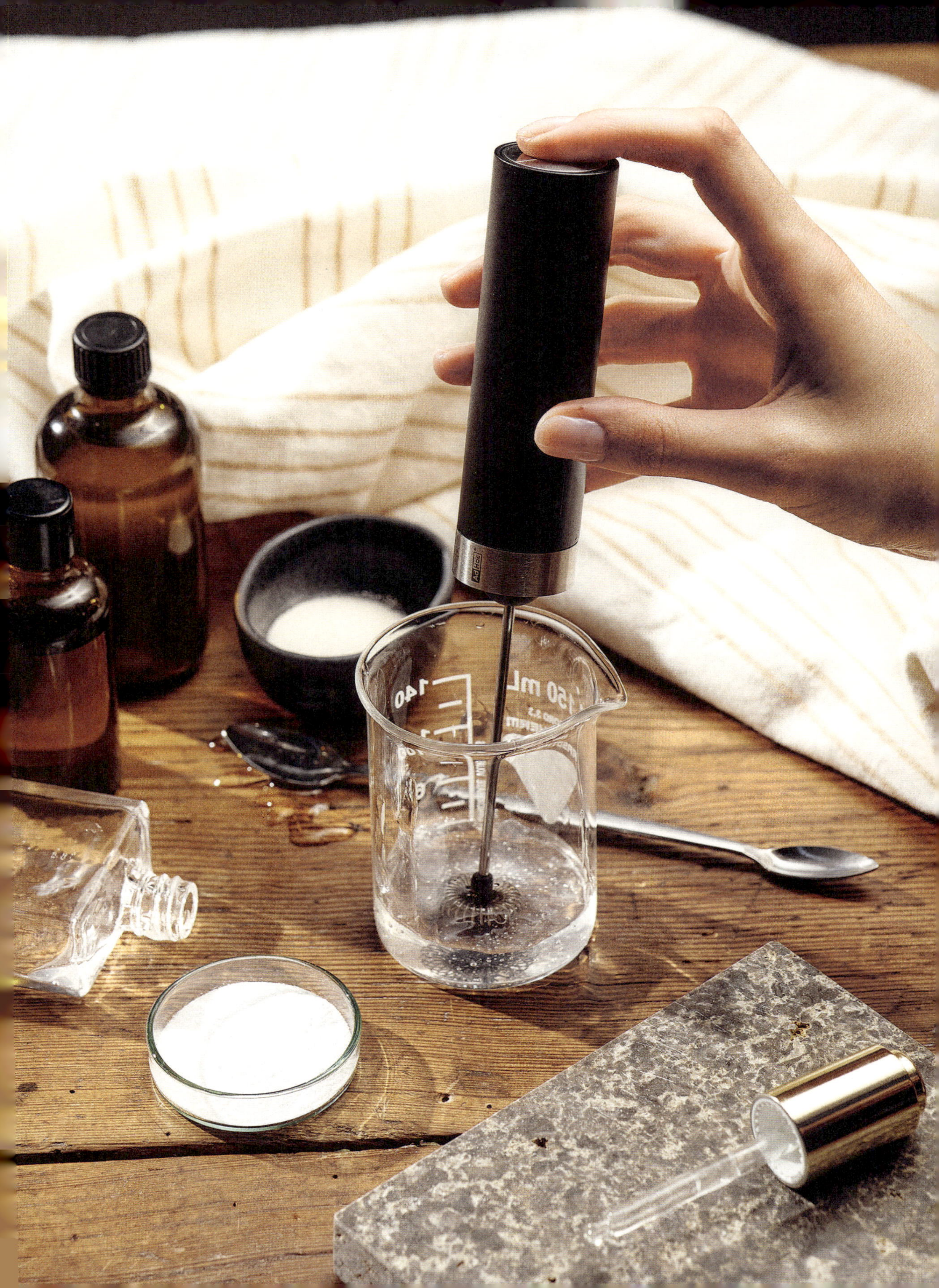
150 mL
140

SCHWARZE AKTIVKOHLE-MASKE

MASKE

Hier mache ich eine Regionalitätsausnahme: Diese Aktivkohle-Maske als leichte Geltextur hebt die antientzündlichen Wirkungen der Aktivkohle hervor, ohne die Poren zu verstopfen. Nutze sie bei Mitessern und entzündlichen Unreinheiten!

BENÖTIGTE UTENSILIEN/ZUBEHÖR:
Becherglas, Waage, Messlöffel, Heizplatte, Thermometer, pH-Messpapier & Milchsäure, 50-ml-Fläschchen mit Pipettenaufsatz

ZEIT: 30 Min. | **SCHWIERIGKEIT:** mittel

MENGE: 50 g | **ART:** Gel

HAUTZUSTAND: Mischhaut, unreine Haut

PHASE	INHALTSSTOFF	WIRKUNG	%	g
A	Wasser	-	83,7	41,85
B	Xanthan	gelbildend	0,8	0,4
C	Pentylene Glycol	Feuchtigkeit spendend, konservierend	5	2,5
C	NKM-Mandel-Erdbeere-Pflegekomplex	pflegend, regenerierend, emulgierend	3	1,5
C	Glycerin	Feuchtigkeit spendend, Elastizität fördernd	5	2,5
D	Rügener HK	mattierend	0,5	0,25
D	Zink PCA	entzündungshemmend, ausgleichend	0,5	0,25
D	Aktivkohle	mattierend, antimikrobiell	1,5	0,75

Schritt 1: Gib Wasser (Phase A) in ein Becherglas und erhitze es auf 70 °C.
Schritt 2: Füge Xanthan (Phase B) hinzu und rühre 4 Minuten hochtourig.
Schritt 3: Füge die Komponenten der Phase C hinzu. Verrühre alles gründlich!
Schritt 4: Vermische die Komponenten der Phase D und gib diese hinzu und verrühre gründlich.
Schritt 5: Den pH-Wert kontrollieren, bei Bedarf mit Milchsäure auf pH 5 einstellen. Das Serum noch einmal kräftig mit dem Messlöffel rühren und in eine Flasche mit Pipettenaufsatz füllen.

Anwendung/Lagerungshinweise:

Die Maske großzügig auf die unreinen Areale auftragen und 15 Minuten aufliegen lassen. Anschließend mit warmen Wasser gründlich wieder entfernen.
Die Maske kühl und lichtgeschützt lagern und innerhalb von sechs Monaten aufbrauchen.

Tipps & Tricks:

Achte darauf, beim Entfernen der Maske die Aktivkohle vollständig zu entfernen. Sie ist schwarz, eine gründliche Reinigung sollte gut erkennbar sein. Kaufe Aktivkohle im Mikrobereich ohne Nanopartikel.

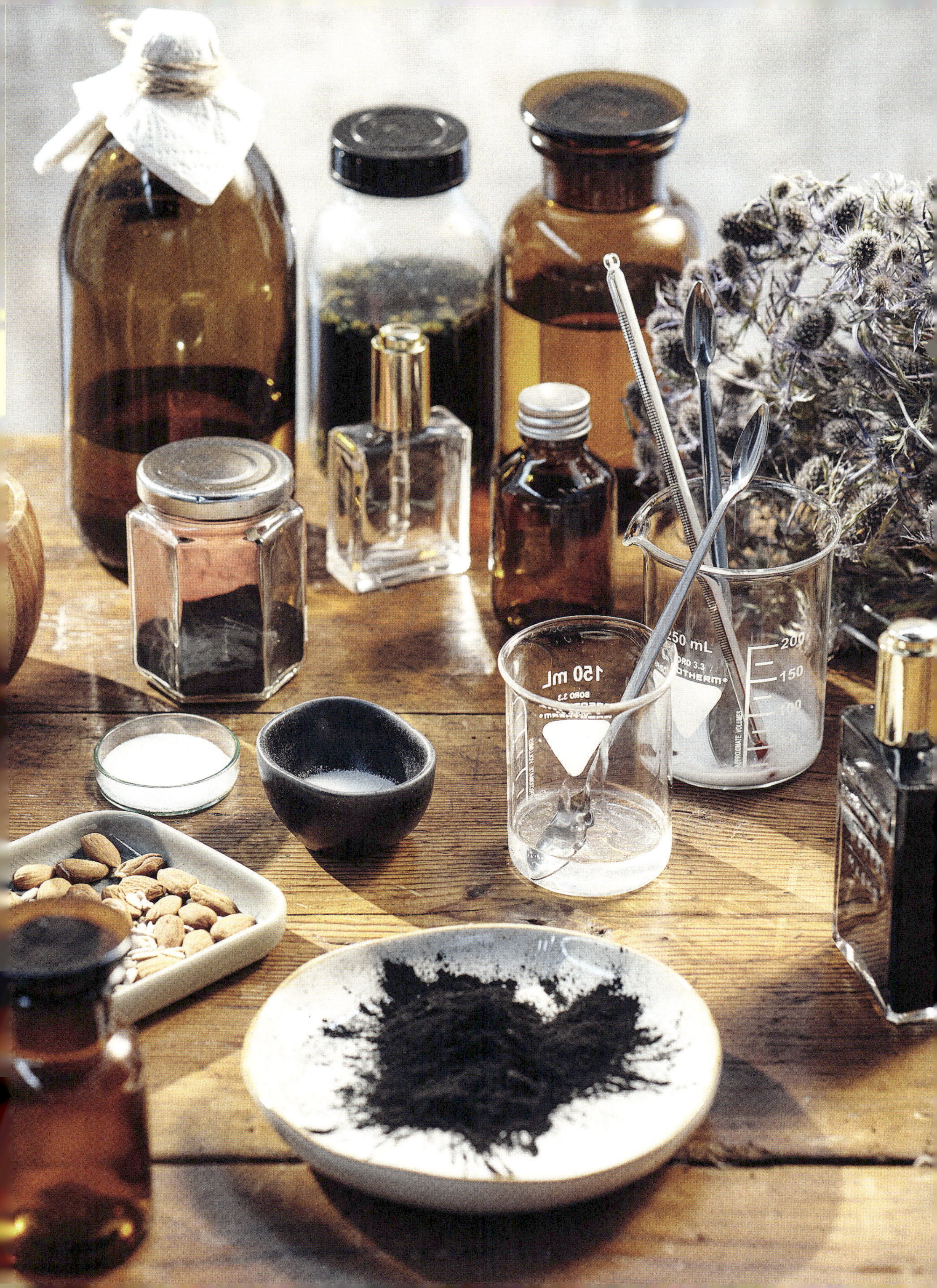
150 mL
250 mL
BORO 3.3
200
150
100

GLETSCHERWASSER-HYDRO-MASKE

MASKE

Eine intensive Feuchtigkeitsmaske, die die tägliche Feuchtigkeitszufuhr in jedem Falle abdeckt. Verwöhne die Haut mit Feuchtigkeit und leichten Ölen. Über Nacht einwirkend, sorgt die Gletschermaske am nächsten Tag für babyweiche und sichtbar straffe Haut.

BENÖTIGTE UTENSILIEN/ZUBEHÖR:
2 x Becherglas, 2 x Petrischale, Waage, Messlöffel, Heizplatten, Thermometer, pH-Messpapier & Milchsäure, 50-ml-Tiegel
ZEIT: 40 Min. | **SCHWIERIGKEIT:** fortgeschritten
MENGE: 50 g | **ART:** Emulsion
HAUTZUSTAND: alle Hautzustände, trockene Haut

PHASE	INHALTSSTOFF	WIRKUNG	%	g
A	Gletscherwasser	Feuchtigkeit spendend	64,8	32,4
A	Pentylene Glycol	Feuchtigkeit spendend, konservierend	5	2,5
B	Tego Care PSC 3MB	Emulgator	3,5	1,75
B	Tego Care PS MB	Emulgator	1,5	0,75
B	Cetearylalkohol	Co-Emulgator, Konsistenzgeber	2	1
B	Sonnenblumenöl	pflegend, regenerierend	10	5
B	Squalan	pflegend, Elastizität fördernd	5	2,5

PHASE	INHALTSSTOFF	WIRKUNG	%	g
B	Sonnenblumenwachs	pflegend, rückfettend	1	0,5
B	Wildrosenöl	Hyperpigmentierungen lösend, fördert die Kollagenproduktion	1,5	0,75
B	Vitamin E	antioxidativ	1	0,5
C	Glycerin	Feuchtigkeit spendend, Elastizität fördernd	3,5	1,75
C	NKM-Hyaluron-Feuchtigkeitskomplex	Feuchtigkeit spendend, glättend, aufpolsternd, gelbildend	0,7	0,35
D	Allantoin	entzündungshemmend, regenerierend	0,5	0,25

Schritt 1: Wiege die Komponenten der Phase A in ein Becherglas ein. Erhitze sie auf ca. 80 °C.
Schritt 2: Wiege die Komponenten der Phase B in ein Becherglas ein. Erhitze sie auf ca. 75 °C.
Schritt 3: Phase A zügig zur Phase B geben, ca. 4 Minuten hochtourig rühren. Dann moderat umrühren, während die Emulsion erkaltet.
Schritt 4: In einer Petrischale Phase C anrühren, zur Emulsion geben, ca. 30 Sekunden hochtourig rühren.
Schritt 5: Die Rohstoffe der Phase D direkt ins Becherglas geben und gründlich unterrühren.
Schritt 6: Den pH-Wert bei Bedarf auf pH 5 einstellen. Die Emulsion noch einmal kräftig rühren. Die fertige Maske in den Tiegel geben.

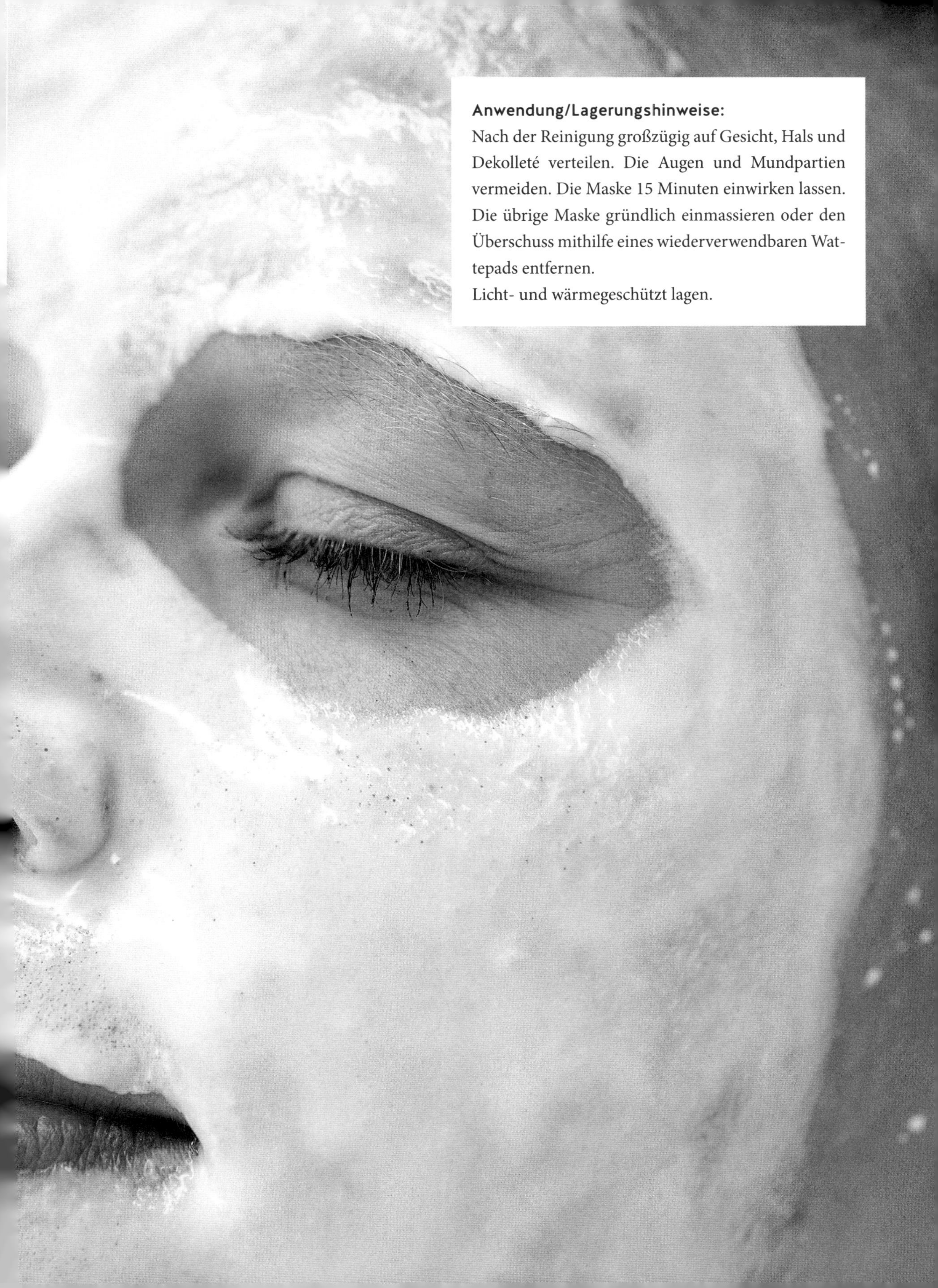

Anwendung/Lagerungshinweise:

Nach der Reinigung großzügig auf Gesicht, Hals und Dekolleté verteilen. Die Augen und Mundpartien vermeiden. Die Maske 15 Minuten einwirken lassen. Die übrige Maske gründlich einmassieren oder den Überschuss mithilfe eines wiederverwendbaren Wattepads entfernen.

Licht- und wärmegeschützt lagen.

HYDRATISIERENDES GURKEN-SPRAY

TONER

Zweierlei habe ich immer dabei: eine Fettpflege, und eine Feuchtigkeitspflege. Denn Haut hat stets entweder das eine oder das andere Problem. Egal wie heiß der Tag, egal wie trocken die Haut: Das hydratisierende Gurkenspray erhöht die Hautfeuchte schnell.

BENÖTIGTE UTENSILIEN/ZUBEHÖR:
Becherglas, Waage, Messlöffel, Aufschäumer, Heizplatte, Thermometer, pH-Messpapier & Milchsäure, 50-ml-Fläschchen

ZEIT: 20 Min. | **SCHWIERIGKEIT:** leicht

MENGE: 50 g | **ART:** Toner

HAUTZUSTAND: alle Hautzustände

PHASE	INHALTSSTOFF	WIRKUNG	%	g
A	Rosenhydrolat	beruhigend, entzündungshemmend, adstringierend	80,6	40,3
A	Gurkenhydrolat	beruhigend, Feuchtigkeit spendend	10	5
A	Pentylene Glycol	Feuchtigkeit spendend, konservierend	5	2,5
B	Prodew® 600	Feuchtigkeit speichernd	2	1
B	Gurken-Pflanzenextrakt	Feuchtigkeit spendend, glättend	2	1
C	Aloe vera 200:1	beruhigend, entzündungshemmend	0,4	0,2

Schritt 1: Gib alle Komponenten der Phase A in ein Becherglas.

Schritt 2: Gib die Komponenten der Phase B hinzu und verrühre gründlich.

Schritt 3: Verrühre das Aloe-vera-Pulver (Phase C) mithilfe eines Aufschäumers, bis keine Klumpen mehr enthalten sind.

Schritt 4: Den pH-Wert kontrollieren, bei Bedarf mit Milchsäure auf pH 5 einstellen. Das Serum noch einmal kräftig mit dem Messlöffel rühren und in eine Flasche mit Sprühaufsatz füllen.

Anwendung/Lagerungshinweise:

Das Spray nach der Reinigung oder als »Finish« für das Make-up zum Fixieren ins Gesicht sprühen. An heißen Sommertagen als erfrischendes Spray anwendbar.

Das Spray kühl und lichtgeschützt lagern und innerhalb von sechs Monaten aufbrauchen.

Tipps & Tricks:

Wer statt Prodew® 600 lieber Hyaluronsäure nutzen möchte, sollte die Einsatzkonzentration auf 0,05 % verringern, damit das Gurken-Spray nicht andickt und sprühbar bleibt. Das gilt übrigens für jedwedes fettfreie Hyaluronserum!

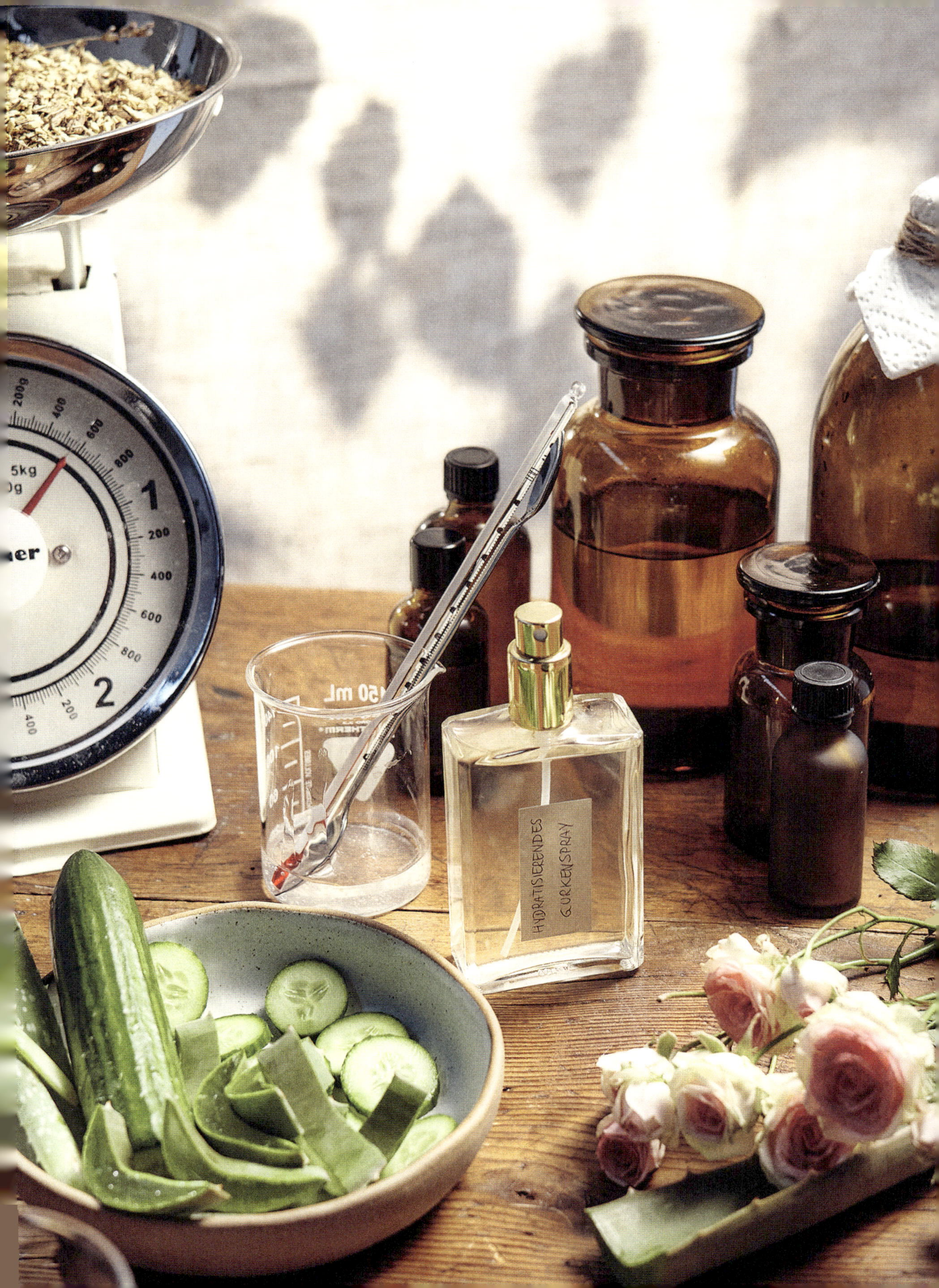
HYDRATISIERENDES
GURKENSPRAY
150 ml

PROBIOTISCHES MIKROBIOM-SPRAY FÜR GEREIZTE HAUTZUSTÄNDE

TONER

Da Hautreizungen auch ein Ungleichgewicht im Mikrobiom der Haut als Ursache haben können, helfen wir der Haut durch dieses probiotische Spray, wieder die Oberhand über die Bakterien auf der Haut zu gewinnen.

BENÖTIGTE UTENSILIEN/ZUBEHÖR:
1 Becherglas, Waage, Messlöffel, Heizplatte, Thermometer, pH-Messpapier & Milchsäure, 50-ml-Flasche
ZEIT: 20 Min. | **SCHWIERIGKEIT:** leicht
MENGE: 50 g | **ART:** Spray
HAUTZUSTAND: gereizte Hautzustände, bei Unreinheiten

PHASE	INHALTSSTOFF	WIRKUNG	%	g
A	Kamillen-hydrolat	beruhigend, entzündungshemmend	88,6	44,3
B	Pentylene Glycol	Feuchtigkeit spendend, konservierend	5	2,5
C	Prodew® 600	Feuchtigkeit spendend und spreichernd	1	0,5
C	ProBion/Milchsäure Ferment	fördert das Gleichgewicht von »guten« zu »schlechten« Bakterien auf der Haut	0,2	0,1
C	NKM-Hyaluron-Feuchtigkeits-komplex	Feuchtigkeit spendend, glättend	0,2	0,1
C	Gänseblümchen-Pflanzenextrakt	hilft bei Unreinheiten, adstringierend	5	2,5

Schritt 1: Gib Kamillenhydrolat (Phase A) in ein Becherglas und erhitze es auf 70 °C.
Schritt 2: Gib Pentylene Glycol (Phase B) hinzu und verrühre gründlich.
Schritt 3: Gib die Komponenten der Phase C hinzu und verrühre gründlich.
Schritt 4: Den pH-Wert kontrollieren, bei Bedarf mit Milchsäure auf pH 4,5 einstellen. Das Spray noch einmal kräftig mit dem Messlöffel rühren und in eine Flasche mit Sprühaufsatz füllen.

Anwendung/Lagerungshinweise:
Das Spray nach der Reinigung auf die gereizten Hautareale sprühen.
Das Spray kühl und lichtgeschützt lagern und innerhalb von sechs Monaten aufbrauchen.

Tipps & Tricks:
Die Einsatzkonzentration der Milchsäurebakterien bezieht sich auf das pure Ferment. Mischungen werden zwischen 1 und 3 % dosiert! Der Name kommt von der Milchproduktherstellung; tatsächlich ist Milchsäure vegan.

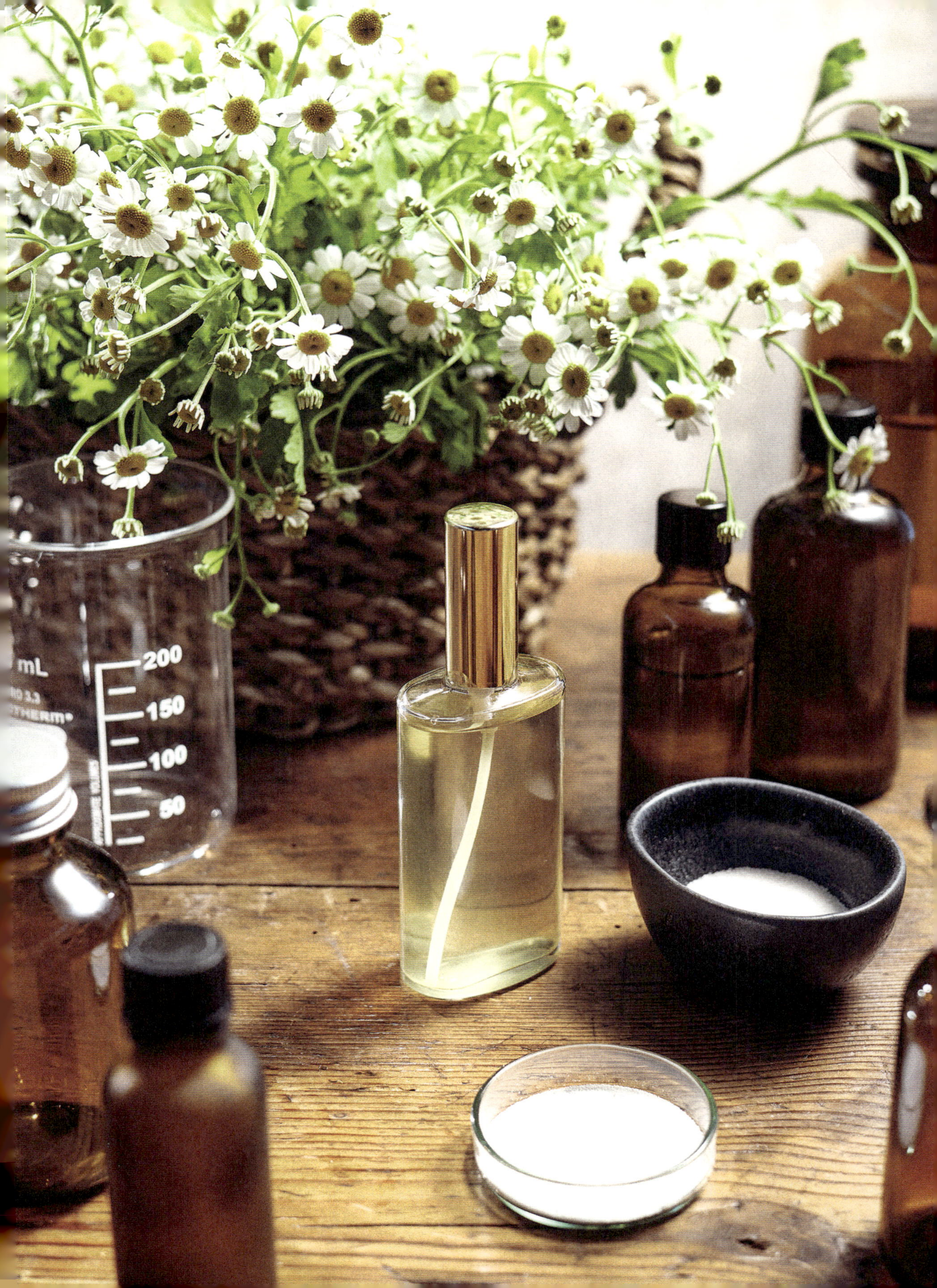
mL
200
150
100
50

MAREIKES ANTIMIKROBIELLER TONER

TONER

Diese Rezeptur habe ich mir, bevor sich meine Liebe zu deutschen Rohstoffen ausprägte, gegen meine Unreinheiten überlegt. Sie liegt mir sehr am Herzen, denn die Glücksgefühle, die sie mir durch die Klärung meiner Unreinheiten beschert hat, haben sich in mir mit dem Geruch der Rezeptur gefestigt. Die Hamamelis muss durch Alkohol gelöst sein, und die Wirkstoffe werden sehr hoch dosiert: Man merkt, dass dieses Rezept aus den Anfängen meiner Rührkarriere stammt, denn einige Formulierungsregeln kannte ich noch nicht. Die Rezeptur ist dennoch der Hammer! Ehrgeizig, hochpotent, ergebnisorientiert!

BENÖTIGTE UTENSILIEN/ZUBEHÖR: Becherglas, Waage, Messlöffel, Heizplatte, Thermometer, pH-Messpapier & Milchsäure, 50-ml-Glasfläschchen

ZEIT: 20 Min. | **SCHWIERIGKEIT:** leicht

MENGE: 50 g | **ART:** Toner

HAUTZUSTAND: trockene, zu Unreinheiten neigende Haut

PHASE	INHALTSSTOFF	WIRKUNG	%	g
A	Rosenhydrolat	beruhigend, entzündungshemmend, adstringierend	71,5	35,75
B	Pentylene Glycol	Feuchtigkeit spendend, konservierend	8	4
C	Niacinamide (Vitamin B_3)	glättend, öffnet verstopfte Porenausgänge	10	5
C	Hamamelis-Pflanzenextrakt	beruhigend, adstringierend	10	5
C	Teebaumöl	antimikrobiell	0,5	0,25

Schritt 1: Gib Rosenhydrolat (Phase A) in ein Becherglas.

Schritt 2: Gib Pentylene Glycol (Phase B) hinzu und verrühre gründlich.

Schritt 3: Gib die Komponenten C hinzu und verrühre gründlich.

Schritt 4: Den pH-Wert kontrollieren, bei Bedarf mit Milchsäure auf pH 5 einstellen. Das Spray noch einmal kräftig mit dem Messlöffel rühren und in eine Flasche mit Sprühaufsatz füllen.

Tipps & Tricks:

Ich habe den antimikrobiellen Toner morgens und abends gemeinsam mit dem milden Reiniger und dem Intensivöl verwendet. Obwohl der antimikrobielle Toner der Rockstar der Reihe ist, ist zudem eine sanfte Reinigung, Entzündungshemmung und die Regulierung der Talgproduktion bei Misch- bis unreiner Haut wichtig.

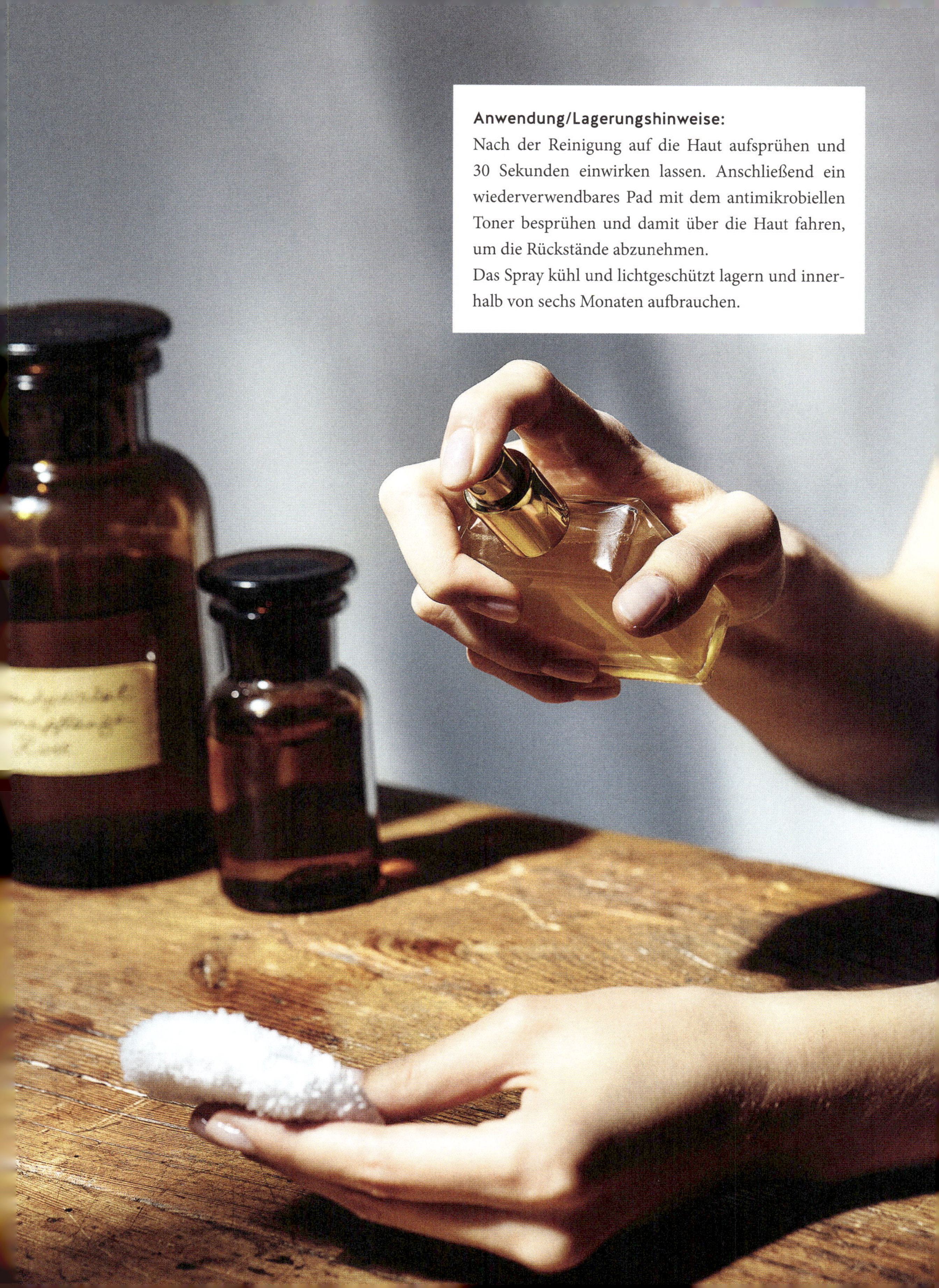

Anwendung/Lagerungshinweise:
Nach der Reinigung auf die Haut aufsprühen und 30 Sekunden einwirken lassen. Anschließend ein wiederverwendbares Pad mit dem antimikrobiellen Toner besprühen und damit über die Haut fahren, um die Rückstände abzunehmen.
Das Spray kühl und lichtgeschützt lagern und innerhalb von sechs Monaten aufbrauchen.

»SOMMERREGEN«-HYALURONSERUM

SERUM

Inspiriert von feuchten Tagen und warmer Erde am Waldrand, soll dieses Hyaluronserum jedwede nach Feuchtigkeit dürstende Haut sanft in frische Sommerfeuchtigkeit einhüllen. Ein Zusatz an Panthenol verhilft sonnengeschädigter, ausgetrockneter Haut zu neuer Frische. Dieses niedrigviskose, beruhigende und regenerierende Kosmetikum kommt zudem mit nur fünf Inhaltsstoffen aus!

BENÖTIGTE UTENSILIEN/ZUBEHÖR: Becherglas, Waage, Messlöffel, pH-Messpapier & Milchsäure, 50-ml-Flasche mit Pumpaufsatz

ZEIT: 20 Min. | **SCHWIERIGKEIT:** leicht

MENGE: 50 g | **ART:** Gel

HAUTZUSTAND: trockene, feuchtigkeitsarme und normale Haut

PHASE	INHALTSSTOFF	WIRKUNG	%	g
A	Rosenhydrolat	beruhigend, entzündungshemmend, adstringierend	88,25	44,125
B	Pentylene Glycol	Feuchtigkeit spendend, konservierend	5	2,5
C	NKM-Hyaluron-Feuchtigkeitskomplex	Feuchtigkeit spendend, glättend, aufpolsternd, gelbildend	1	0,5
C	Glycerin	Feuchtigkeit spendend, Elastizität fördernd	5	2,5
C	Panthenol 75 W	Feuchtigkeit spendend, entzündungshemmend, regenerierend	0,75	0,375

Schritt 1: Gib Rosenhydrolat in ein Becherglas und erhitze es auf 70 °C.
Schritt 2: Gib Pentylene Glycol (Phase B) hinzu und verrühre gründlich.
Schritt 3: Gib die Komponenten der Phase C hinzu und verrühre gründlich.
Schritt 4: Den pH-Wert kontrollieren, bei Bedarf mit Milchsäure auf pH 4,5 einstellen. Das Serum noch einmal kräftig mit dem Messlöffel rühren und in eine Flasche mit Pipettenaufsatz füllen.

Anwendung/Lagerungshinweise:
Das Serum in die Handflächen geben und sanft in die Haut einmassieren.
Das Serum kühl und lichtgeschützt lagern und innerhalb von sechs Monaten aufbrauchen.

Tipps & Tricks:
Mit ein wenig Algenextrakt oder ähnlich grünen Zusätzen kann diese Serumformulierung um eine optische Wirkung gegen Unreinheiten erweitert werden.

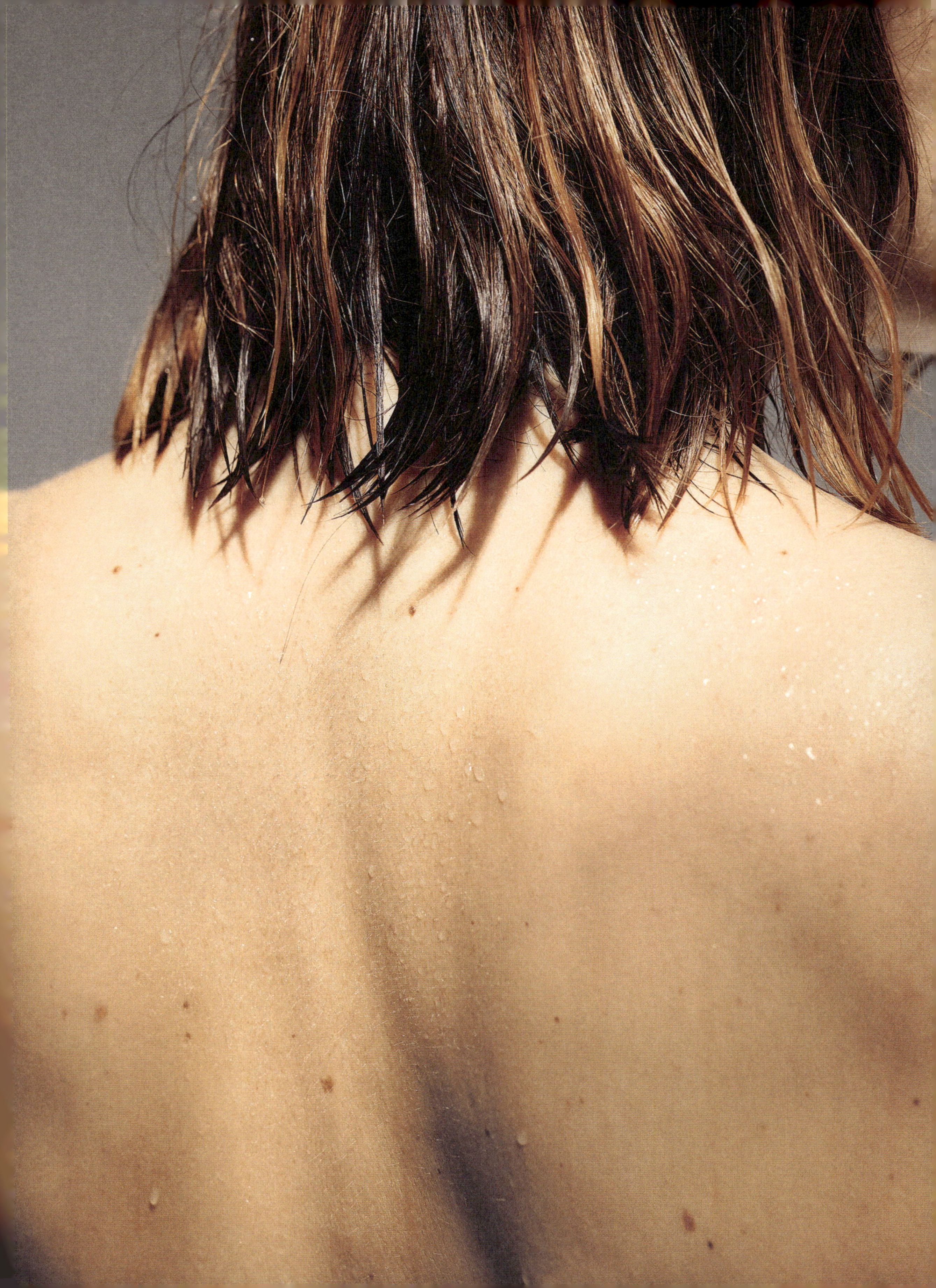

PEELENDER HONIGSCHLAMM

MASKE

Eine exquisite Zusammenstellung zellerneuernder und peelender Inhaltsstoffe für ein ganz neues Hautgefühl: Der peelende Honigschlamm eignet sich hervorragend als Reinigung sowie als Maske. Die Haut wird von störenden Bakterienkulturen befreit, von Enzymen gereinigt, sie wird weich durch pflegende Hydrolate und Öle und beruhigt durch Rügener Heilkreide. Für optimal ablaufende Hautfunktionen und ein strahlendes Hautbild.

BENÖTIGTE UTENSILIEN/ZUBEHÖR:
Becherglas, Waage, Messlöffel, Heizplatte, Thermometer

ZEIT: 30 Min. | **SCHWIERIGKEIT:** leicht

MENGE: 50 g | **ART:** Paste

HAUTZUSTAND: alle Hautzustände

PHASE	INHALTSSTOFF	WIRKUNG	%	g
A	Rosmarinhydrolat	belebend, durchblutungsfördernd	46	23
B	Honig	beruhigend, Elastizität fördernd	15	7,5
C	Pentylene Glycol	Feuchtigkeit spendend, konservierend	5	2,5
D	Rügener Heilkreide	Talgproduktion regulierend, beruhigend, heilend	12	6
D	Kakaopulver, stark entölt	antioxidativ, belebend	1	0,5
D	Mandelöl	pflegend, Elastizität fördernd	20	10
D	Papain	peelend	1	0,5

Schritt 1: Gib Rosmarinhydrolat (Phase A) in ein Becherglas.
Schritt 2: Gib Honig (Phase B) dazu und verrühre gründlich.
Schritt 3: Gib Pentylene Glycol (Phase C) hinzu und verrühre gründlich.
Schritt 4: Gib die Komponenten der Phase D hinzu und verrühre gründlich.
Schritt 5: Nutze das Peeling direkt und lagere es nicht ein. Diese Rezeptur wird zum Gebrauch angerührt, um auf starke Konservierungsmittel zu verzichten.

Tipps & Tricks:
Honig ist antibiotisch und antimikrobiell, reich an Vitaminen, Enzymen und Aminosäuren und so wunderbar bei empfindlichen oder unreinen Hautbildern geeignet. Trotzdem verwende ich ihn selten, einerseits um weiterhin bei Hobbyimkern einkaufen zu können, andererseits nutze ich Honig nur bei nicht lagernden Rezepturen wegen der mikrobiellen Stabilität. Bitte bezieht Honig stets aus verantwortlichen Quellen.

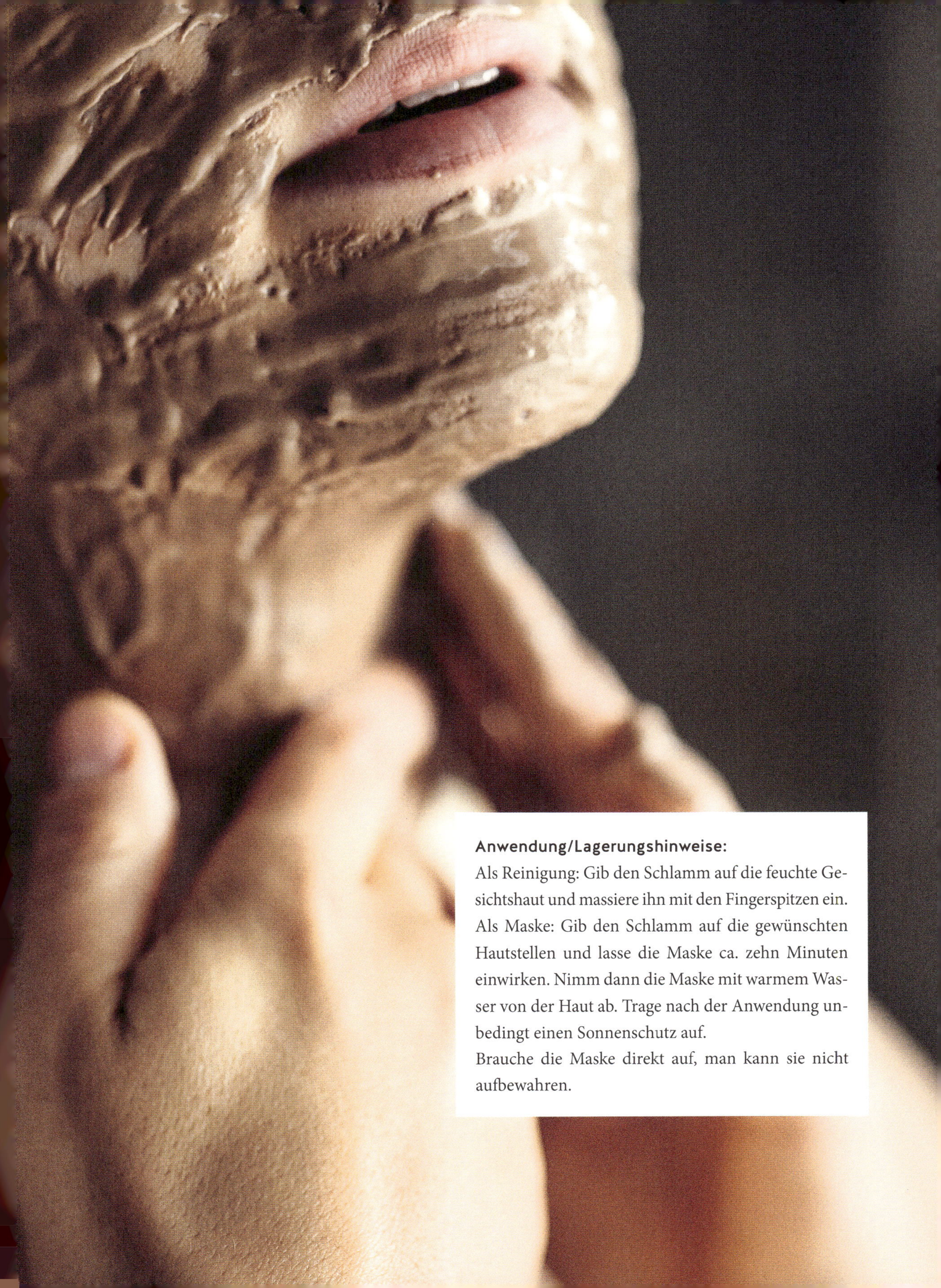

Anwendung/Lagerungshinweise:
Als Reinigung: Gib den Schlamm auf die feuchte Gesichtshaut und massiere ihn mit den Fingerspitzen ein. Als Maske: Gib den Schlamm auf die gewünschten Hautstellen und lasse die Maske ca. zehn Minuten einwirken. Nimm dann die Maske mit warmem Wasser von der Haut ab. Trage nach der Anwendung unbedingt einen Sonnenschutz auf.
Brauche die Maske direkt auf, man kann sie nicht aufbewahren.

ENTZÜNDUNGSHEMMENDES BALMKONZENTRAT

PFLEGE

So beliebt wie dieses ist kaum eins meiner Rezepte: Der tiefblaue Balm schmilzt bei Berührung zu einem entzündungshemmenden Konzentrat für Gesicht und Körper. Bisabolol, Chamazulen und Matricin, die Besonderheiten der Kamille, hüllen die Haut in eine beruhigende Rüstung. Die Hautfeuchte wird erhöht, Entzündungen und Reizungen werden gelindert und die Hautelastizität gefördert. So intensiv nährend, dass dieses Balmkonzentrat sich auch als Gesichtspflege eignet.

BENÖTIGTE UTENSILIEN/ZUBEHÖR:
Becherglas, Waage, Messlöffel, Heizplatte, 50-ml-Tiegel

ZEIT: 20 Min. | **SCHWIERIGKEIT:** leicht

MENGE: 50 g | **ART:** Salbe

HAUTZUSTAND: normale Haut, reife Haut

PHASE	INHALTSSTOFF	WIRKUNG	%	g
A	NKM-Kamillenöl in Soja	entzündungshemmend, antioxidativ, beruhiged	64	32
A	Pflaumenkern-butter	pflegend, beruhigend	20	10
A	Sonnenblumen-wachs	pflegend, rückfettend	8	4
B	Wildrosenöl	regenerierend, Kollagenproduktion fördernd	5	2,5
B	NKM-Pflanzen-komplex-Reiniger	entzündungshemmend, antioxidativ, beruhigend	3	1,5
C	Getrocknete Kornblumen-blüten	regenerierend, beruhigend	q. s.	q. s.

Schritt 1: Die Phase A in ein Becherglas einwiegen und behutsam auf einer Heizplatte aufschmelzen, bis alles flüssig geworden ist.
Schritt 2: Die Phase B zugeben und sanft miteinander vermengen.
Schritt 3: Den flüssigen Balm in einen Tiegel füllen. Optional: Anschließend 5 bis 10 Kornblumen-Blütenblätter auf die Oberfläche rieseln lassen.
Schritt 4: Den Balm mindestens 12 Stunden aushärten lassen.

Anwendung/Lagerungshinweise:
Gib morgens und abends eine erbsengroße Menge des Balmkonzentrats auf die warm-feuchte Haut und massiere ihn sanft mit den Fingerspitzen ein.
Den Balm kühl und trocken lagern und innerhalb von sechs Monaten aufbrauchen.

Tipps & Tricks:
Blau ist eine seltene Farbe der Natur, man findet sie in unseren Regionen fast nur in der Kamille. Das darin enthaltene blaue Chamazulen färbt jedoch die Haut nicht.

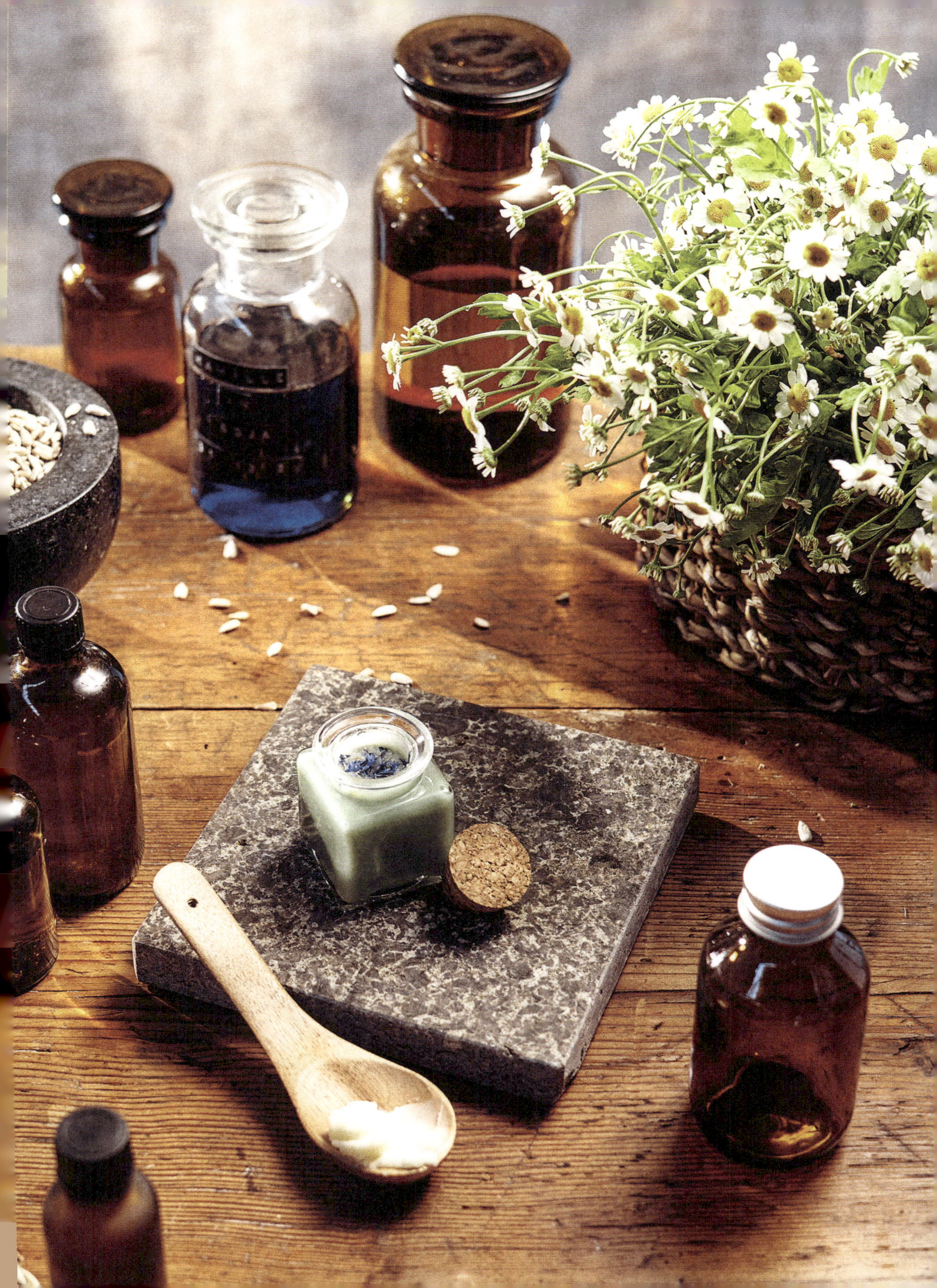

AHA-BHA-PEELING-BOOSTER

TONER

Chemische Peelings sind gerade voll im Trend, und AHA und BHA sind zu Recht ganz vorne mit dabei: Diese Hydroxysäuren peelen sowohl auf der Hautoberfläche als auch in den Poren. Die Zellerneuerung wird angeregt, Pigmentflecken werden reduziert und Poren verkleinert. Selbst die Hautfeuchte und Elastizität werden verbessert! Lasst euch von dem Begriff »chemische Peelings« nicht in die Irre führen: Diese Rezeptur ist vegan und enthält mindestens 90 Prozent einer pflanzlichen Basis.

BENÖTIGTE UTENSILIEN/ZUBEHÖR:
Schutzbrille, Mund-Nasen-Schutz, Handschuhe, Becherglas, kleines Becherglas, Waage, Messlöffel, pH-Messpapier & Milchsäure, Spritztüte/Pipette, 100-ml-Flasche mit Pumpaufsatz

ZEIT: 20 Min. | **SCHWIERIGKEIT:** leicht

MENGE: 100 g | **ART:** Toner

HAUTZUSTAND: alle Hautzustände

PHASE	INHALTSSTOFF	WIRKUNG	%	g
A	Rosenhydrolat	beruhigend, entzündungshemmend, adstringierend	84	84
A	Pentylene Glycol	Feuchtigkeit spendend, konservierend	5	5
B	Glycerin	Feuchtigkeit spendend, Elastizität fördernd	5	5
B	70%ige Glycolsäure	peelend, Zellerneuerung anregend	5	5
B	Weidenrindenextrakt	peelend, Zellerneuerung anregend	1	1

Achtung: Wir arbeiten mit puren Säuren. Bitte Schutzbrille, Mund-Nasen-Schutz und Handschuhe verwenden!

Schritt 1: Wiege die Komponenten der Phase A in das Becherglas ein und erhitze sie auf 80 °C.

Schritt 2: Wiege die Komponenten der Phase B in ein zweites Becherglas ein und vermenge sie gründlich miteinander.

Schritt 3: Gib die Phase B zur Phase A hinzu und arbeite sie homogen ein.

Schritt 4: Den pH-Wert bei Handwärme (< 40 °C) messen, bei Bedarf auf pH 4 korrigieren.

Schritt 5: Mit einer Spritztüte oder großen Pipette in eine Glasflasche mit Tropfaufsatz abfüllen.

Anwendung/Lagerungshinweise:
Den Peeling-Booster an zwei bis drei Abenden die Woche unverdünnt auf die gereinigte, trockene Haut auftragen und mit den Fingerspitzen einklopfen. Über Nacht auf der Haut ruhen lassen. Am nächsten Morgen Sonnenschutz verwenden.
Bitte verwende den Peeling-Booster in Schwangerschaft und Stillzeit nur nach ärztlicher Rücksprache.
Das Peeling licht- und wärmegeschützt lagern und innerhalb von sechs Monaten aufbrauchen.

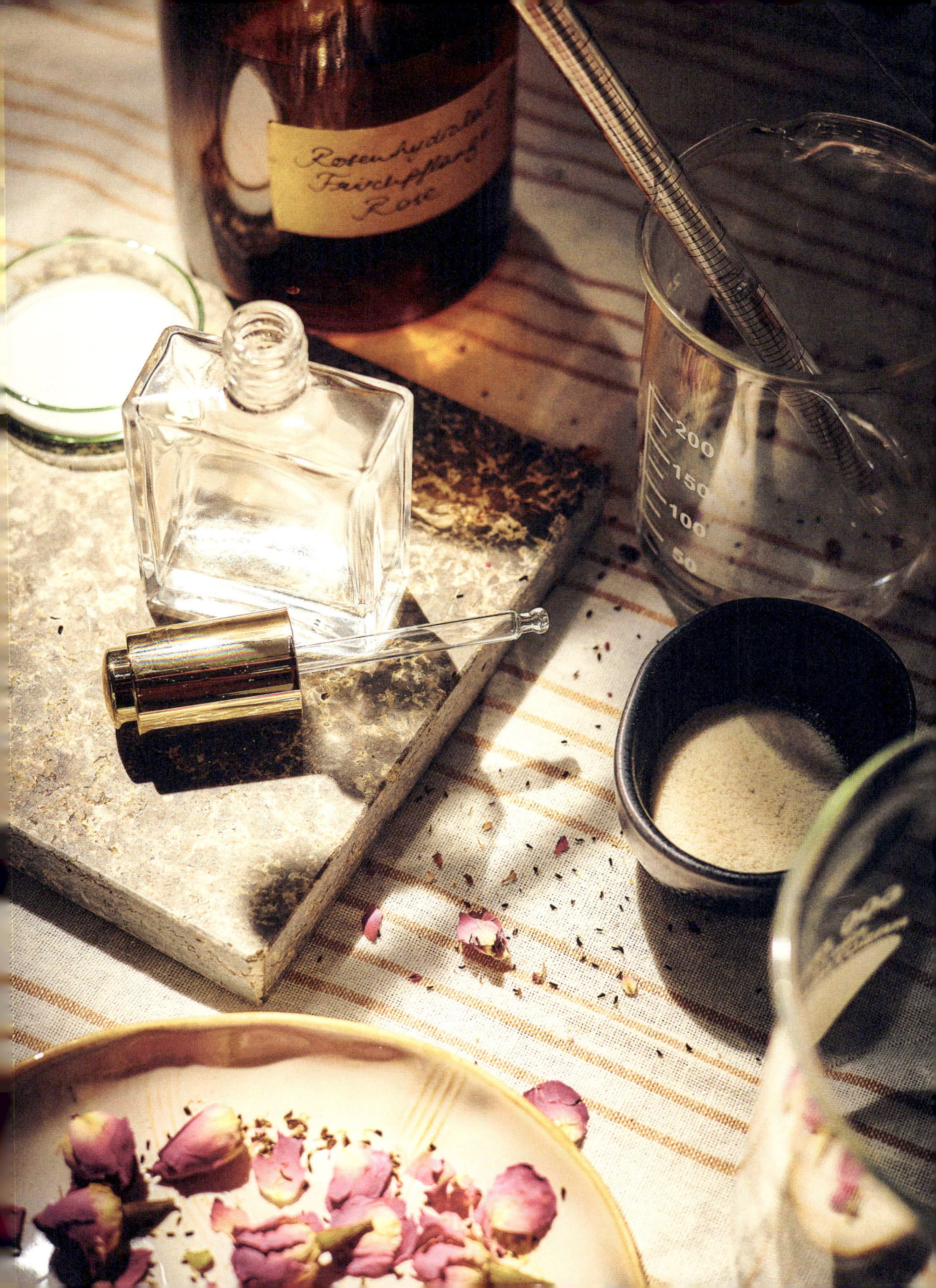
Rosenhydrolat
Frischpflanze
Rose
200
150
100
50

10-%-NIACINAMID-1-%-ZINK-SERUM

SERUM

Kommt euch der Name bekannt vor? Dieses berühmte Serum könnt ihr selbst herstellen – und sogar mit leichten Optimierungen! Statt Wasser nehme ich Rosenhydrolat, statt eines synthetischen Gelbildners einen natürlichen: Ansonsten ist es dasselbe Produkt! Hilfreich gegen Unreinheiten und Pigmentflecken, bei fettender und glänzender Haut zur Regulation der Talgproduktion und für einen den Teint ausgleichenden, ebnenden und entzündungshemmenden Effekt.

BENÖTIGTE UTENSILIEN/ZUBEHÖR:
Becherglas, Petrischale, Waage, pH-Messpapier & Milchsäure, Spritztüte/Pipette, 50 ml-Fläschchen mit Pumpaufsatz

ZEIT: 20 Min. | **SCHWIERIGKEIT:** leicht

MENGE: 50 g | **ART:** Gel

HAUTZUSTAND: Misch- bis unreine Haut, sensible Haut

PHASE	INHALTSSTOFF	WIRKUNG	%	g
A	Rosenhydrolat	beruhigend, entzündungshemmend, adstringierend	80	40
A	Pentylene Glycol	Feuchtigkeit spendend, konservierend	5,6	2,8
B	Glycerin	Feuchtigkeit spendend, Elastizität fördernd	3	1,5
B	Xanthan	gelbildend	0,4	0,2
C	Zink PCA	entzündungshemmend, ausgleichend	1	0,5
C	Niacinamide (Vitamin B_3)	glättend, öffnet verstopfte Porenausgänge	10	5

Schritt 1: Phase A in das Becherglas einwiegen.
Schritt 2: Phase B in eine Petrischale einwiegen, gründlich vermengen.
Schritt 3: Gib die Phase B zur Phase A hinzu und arbeite sie homogen ein.
Schritt 4: Wiege die Wirkstoffe der Phase C direkt in das Becherglas ein und vermenge alles homogen.
Schritt 5: Den pH-Wert messen, bei Bedarf mithilfe der Milchsäure auf pH 5 – 6 korrigieren.
Schritt 6: Das Serum mithilfe einer Spritztüte oder großen Pipette in eine Glasflasche mit Pumpaufsatz abfüllen.

Tipps & Tricks:

Weil wir ein bestehendes Produkt, das man sonst fertig kaufen müsste, nachrühren wollen, habe ich die Star-Rohstoffe so hoch dosiert gelassen, wie sie vorgegeben sind. Für mein Empfinden ist die Dosierung extrem hoch, zumal ich keine Studien kenne, die einen Einsatz von Niacinamid über 3 – 5 % rechtfertigen. Die Rezeptur wäre meiner Meinung nach bereits mit 5 % Niacinamid, 0,5 % Zink, die Abzüge aufgefüllt mit Rosenhydrolat, sinnvoll.

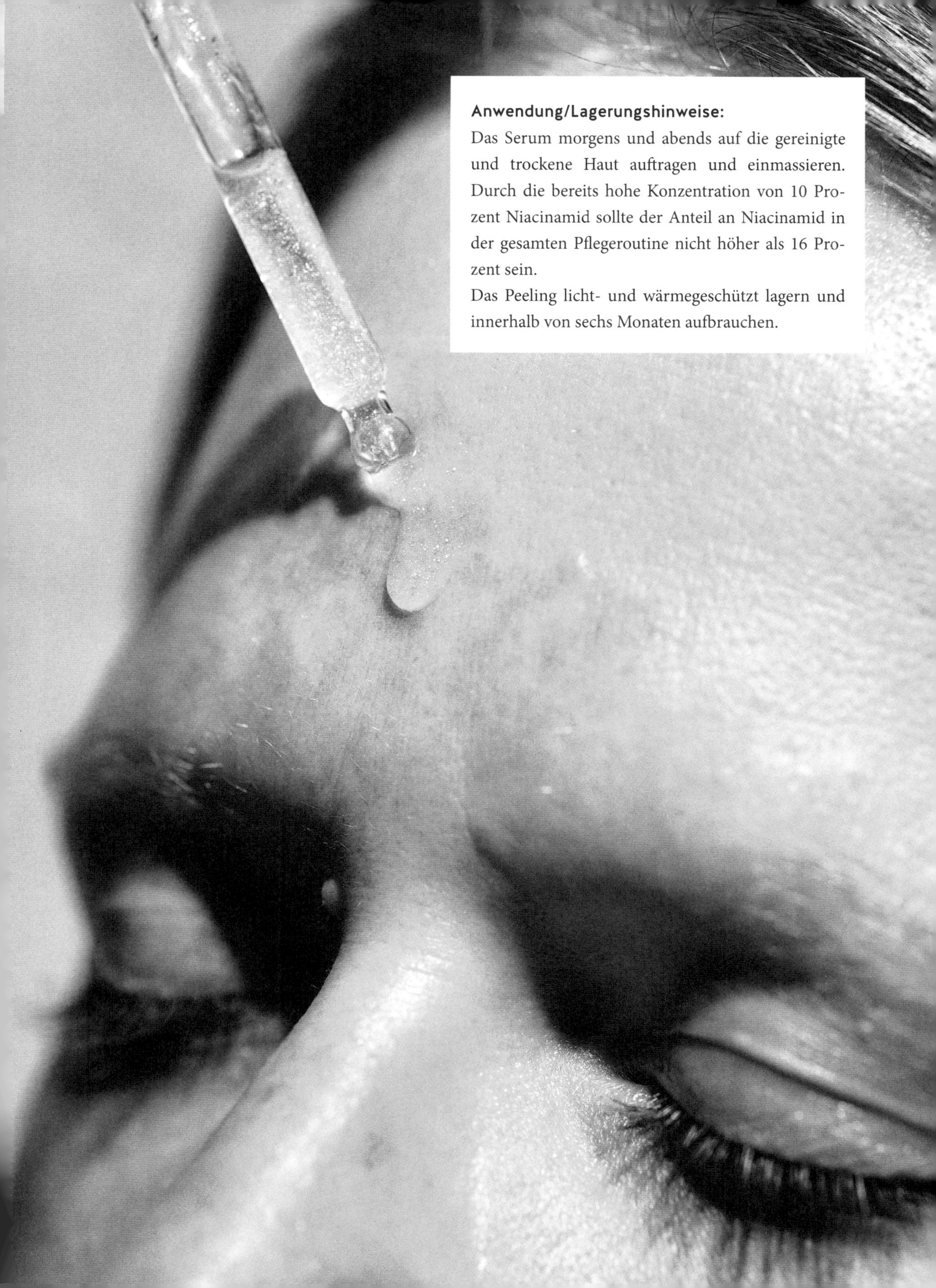

Anwendung/Lagerungshinweise:

Das Serum morgens und abends auf die gereinigte und trockene Haut auftragen und einmassieren. Durch die bereits hohe Konzentration von 10 Prozent Niacinamid sollte der Anteil an Niacinamid in der gesamten Pflegeroutine nicht höher als 16 Prozent sein.

Das Peeling licht- und wärmegeschützt lagern und innerhalb von sechs Monaten aufbrauchen.

PIGMENTIERUNGEN BEKÄMPFEN – DES VITAMIN-C-SERUM

SERUM

Wusstet ihr, dass unser Gehirn erst Pigmentflecken und dann Falten analysiert, wenn wir das Alter einer Person schätzen? Dieses Serum mit hoch dosiertem Vitamin C löst Hyperpigmentierungen auf und dient so einem ebenen Teint. Weil das Pigment Melanin abgetragen und die Neubildung verlangsamt wird, hilft dieses Serum auch bei Sommersprossen!

BENÖTIGTE UTENSILIEN/ZUBEHÖR:
Becherglas, Petrischale, Waage, pH-Messpapier & Milchsäure, Spritztüte/Pipette, 50-ml-Glasfläschchen mit Pipettenaufsatz

ZEIT: 20 Min. | **SCHWIERIGKEIT:** leicht

MENGE: 50 g | **ART:** Gel

HAUTZUSTAND: alle Hautzustände

PHASE	INHALTSSTOFF	WIRKUNG	%	g
A	Rosenhydrolat	beruhigend, entzündungshemmend, adstringierend	78,8	39,4
A	Pentylene Glycol	Feuchtigkeit spendend, konservierend	5,6	2,8
B	Glycerin	Feuchtigkeit spendend, Elastizität fördernd	3	1,5
B	Xanthan	gelbildend	0,6	0,3
C	Vitamin C (Ascorbic Acid)	antioxidativ, gegen Hyperpigmentierung, Zellerneuerung fördernd	10	5
C	Aloe Vera 200:1	beruhigend, entzündungshemmend	2	1

Schritt 1: Wiege die Komponenten der Phase A in das Becherglas ein.
Schritt 2: Wiege die Komponenten der Phase B in eine Petrischale ein und vermenge sie gründlich miteinander.
Schritt 3: Gib die Phase B zur Phase A hinzu und arbeite sie homogen ein.
Schritt 4: Wiege die Wirkstoffe der Phase C direkt in das Becherglas ein und vermenge alles homogen.
Schritt 5: Den pH-Wert messen, bei Bedarf mit wenigen Tropfen der Milchsäure auf pH 3 korrigieren. Wem das Serum noch zu flüssig sein sollte, kann hier durch die Zugabe von 0,2 % Xanthan nachhelfen!
Schritt 6: Mithilfe einer Spritztüte oder großen Pipette in eine Glasflasche mit Pipettenaufsatz abfüllen.

Anwendung/Lagerungshinweise:
Das Serum morgens und abends auf die gereinigte und trockene Haut auftragen und einmassieren. Morgens anschließend einen Sonnenschutz verwenden. Das Vitamin-C-Serum licht- und wärmegeschützt lagern und innerhalb von drei Monaten aufbrauchen.

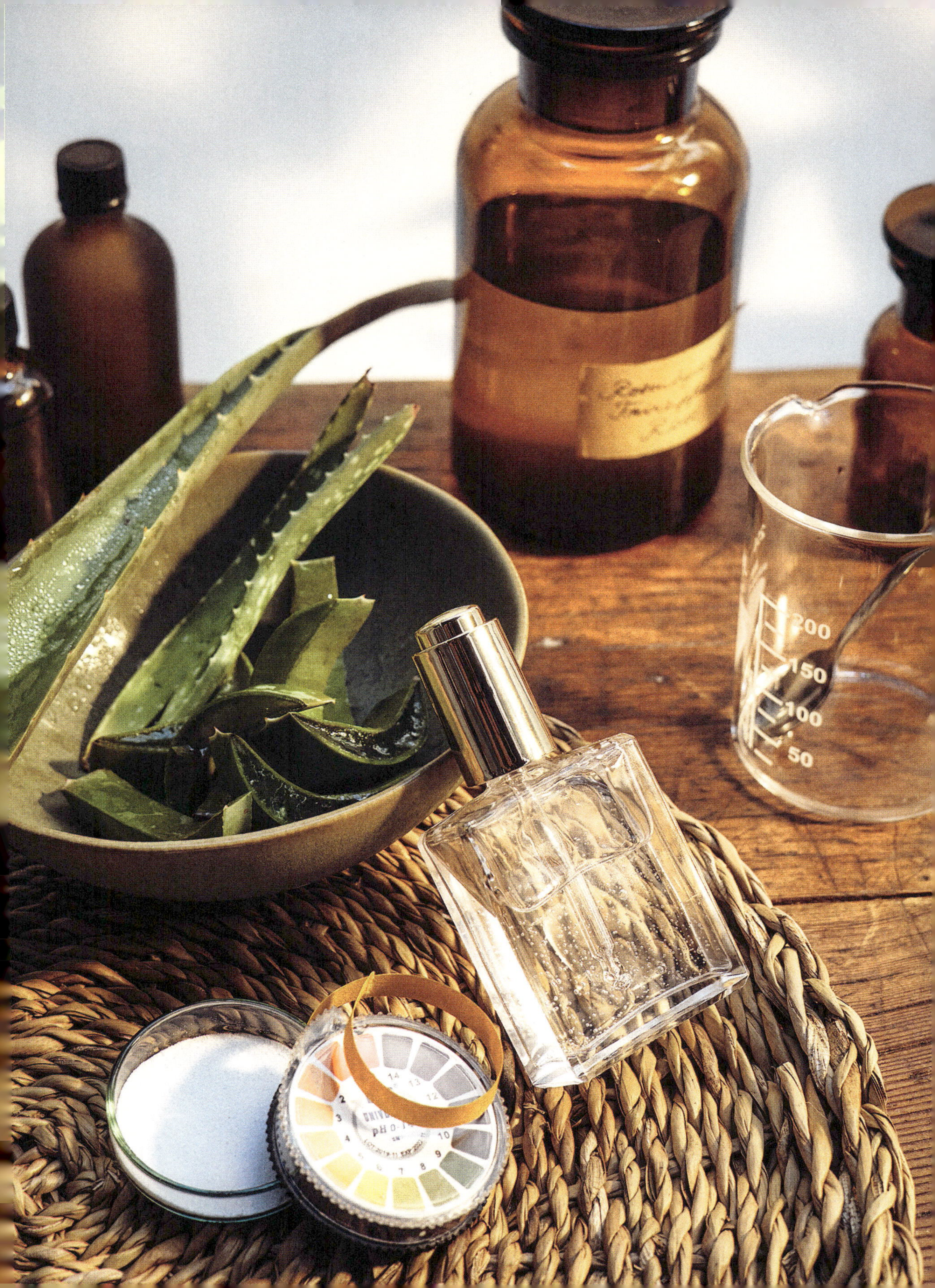
200
150
100
50

3-IN-1 BABYAPFEL-MIZELLENWASSER

REINIGUNG

Schnelle Reinigung, regulierende Tonisierung, beruhigende Pflege: All das kann dieses Mizellenwasser. Mit zellerneuernden Pflanzenkomplexen (darunter Babyapfel und Schafgarbe), reinigenden Zuckertensiden und den pH-Wert der Haut regulierenden Eigenschaften ist dieses Mizellenwasser ein schneller, unkomplizierter Ersatz für Hautpflege mit wenig Zeit!

BENÖTIGTE UTENSILIEN/ZUBEHÖR:
Becherglas, Petrischale, Waage, pH-Messpapier & Milchsäure, 100-ml-Fläschchen mit Sprühaufsatz
ZEIT: 20 Min. | **SCHWIERIGKEIT:** leicht
MENGE: 100 g | **ART:** Toner
HAUTZUSTAND: alle Hautzustände

PHASE	INHALTSSTOFF	WIRKUNG	%	g
A	Kornblumenhydrolat	beruhigend, entzündungshemmend	82,4	82,4
A	Pentylene Glycol	Feuchtigkeit spendend, konservierend	5,6	5,6
B	Glycerin	Feuchtigkeit spendend, fördert die Elastizität	5	5
B	NKM-Apfel-und-Schafgarbe-Komplex	ausgleichend, Hautfeuchte regulierend, beruhigend	4	4
C	NKM-Zuckertenside	für eine sehr milde Reinigung	3	3

Schritt 1: Wiege die Komponenten der Phase A in das Becherglas ein.
Schritt 2: Wiege die Komponenten der Phase B in ein zweites 2 x Becherglas ein und vermenge sie gründlich miteinander.
Schritt 3: Gib die Zuckertenside hinzu und vermenge sie homogen mit den anderen Inhaltsstoffen.
Schritt 4: Den pH-Wert messen, bei Bedarf mithilfe der Milchsäure auf 5 bis 5,5 korrigieren.
Schritt 5: Mithilfe einer großen Pipette in eine Glasflasche mit Sprühaufsatz abfüllen.

Anwendung/Lagerungshinweise:
Das Mizellenwasser auf ein Wattepad geben und sanft über das Gesicht fahren.
Das Mizellenwasser licht- und wärmegeschützt lagern und innerhalb von sechs Monaten aufbrauchen.

Tipps & Tricks:
Mizellenwässer sind ideal, um von Einweg-Reinigungstüchern wegzukommen und zu einer nachhaltigeren, hautfreundlicheren Lösung zu wechseln.

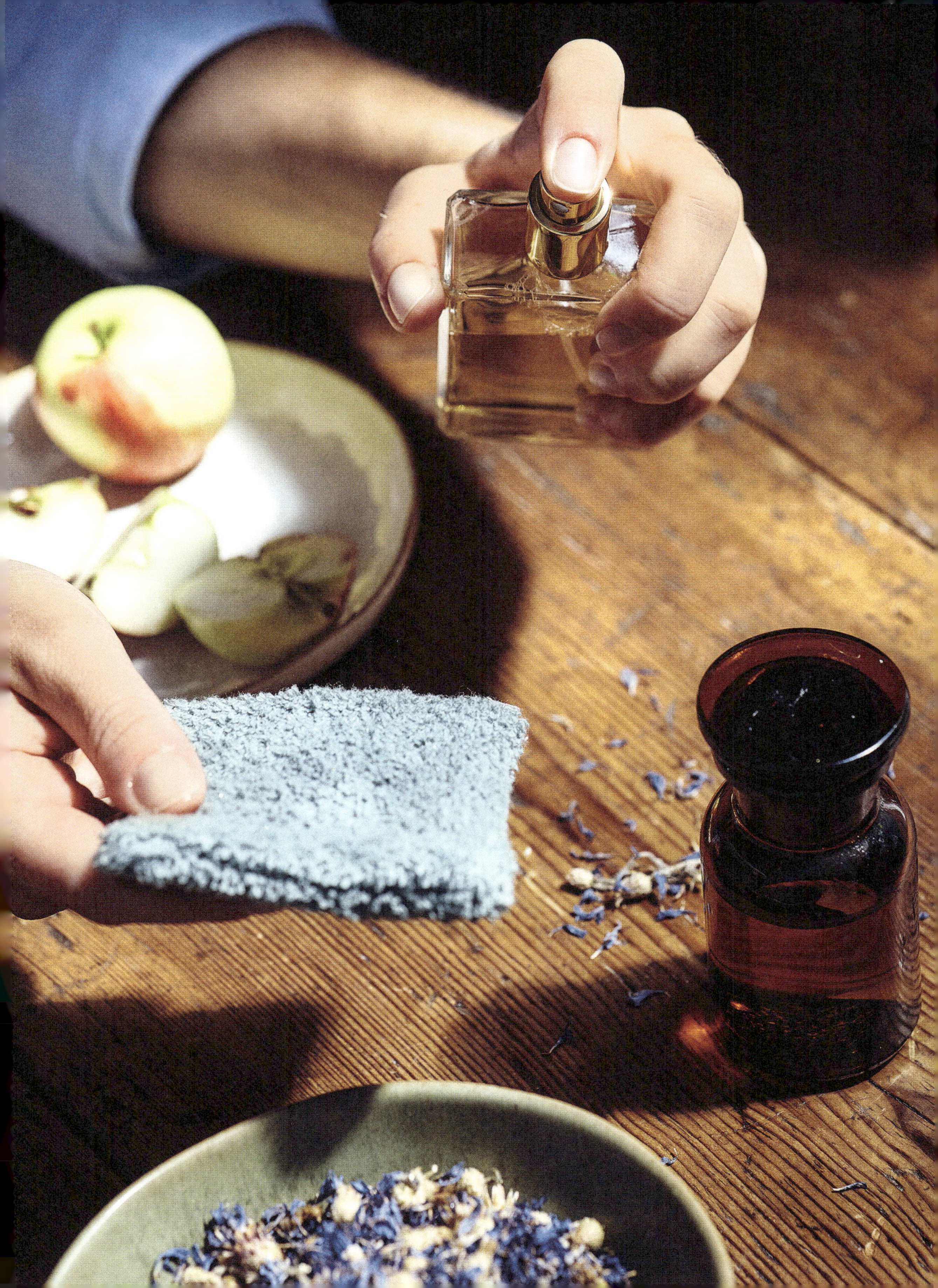

NACHTAUFBAU-SERUM

SERUM

Nachts eignen sich reichhaltige Inhaltsstoffe mit langsamen, dafür potenten Wirkungsweisen, die während der körpereigenen Regenerationsprozesse wirksam sind. Dieses Serum unterstützt zur Falten- und Pigmentfleckenprävention bei reifen und beanspruchten Hautzuständen über Nacht den Aufbau der Haut.

BENÖTIGTE UTENSILIEN/ZUBEHÖR:
2 x Becherglas, Waage, pH-Messpapier & Milchsäure, Spritztüte/Pipette, 30-ml-Glasfläschchen mit Pipettenaufsatz

ZEIT: 30 Min. | **SCHWIERIGKEIT:** mittel

MENGE: 30 g | **ART:** Gel

HAUTZUSTAND: trockene, reife, sensible Haut

PHASE	INHALTSSTOFF	WIRKUNG	%	g
A	Kamillenhydrolat	beruhigend, entzündungshemmend	81,4	24,42
A	Pentylene Glycol	Feuchtigkeit spendend, konservierend	5,5	1,65
B	Glycerin	Feuchtigkeit spendend, Elastizität fördernd	5	1,5
B	NKM-Hyaluron Feuchtigkeitskomplex	Feuchtigkeit spendend, glättend, aufpolsternd	0,6	0,18
C	Dermagenist	Feuchtigkeit speichernd, aufpolsternd, glättend	0,5	0,15
C	Ringelblumenblüten-Pflanzenextrakt	beruhigend, Rötungen lindernd	2	0,6
C	Prodew® 600	Feuchtigkeit speichernd	2	0,6
C	Niacinamide (Vitamin B_3)	glättend, öffnet verstopfte Porenausgänge	3	0,9

Schritt 1: Wiege die Komponenten der Phase A in das Becherglas ein.
Schritt 2: Wiege die Komponenten der Phase B in ein zweites Becherglas ein und vermenge sie gründlich miteinander.
Schritt 3: Gib die Phase B zur Phase A hinzu und arbeite sie homogen ein.
Schritt 4: Wiege die Wirkstoffe der Phase C direkt in das Becherglas ein und vermenge alles homogen. Optional: Wer Vitamin E bereits zu Hause hat, kann an dieser Stelle für ein weiteres Vitamin einen Tropfen hinzufügen.
Schritt 5: Den pH-Wert messen, bei Bedarf mit wenigen Tropfen Milchsäure auf pH 5 bis 5,5 korrigieren.
Schritt 6: Mithilfe einer Spritztüte oder großen Pipette in eine Glasflasche mit Pipettenaufsatz abfüllen.

Anwendung/Lagerungshinweise:
Das Nachtaufbau-Serum abends auf die gereinigte und trockene Haut auftragen und einmassieren.
Das Serum licht- und wärmegeschützt lagern und innerhalb von sechs Monaten aufbrauchen.

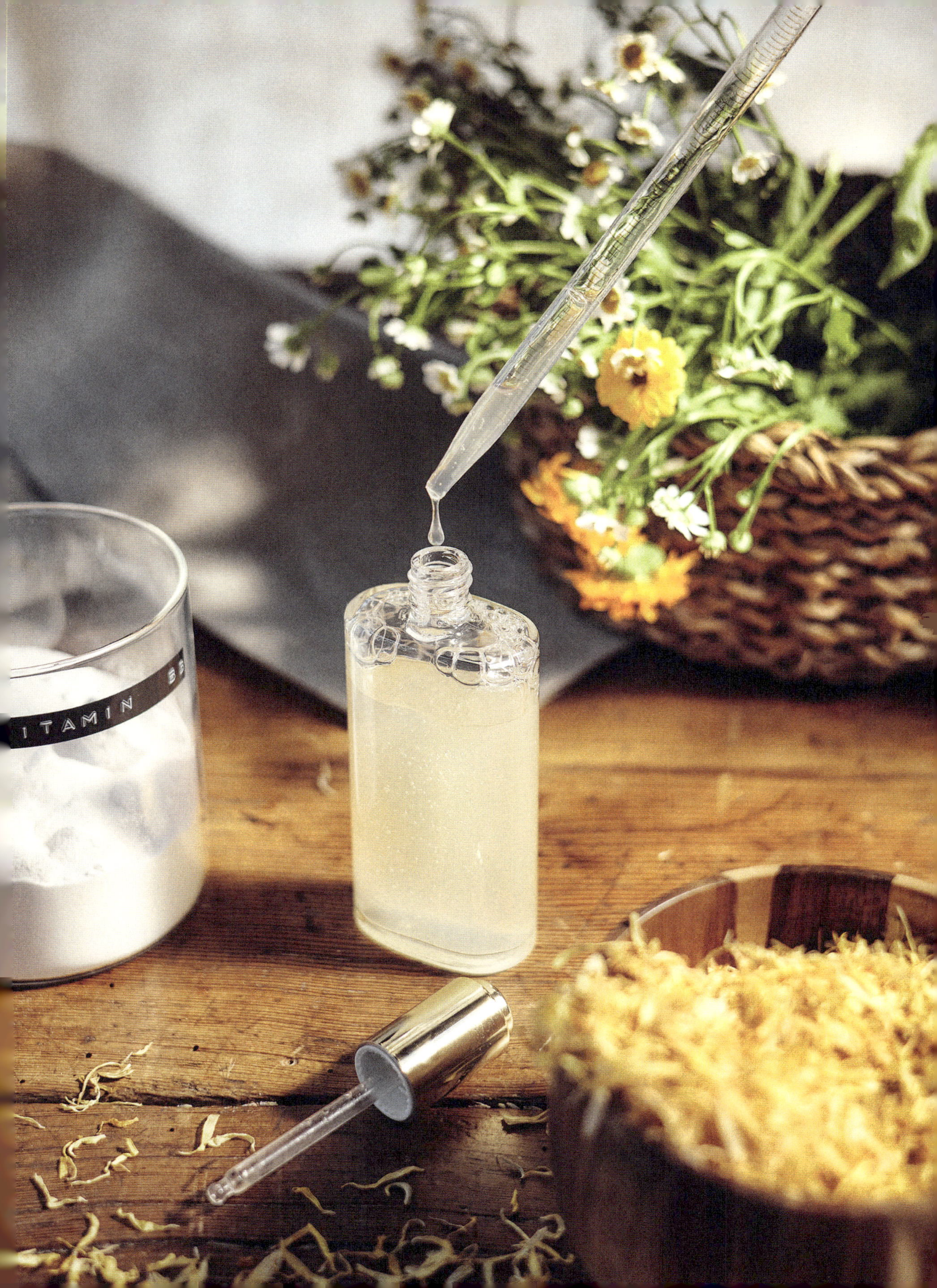
ITAMIN

BARRIERESCHUTZSCHICHT-STIFT

PFLEGE

Etwas Fettspendendes mit fettlöslichen Wirkstoffen wie diesen Stift sollten wir – ebenso wie etwas Feuchtigkeitspendendes – immer dabeihaben. Um einen Stift zu kreieren, der wie eine zweite Barriereschutzschicht die Haut vor Wind und Wetter schützt, nehmen wir besonders okklusive, abdichtende Inhaltsstoffe. Er ist so auch beim Skifahren, Segeln oder Surfen besonders gut geeignet!

BENÖTIGTE UTENSILIEN/ZUBEHÖR: Becherglas, Feinwaage, Messlöffel, Heizplatte, Thermometer, Lippenstifthülsen: 5 für 10 g

ZEIT: 20 Min. | **SCHWIERIGKEIT:** leicht

MENGE: 50 g | **ART:** Ölmischung

HAUTZUSTAND: trockene Haut, normale Haut, empfindliche Haut

PHASE	INHALTSSTOFF	WIRKUNG	%	g
A	Mandelöl	regenerierend, pflegend, Elastizität fördernd	50	25
A	Candelillawachs	pflegend, Konsistenz gebend	24	12
A	Pflaumenkern-butter	pflegend, schützend, regenerierend	20	10
A	Phytosteryl Macadamiate	Barriereschutzschicht fördernd, pflegend	5	2,5
B	Vitamin E	antioxidativ	1	0,5

Schritt 1: Wiege die Komponenten der Phase A in ein Becherglas ein und erhitze sie schonend auf 70 °C.
Schritt 2: Arbeite das Vitamin E (Phase B) mit hinein.
Schritt 3: Fülle die Lippenstifthülse vollständig mit der geschmolzenen Fettphase. Lasse sie erkalten, während du den übrigen Inhalt des Becherglases auf der Heizplatte schonend geschmolzen hältst.
Schritt 4: Sobald der Stift erhärtet, bildet sich in der Mitte ein Loch. Fülle dieses Loch mit weiterer Fettphase aus deinem Becherglas. Forme eine runde Spitze des Stifts, indem du per Oberflächenspannung tröpfchenweise eine Kuppel bildest und diese erkalten lässt.
Schritt 5: Stülpe den Deckel über und beschrifte deinen Barriereschutzstift.
Wiederhole die Schritte 3 bis 5, bis alle Lippenstifthülsen gefüllt sind.

Anwendung/Lagerungshinweise:
Den Barriereschutzschicht-Stift auf besonders trockene und gereizte Hautareale geben und sanft einmassieren.
Den Barriereschutzschicht-Stift licht- und wärmegeschützt lagern und innerhalb von sechs Monaten aufbrauchen.

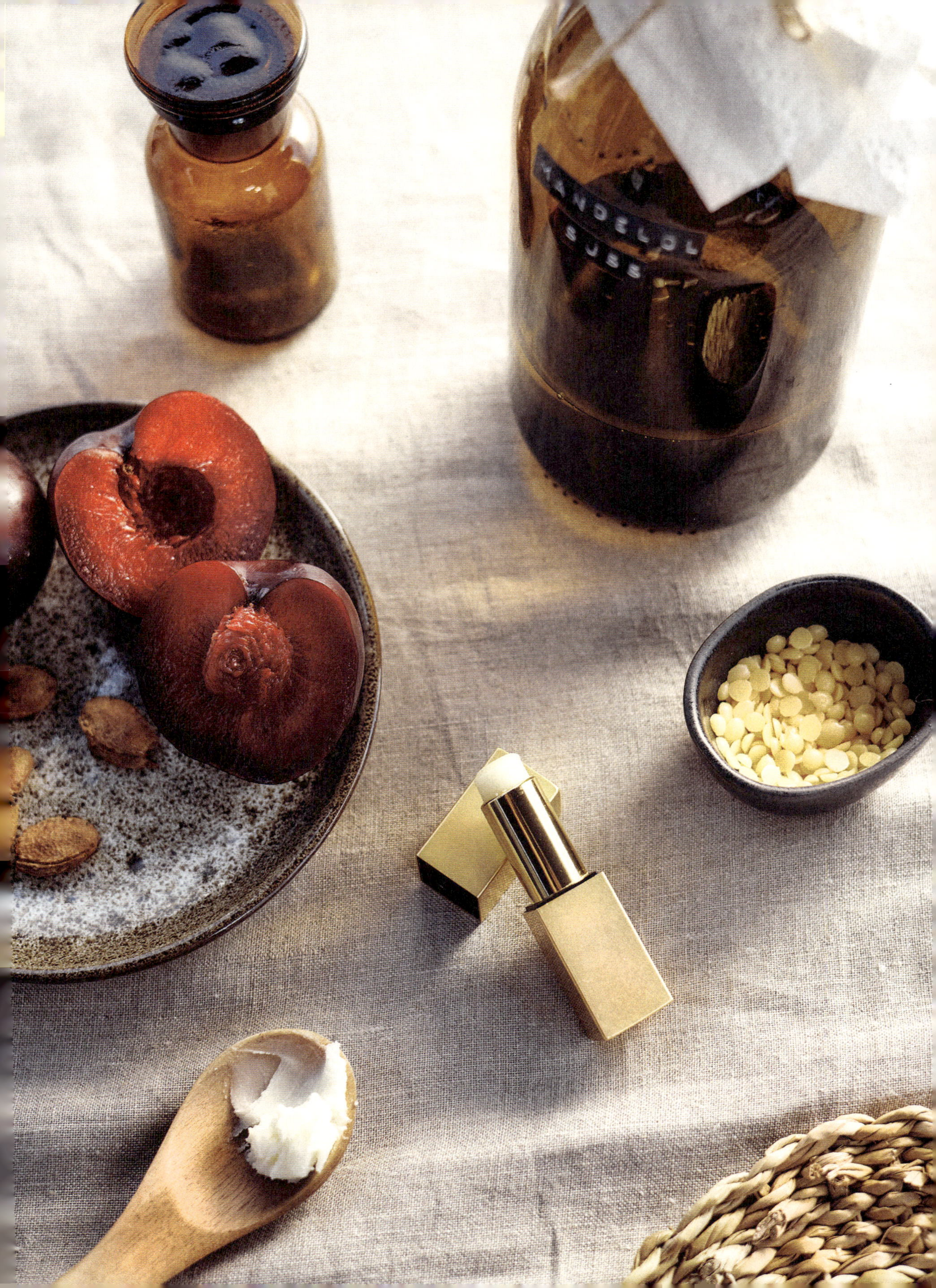

AUFPOLSTERNDE AUGENCREME

PFLEGE

BENÖTIGTE UTENSILIEN/ZUBEHÖR:
2 x Becherglas, 2 x Petrischale, Waage, Messlöffel, Heizplatten, pH-Papier & Milchsäure, 30-ml-Tiegel
ZEIT: 40 Min. | **SCHWIERIGKEIT:** mittel
MENGE: 30 g | **ART:** Emulsion
HAUTZUSTAND: reife, normale und trockene Haut

PHASE	INHALTSSTOFF	WIRKUNG	%	g
A	Quellwasser	Feuchtigkeit spendend	67,3	20,19
A	Pentylene Glycol	konservierend	5	1,5
B	Traubenkernöl	Elastizität fördernd	4	1,2
B	Phytosteryl Macadamiate	Barriereschutzschicht fördernd	1	0,3
B	Sonnenblumenwachs	rückfettend	1	0,3
B	Pflaumenkernbutter	beruhigend	6	1,8
B	Glycerinstearat SE	Emulgator	3	0,9
B	Cetylalkohol	Co-Emulgator	2	0,6
C	Glycerin	Feuchtigkeit spendend	3	0,9
C	Xanthan	gelbildend	0,2	0,06
D	Prodew® 600	Feuchtigkeit speichernd	1,5	0,45
D	Vitamin E	antioxidativ	1	0,3
D	Aloe vera 200:1	beruhigen	1	0,3
D	Wildrosenöl	für Kollagenproduktion	4	1,2

Diese Augencreme ist besonders reichhaltig, und ihre Inhaltsstoffe wurden so ausgewählt, dass sie präventiv gegen Falten wirkt und zudem die von Augenringen geplagte Augenpartie sanft aufpolstert.

Schritt 1: Wiege die Komponenten der Phase A in ein Becherglas ein. Erhitze sie auf ca. 80 °C.
Schritt 2: Wiege die Komponenten der Phase B in ein Becherglas ein. Erhitze sie auf ca. 75 °C.
Schritt 3: Phase A zügig zur Phase B geben und ca. 4 Minuten hochtourig rühren. Dann moderat umrühren, während die Emulsion erkaltet.
Schritt 4: In einer Petrischale Phase C anrühren, zur Emulsion geben, ca. 30 Sekunden hochtourig rühren.
Schritt 5: Die Rohstoffe der Phase D direkt ins Becherglas geben und mit einem Messlöffel gründlich unterrühren.
Schritt 6: Den pH-Wert kontrollieren, bei Bedarf mit Milchsäure auf pH 5 einstellen. Die Creme noch einmal kräftig mit dem Messlöffel rühren und in einen Tiegel füllen.

Anwendung/Lagerungshinweise:
Morgens und abends nach der Reinigung sanft auf die sensible Augenpartie verteilen und mit dem Ringfinger einklopfen.
Die Creme kühl und lichtgeschützt lagern und innerhalb von sechs Monaten aufbrauchen.

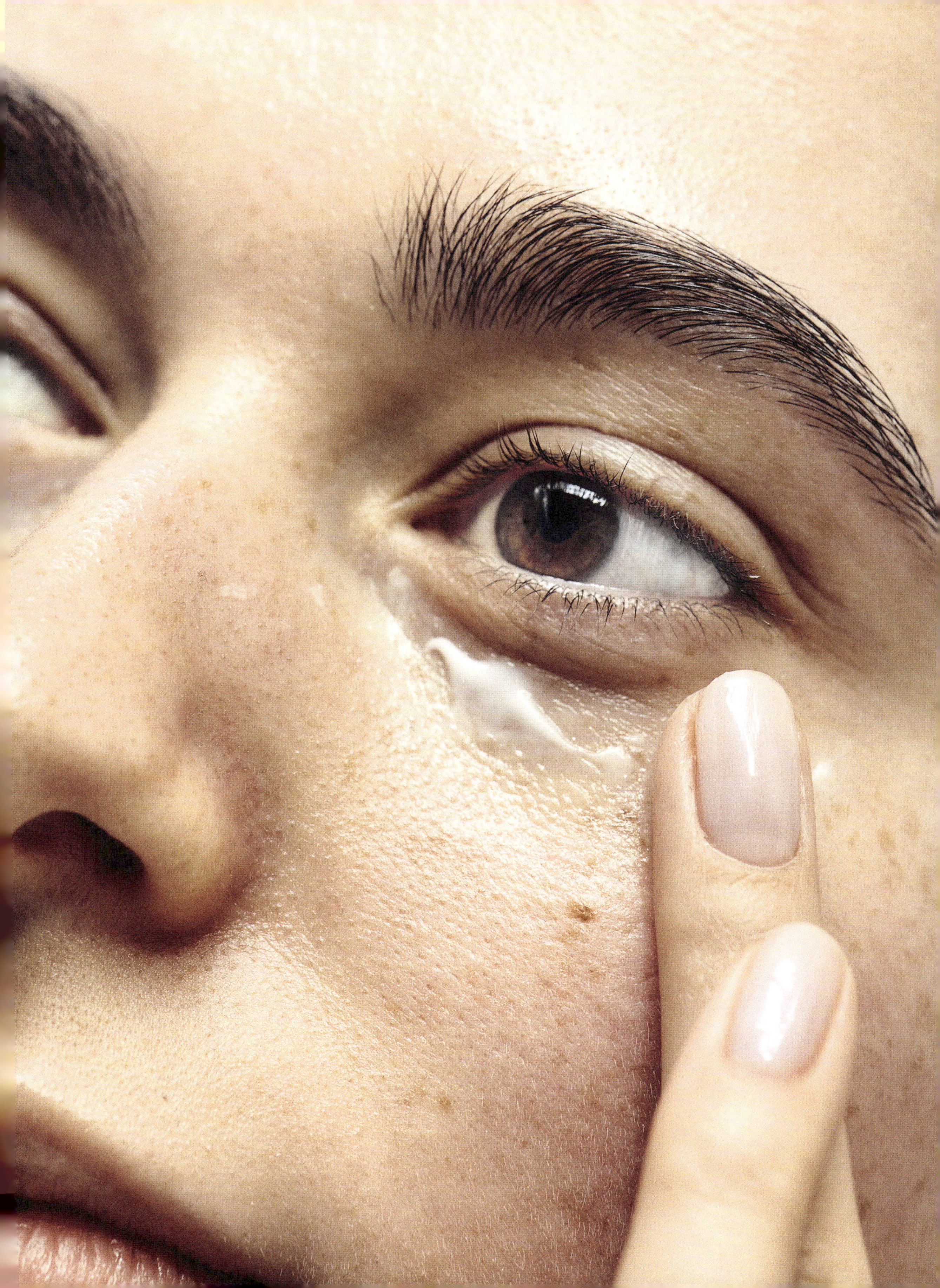

GLOSS-LIPPENPEELING

MASKE

Dieser Lippenbalsam hilft mir durch die trockenen Wintermonate: Er wirkt intensiv Feuchtigkeit spendend, die Zellerneuerung anregend, glättend und peelend. Dadurch werden die trockenen Hautfetzen, die die Pflege von der Lippenoberfläche abhalten, aufgelöst, sodass die Pflegewirkung intensiviert wird! Die glänzenden Phytosteryl Macadamiate lindern das störende Trockenheitsgefühl und pflegen babyweich.

BENÖTIGTE UTENSILIEN/ZUBEHÖR:
Becherglas, Messlöffel, Waage, 30-ml-Tiegel
ZEIT: 20 Min. | **SCHWIERIGKEIT:** leicht
MENGE: 30 g | **ART:** Ölmischung
HAUTZUSTAND: alle Hautzustände

PHASE	INHALTSSTOFF	WIRKUNG	%	g
A	Phytosteryl Macadamiate	Barriereschutzschicht fördernd, pflegend	99	29,7
B	Weidenrinden-extrakt	peelend, Zellerneuerung anregend	1	0,3

Schritt 1: Gib die Phytosteryl Macadamiate (Phase A) in ein kleines Becherglas. Achtung: Sie ist recht klebrig.
Schritt 2: Mörsere die Salicylsäure (Phase B) noch kleiner, als sie bereits ist. Bitte trage dabei Handschuhe und eine Mund-Nasen-Bedeckung und auch eine Schutzbrille! Gib die zerkleinerte Salicylsäure in das Becherglas und rühre kräftig um.
Schritt 3: Fülle dein Lippenpeeling in einen kleinen Tiegel.

Anwendung/Lagerungshinweise:
Nutze das Lippenpeeling, sooft du es benötigst. Lasse es auf den Lippen oder entferne es nach frühestens drei Minuten.
Lagere das Lippenpeeling stets licht- und wärmegeschützt und brauche es innerhalb von sechs Monaten auf.

Tipps & Tricks:
Denke daran, auch auf deinen Lippen nach einem Peeling vermehrt für ausreichenden Sonnenschutz zu sorgen.

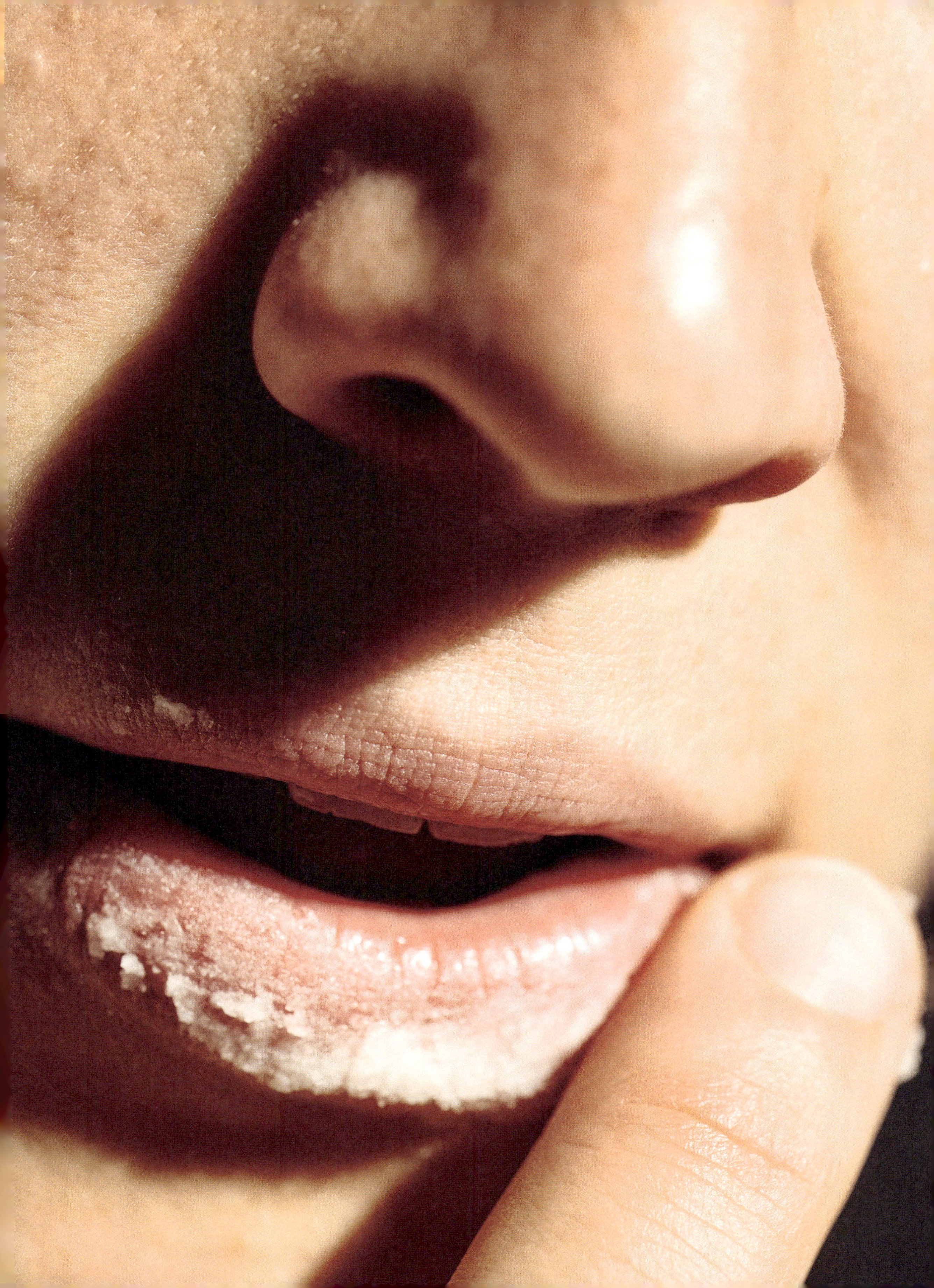

PUNKTUELLE PICKELPASTE

MASKE

Die PPP, ein Klassiker! Sie ist so gut, dass ich aus ihr ein Fertigprodukt für NKM entwickelt habe, denn das Feedback ist bombastisch. Unreinheiten werden »im Keim« verhindert, und bereits entstandene Unreinheiten schwellen ab und sind weniger entzündet. Mit dieser Paste ersetzt ihr eure gekaufte Zinksalbe!

BENÖTIGTE UTENSILIEN/ZUBEHÖR:
Kleines Becherglas oder Schale, Messlöffel, Waage, luftdicht schließender 10-ml-Tiegel

ZEIT: 20 Min. | **SCHWIERIGKEIT:** leicht

MENGE: 10 g | **ART:** Paste

HAUTZUSTAND: unreine, Misch-, entzündete Haut

PHASE	INHALTSSTOFF	WIRKUNG	%	g
A	Grüne Tonerde	beruhigend, mattierend	30	3
A	Zinkoxid	entzündungshemmend, ausgleichend	10,5	1,05
B	Allantoin	Zellerneuerung fördernd, Wundheilung fördernd	0,5	0,05
B	Weidenrindenextrakt	peelend, Zellerneuerung anregend	1	0,1
C	Weingeist	antibakteriell, ausgleichend	26,8	2,68
C	Sonnenblumenöl	regenerierend, pflegend	20	2
C	Schachtelhalm-Pflanzenextrakt	antibakteriell, adstringierend	11,2	1,12

Schritt 1: Wiege die Bestandteile der Phase A in ein Becherglas ein.
Schritt 2: Gib die Bestandteile der Phase B hinzu und vermenge sie gründlich mit der Phase A.
Schritt 3: Gib die Inhaltsstoffe der Phase C hinzu, verrühre alles zu einer homogenen Paste.
Schritt 4: Fülle die Paste in den Tiegel. Verschließe den Tiegel der punktuellen Pickelpaste gründlich: Sie ist leider unbrauchbar, sobald der Feuchtigkeitsanteil verdunstet ist.

Anwendung/Lagerungshinweise:

Tupfe die PPP direkt auf den Pickel und lasse die Paste etwa zehn Minuten oder über Nacht einwirken. Nimm dann die Maske mit warmem Wasser von der Haut ab.
Lagere die PPP luftdicht verschlossen, licht- und wärmegeschützt und höchstens sechs Monate: Brauche sie auf, bevor sie eintrocknet.

Tipps & Tricks:

Unreinheiten sollten nur professionell ausgedrückt werden: Der Winkel, in dem man selbst seine Gesichtshaut berühren kann, ist für die vollständige Entleerung ungeeignet. Lasse lieber die PPP den Eiter und die Entzündungsflüssigkeit aus dem Gewebe ziehen und natürlicherweise abfließen und vermeide die zusätzliche Reizung durch Druck.

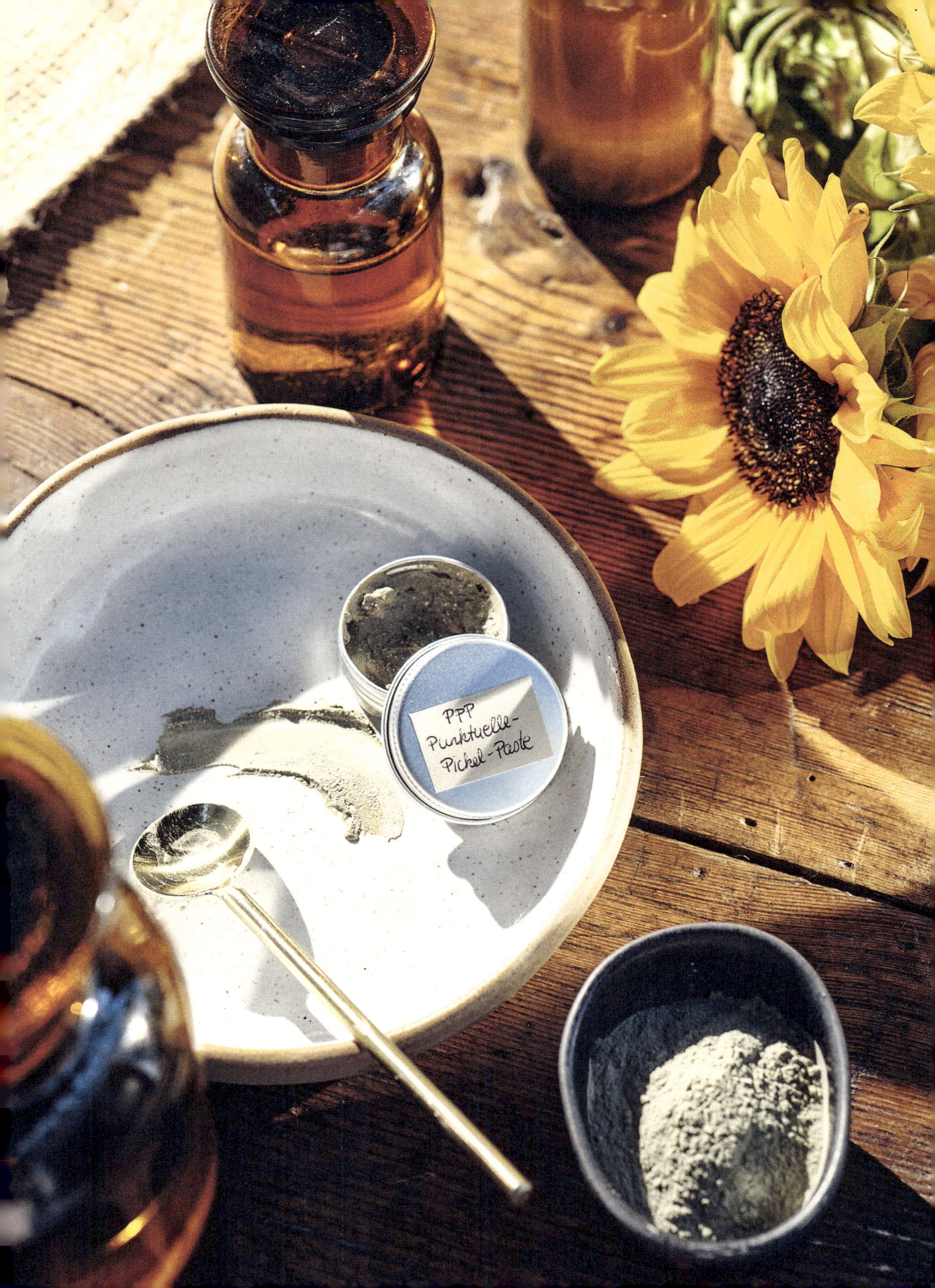
PPP
Punktuelle-
Pickel-Paste

SONNENGEKÜSSTES BRÄUNUNGSÖL

PFLEGE

Wieder eine Duowirkung: Die Beta-Carotine färben die Haut in ein sonnengeküsstes Hellbraun – und das ganz ohne UV-Strahlen! Zusätzlich helfen die außergewöhnlichen Öle bei der Regeneration von Sonnenschäden und Pigmentflecken.

BENÖTIGTE UTENSILIEN/ZUBEHÖR:
Becherglas, Waage, Messlöffel, 30-ml-Fläschchen mit Pipettenaufsatz

ZEIT: 20 Min. | **SCHWIERIGKEIT:** leicht

MENGE: 30 g | **ART:** Ölmischung

HAUTZUSTAND: besonders beanspruchte Haut

PHASE	INHALTSSTOFF	WIRKUNG	%	g
A	Distelöl	pflegend, regenerierend, hilft gegen Unreinheiten	68,5	20,55
A	Wildrosenöl	Hyperpigmentierungen lösend, Kollagenproduktion fördernd	12	3,6
A	Himbeersamenöl	regenerierend, beruhigend	12	3,6
B	Sanddornfruchtfleischöl	regenerierend, entzündungshemmend	1,5	0,45
B	Karottenöl	beruhigend, entzündungshemmend	5	1,5
C	Vitamin E	antioxidativ	1	0,3

Schritt 1: Gib die Öle der Phase A in ein Becherglas.
Schritt 2: Gib die Öle der Phase B dazu.
Schritt 3: Vermenge alles gründlich, wiege Vitamin E (Phase C) hinein und rühre die Inhaltsstoffe homogen ein.
Schritt 4 – optional: Gib bis zu 0,3 g ätherische Öle hinzu.
Schritt 5: Fülle das Bräunungsöl in eine Flasche mit Pipettenaufsatz.

Anwendung/Lagerungshinweise:
Das Bräunungsöl in die Handflächen geben und sanft in die angefeuchtete Haut einmassieren.
Das Bräunungsöl kühl und lichtgeschützt lagern und innerhalb von sechs Monaten aufbrauchen.

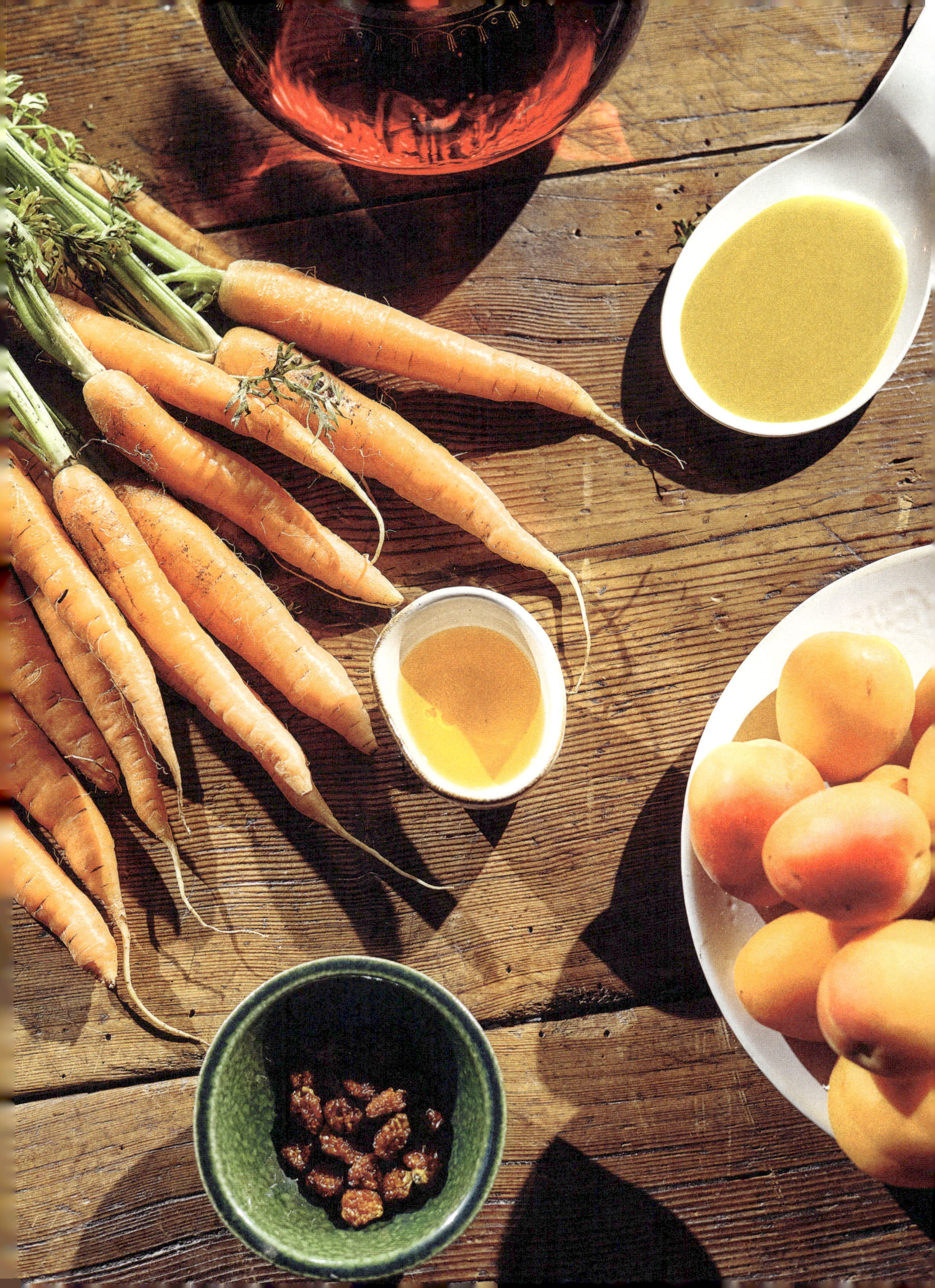

ERFRISCHENDES DUSCHGEL

REINIGUNG

Ein sanftes, leicht schäumendes Duschgel, angereichert mit einer Mischung aus erfrischenden Pflanzenextrakten wie Birkensaft und Kornblumenhydrolat. Es reinigt die Haut gründlich und kann beliebig mit ätherischen Ölen beduftet werden!

BENÖTIGTE UTENSILIEN/ZUBEHÖR:
Becherglas, Petrischale, Waage, Messlöffel, Aufschäumer, pH-Messpapier & Milchsäure, Spritztüte/Pipette, 100-ml-Flasche mit Pumpaufsatz

ZEIT: 20 Min. | **SCHWIERIGKEIT:** leicht

MENGE: 100 g | **ART:** Gel

HAUTZUSTAND: alle Hautzustände, insbesondere trockene Haut

PHASE	INHALTSSTOFF	WIRKUNG	%	g
A	Birkensaft	Feuchtigkeit spendend	50,8	50,8
A	Kornblumenhydrolat	beruhigend, entzündungshemmend	30	30
A	Pentylene Glycol	Feuchtigkeit spendend, konservierend	5	5
B	Glycerin	Feuchtigkeit spendend, Elastizität fördernd	5	5
B	NKM-Verdickerkomplex	Geliermittel für moussеartige Textur	1,2	1,2
C	NKM-Zuckertenside (nichtionisch, pflanzlich)	für sehr milde Reinigung	8	8

Schritt 1: Wiege die Komponenten der Phase B in die Petrischale ein, lasse die pulvrigen Zutaten im Glycerin vorquellen.

Schritt 2: Wiege die Komponenten der Phase A in ein Becherglas ein.

Schritt 3: Die Phase B in das Becherglas mit der Phase A geben und mit dem Aufschäumer kräftig vermengen.

Schritt 4: Gib die Zuckertenside hinzu und vermische es gründlich.

Schritt 5 – optional: Gib bis zu 0,5 g ätherische Öle hinzu.

Schritt 6: Den pH-Wert kontrollieren, bei Bedarf mit Milchsäure auf pH 5 einstellen. Noch einmal kräftig mit dem Messlöffel rühren. Dabei so viel Luft wie möglich herausrühren!

Schritt 7: Gib ein paar getrocknete Blüten in die Flasche und fülle das Gel mit einer Spritztüte oder Pipette in eine Glasflasche mit Pumpverschluss ab.

Anwendung/Lagerungshinweise:
Massiere das erfrischende Reinigungsgel unter der Dusche auf die Haut. Dann etwas Wasser hinzugeben und weitermassieren. Anschließend mit viel Wasser abspülen.
Lagere das Duschgel kühl und lichtgeschützt und brauche es innerhalb von sechs Monaten auf.

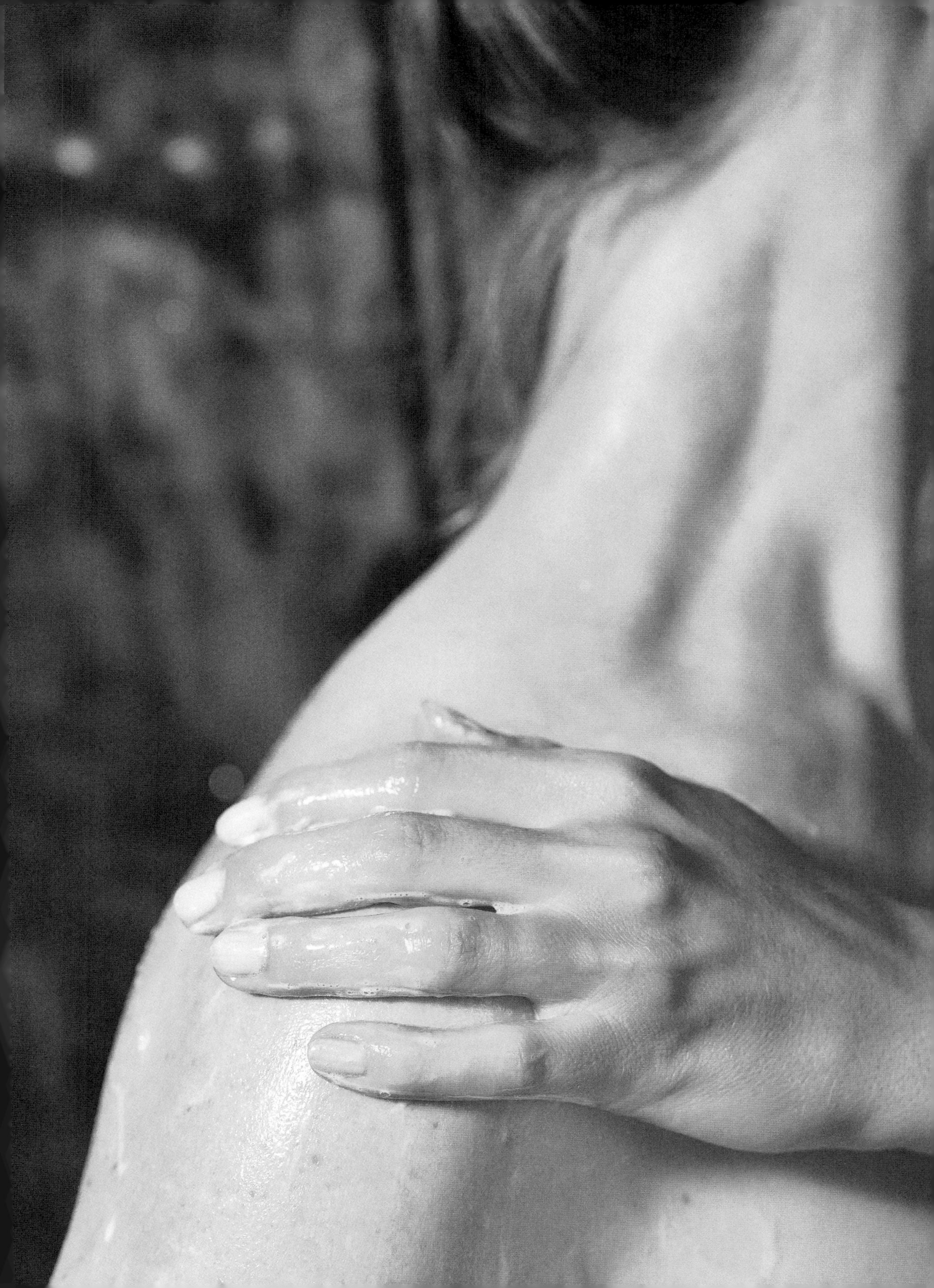

MANDELMILCH-DUSCHÖL

REINIGUNG

Das Duschöl enthält die Prunus-Arten Kirsche und Mandel, die die Haut mit Feuchtigkeit versorgen und sie weich und geschmeidig reinigen und pflegen, ohne sie auszutrocknen. Das Öl transformiert sich bei Wasserkontakt in eine weiße Reinigungsmilch!

Schritt 1: Erwärme das Fläschchen mit Polyglyceryl-4 Oleate (Phase A) leicht, sodass die Konsistenz des Inhaltes nicht mehr der von Honig, sondern eher der von Öl ähnelt. Wiege dann die geforderte Menge in ein Becherglas ein.

Schritt 2: Gib die Phase B ebenfalls in das Becherglas. Verrühre alles gründlich.

Schritt 3: Gib das Vitamin E (Phase C) hinzu und rühre gründlich um.

Schritt 4 – optional: Gib einen getrockneten Mandelzweig in die Flasche.

Schritt 5: Fülle die Flasche mit dem Duschöl auf.

BENÖTIGTE UTENSILIEN/ZUBEHÖR: Becherglas, Messlöffel, Heizplatte, Wasserbad, Waage, 100-ml-Flasche mit Pumpaufsatz

ZEIT: 20 Min. | **SCHWIERIGKEIT:** leicht

MENGE: 100 g | **ART:** Ölmischung

HAUTZUSTAND: alle Hautzustände, besonders Misch- und unreine Haut

PHASE	INHALTSSTOFF	WIRKUNG	%	g
A	Polyglyceryl-4 Oleate	pflanzlicher Emulgator	20	20
B	Mandelöl	regenerierend, pflegend	69	69
B	Rapsöl	regenerierend, pflegend	9	9
B	Kirschkernöl	pflegend, regenerierend	1	1
C	Vitamin E	antioxidativ	1	1
D	Getrockneter Mandelzweig	als Dekoration	q. s.	q. s.

Anwendung/Lagerungshinweise:

Das Reinigungsöl zunächst unverdünnt auf die trockene Haut geben und mindestens zwei Minuten sanft einmassieren. Dann etwas Wasser hinzugeben und weitermassieren, sodass das Öl weißlich wird und sich in eine Reinigungsmilch transformiert. Anschließend mit viel Wasser abspülen. Augen-Make-up löst sich am besten mit dem Reinigungsöl auf einem Pad. Das Reinigungsöl kühl und lichtgeschützt lagern und innerhalb von sechs Monaten aufbrauchen.

Tipps & Tricks:

Duschöle sind eine tolle Möglichkeit, die Haut von den starken Duschgelen im Handel zu entwöhnen: Sie helfen der Haut, die körpereigenen Reinigungsmechanismen zu aktivieren. Wer mag, kann das Öl nach dem Duschen in die feuchte Haut einmassieren und so gleich für die anschließende Pflege sorgen.

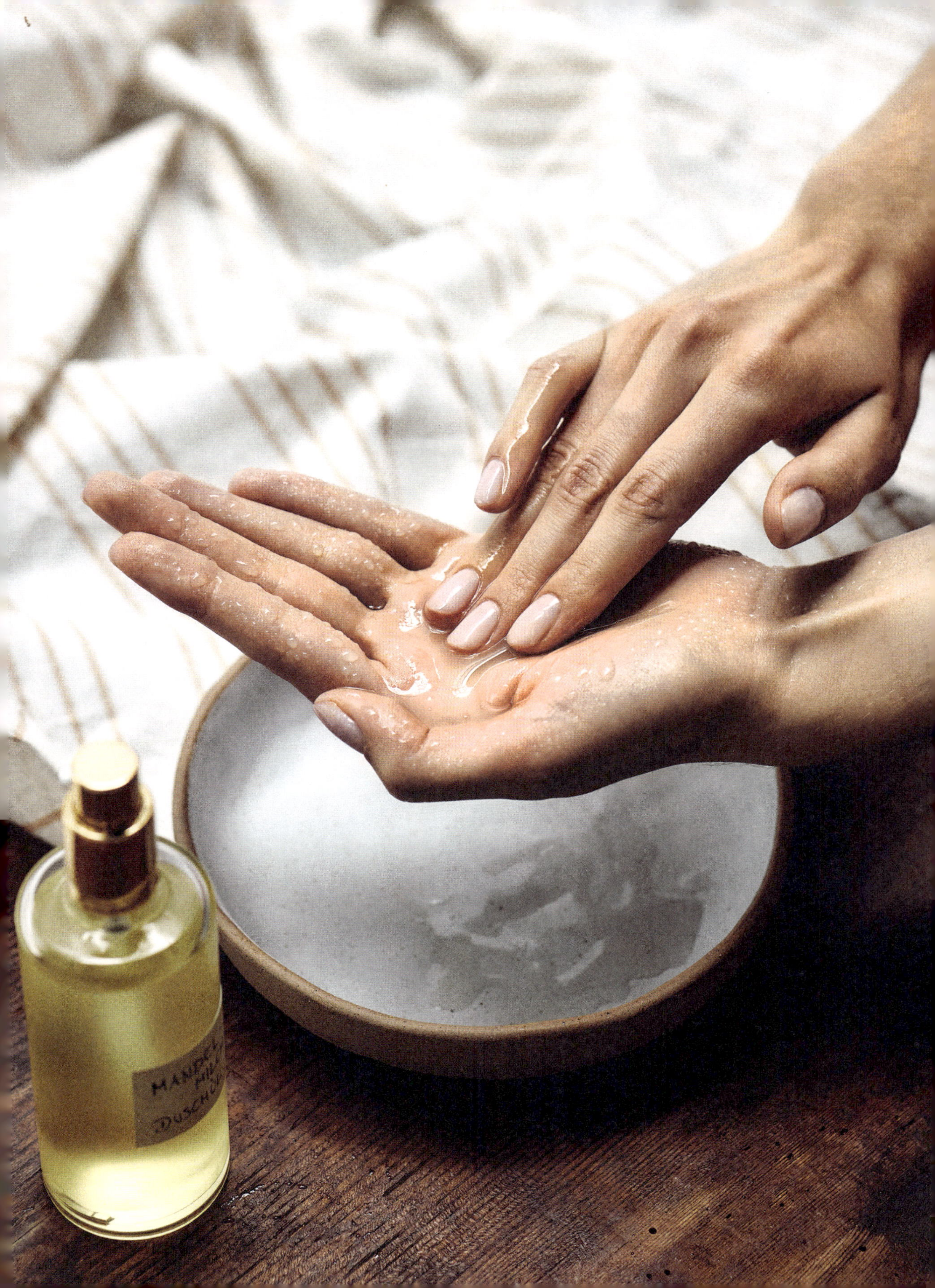

BADEZUSATZ ZUR ERHOLUNG

REINIGUNG

Dieses Rezept ist aus meiner Badeleidenschaft entstanden, denn nichts beruhigt mich mehr als ein ausgiebiges Bad am Tagesende. Die ätherische Ölmischung ist mein persönlicher Favorit; die Geruchsstoffe entspannen mich nach einem langen Tag!

BENÖTIGTE UTENSILIEN/ZUBEHÖR: Becherglas, Petrischale, Waage, Messlöffel, pH-Messpapier & Milchsäure, 100-ml-Flasche mit Pumpaufsatz

ZEIT: 20 Min. | **SCHWIERIGKEIT:** leicht

MENGE: 100 g | **ART:** Emulsion

HAUTZUSTAND: alle Hautzustände

PHASE	INHALTSSTOFF	WIRKUNG	%	g
A	Quellwasser	Feuchtigkeit spendend	63,6	63,6
A	Pentylene Glycol	Feuchtigkeit spendend, konservierend	5,5	5,5
B	Polyglyceryl-4 Oleate	pflanzlicher Emulgator	30	30
C	Rosmarinöl	durchblutungsfördernd, antimikrobiell	0,3	0,3
C	Zirbenöl	beruhigend, entstressend	0,3	0,3
C	Salbeiöl	regenerierend, antimikrobiell	0,3	0,3

Schritt 1: Wiege die Komponenten der Phase A in ein Becherglas ein.

Schritt 2: Erwärme das Fläschchen mit Polyglyceryl-4 Oleate leicht, sodass die Konsistenz des Inhaltes nicht mehr der von Honig, sondern eher der von Öl ähnelt. Wiege dann die geforderte Menge direkt in das Becherglas ein.

Schritt 3: Gib die Phase C hinzu, rühre kräftig um.

Schritt 4: Den pH-Wert kontrollieren, bei Bedarf mit Milchsäure pH 5 einstellen.

Schritt 5: Gib einen frisch gepflückten Rosmarinzweig in das Fläschchen und fülle es vollständig mit dem Badezusatz.

Anwendung/Lagerungshinweise:

30 ml des Erholungsbads für die Sinne in laufendes Badewasser geben. Bis zu 15 Minuten im warmen Wasser verweilen.

Den Badezusatz kühl und lichtgeschützt lagern und innerhalb von sechs Monaten aufbrauchen.

Tipps & Tricks:

Baden ist nicht unbedingt das Beste für die Haut: Das warme Wasser schwemmt die äußeren Hautschichten auf und schwächt die Barriereschutzschicht. Damit die positiven Effekte des Badens überwiegen, bade nicht länger als 15 Minuten und nicht wärmer als 35 °C.

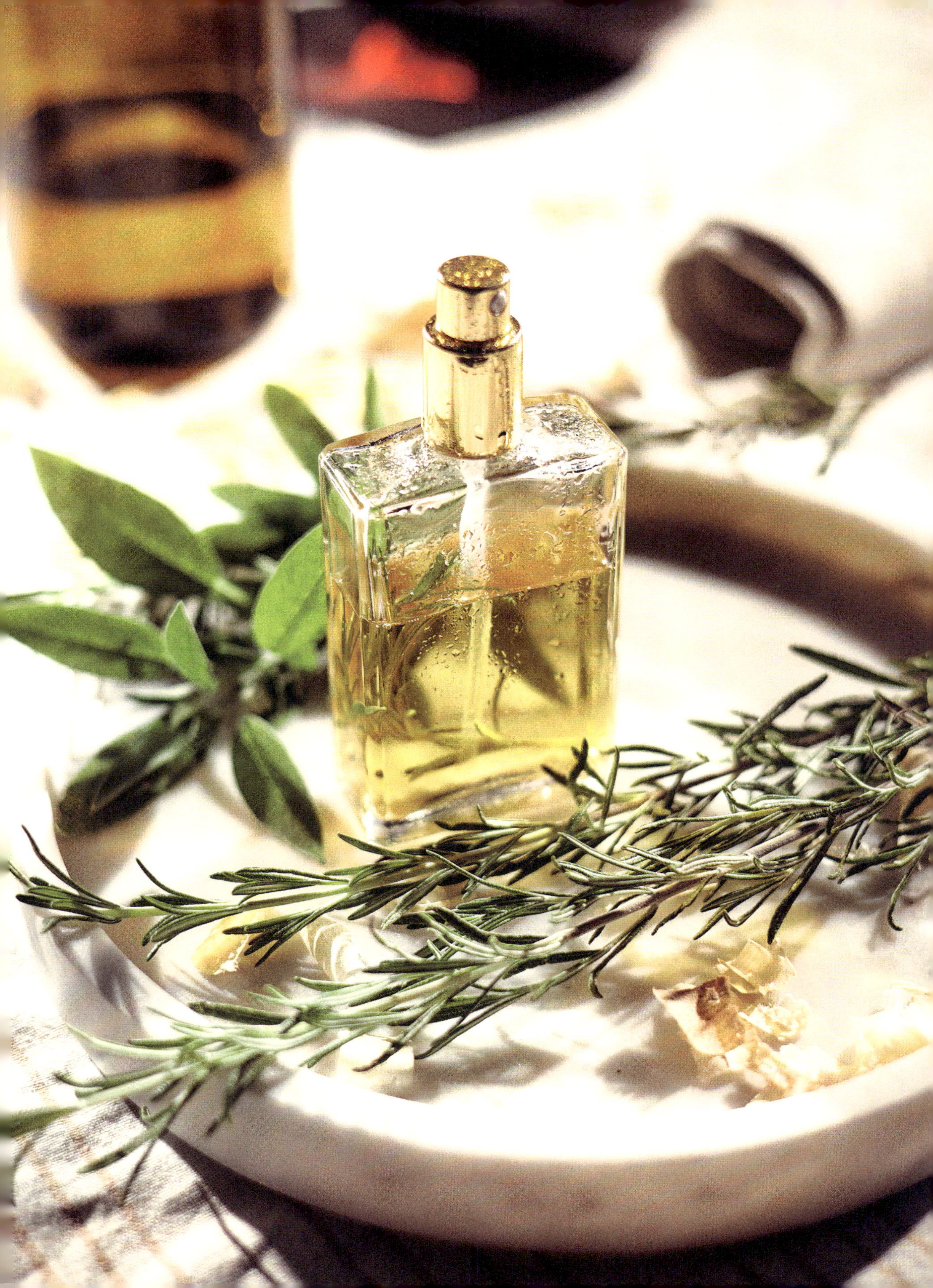

HEISS-KALT-BALSAM

PFLEGE

Für Sportler: Wie ein Tigerbalsam hilft dieser Heiß-Kalt-Balsam durch die Wärme von Rosmarin und Salbei sowie die Kühle von Pfefferminz und Kampfer auf natürliche Weise bei Muskelkater und Verspannungen. Durch das massierende Auftragen wird die Durchblutung gefördert und Muskelschmerzen werden gelindert.

BENÖTIGTE UTENSILIEN/ZUBEHÖR: Becherglas, Messlöffel, Wasserbad, Waage, 50-ml-Tiegel

ZEIT: 20 Min. | **SCHWIERIGKEIT:** leicht

MENGE: 50 g | **ART:** Ölmischung

HAUTZUSTAND: alle Hautzustände

PHASE	INHALTSSTOFF	WIRKUNG	%	g
A	Mandelöl	pflegend, Elastizität fördernd	80	40
A	Candelillawachs	pflegend, rückfettend	18	9
B	Vitamin E	antioxidativ	1,5	0,75
C	Pfefferminzöl	durchblutungsfördernd, kühlend	0,1	0,05
C	Thymianöl	durchblutungsfördernd	0,1	0,05
C	Rosmarinöl	durchblutungsfördernd	0,1	0,05
C	Campher	durchblutungsfördernd	0,1	0,05
C	Salbeiöl	durchblutungsfördernd, regenerierend	0,1	0,05

Schritt 1: Wiege die Komponenten der Phase A in ein Becherglas ein und erhitze sie auf ca. 80 °C.
Schritt 2: Gib das Vitamin E (Phase B) hinzu und verrühre es gründlich.
Schritt 3: Gib die ätherischen Öle (Phase C) dazu und rühre nochmals gründlich.
Schritt 4: Fülle den Heiß-Kalt-Balsam in den Tiegel ab.

Anwendung/Lagerungshinweise:

Massiere den Heiß-Kalt-Balsam auf übersäuerte Muskeln, verspannte Gliedmaßen oder schmerzende Beine.

Lagere den Balsam licht- und wärmegeschützt und brauche ihn innerhalb von sechs Monaten auf.

Tipps & Tricks:

Achte darauf, den Balsam nicht in die Augen zu bekommen. Wasche ihn nach der Anwendung von deinen Fingerspitzen!

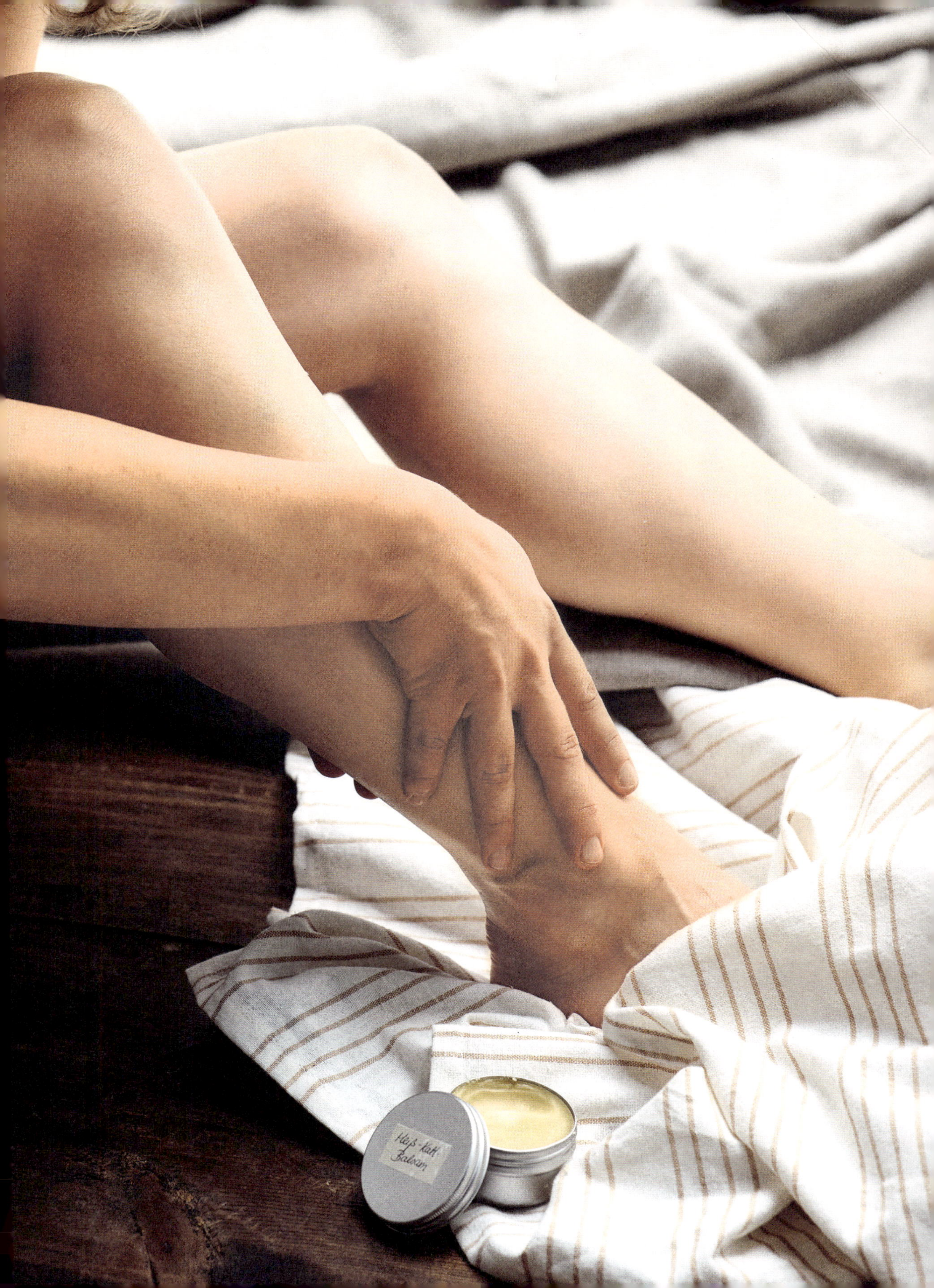
Heiß-kalt
Balsam

PANTHENOL-KÖRPERMOUSSE

PFLEGE

BENÖTIGTE UTENSILIEN/ZUBEHÖR:
2 x Becherglas, 2 x Petrischale, Waage, Messlöffel, Heizplatten, Thermometer, pH-Messpapier & Milchsäure, 100 ml-Tiegel oder -Flasche mit Pumpaufsatz
ZEIT: 30-Min. | **SCHWIERIGKEIT:** mittel
MENGE: 100 g | **ART:** Emulsion
HAUTZUSTAND: trockene Haut, sensible Haut

PHASE	INHALTSSTOFF	WIRKUNG	%	g
A	Quellwasser	Feuchtigkeit spendend	35,6	35,6
A	Rosenhydrolat	beruhigend	20	20
A	Pentylene Glycol	Feuchtigkeit spendend, konservierend	5	5
B	Mandelöl	Elastizität fördernd	8	8
B	Traubenkernöl	pflegend, antioxidativ	5	5
B	Squalan	pflegend, Elastizität fördernd	5	5
B	Pflaumenkernbutter	pflegend, beruhigend	8	8
B	Montanov 68	Emulgator	4	4
C	Glycerin	Feuchtigkeit spendend	3	3
C	Xanthan	gelbildend	0,4	0,4
D	Wildrosenöl	Kollagenproduktion fördernd	4	4
D	Panthenol 75 W	regenerierend	2	2

Ein Rockstar! Dies ist meine Körpercreme! Sie ist reichhaltig und weißelt etwas, was gut verrieben jedoch den Effekt von einem ebeneren Hautbild hat. Oft creme ich sie nur auf, weil ich das Haus verlasse und ebene Haut haben möchte.

Schritt 1: Wiege die Komponenten der Phase A in ein Becherglas ein und erhitze sie auf ca. 80 °C.
Schritt 2: Wiege die Komponenten der Phase B in ein Becherglas ein und erhitze sie auf ca. 75 °C.
Schritt 3: Phase A zügig zur Phase B geben und ca. 4 Minuten hochtourig rühren. Dann moderat umrühren, während die Emulsion erkaltet.
Schritt 4: In einer Petrischale Phase C anrühren, zur Emulsion geben, ca. 30 Sekunden kräftig rühren.
Schritt 5: Die Rohstoffe der Phase D direkt ins Becherglas geben. Gründlich unterrühren.
Schritt 6: Den pH-Wert kontrollieren, bei Bedarf mit Milchsäure pH 5 einstellen. Noch einmal kräftig mit dem Messlöffel rühren.
Schritt 7: Fülle die Creme in einen Tiegel oder eine Flasche mit Pumpaufsatz.

Anwendung/Lagerungshinweise:
Nach der Dusche oder bei Bedarf auf den Körper verteilen und einmassieren.
Die Creme kühl und lichtgeschützt lagern und innerhalb von sechs Monaten aufbrauchen.

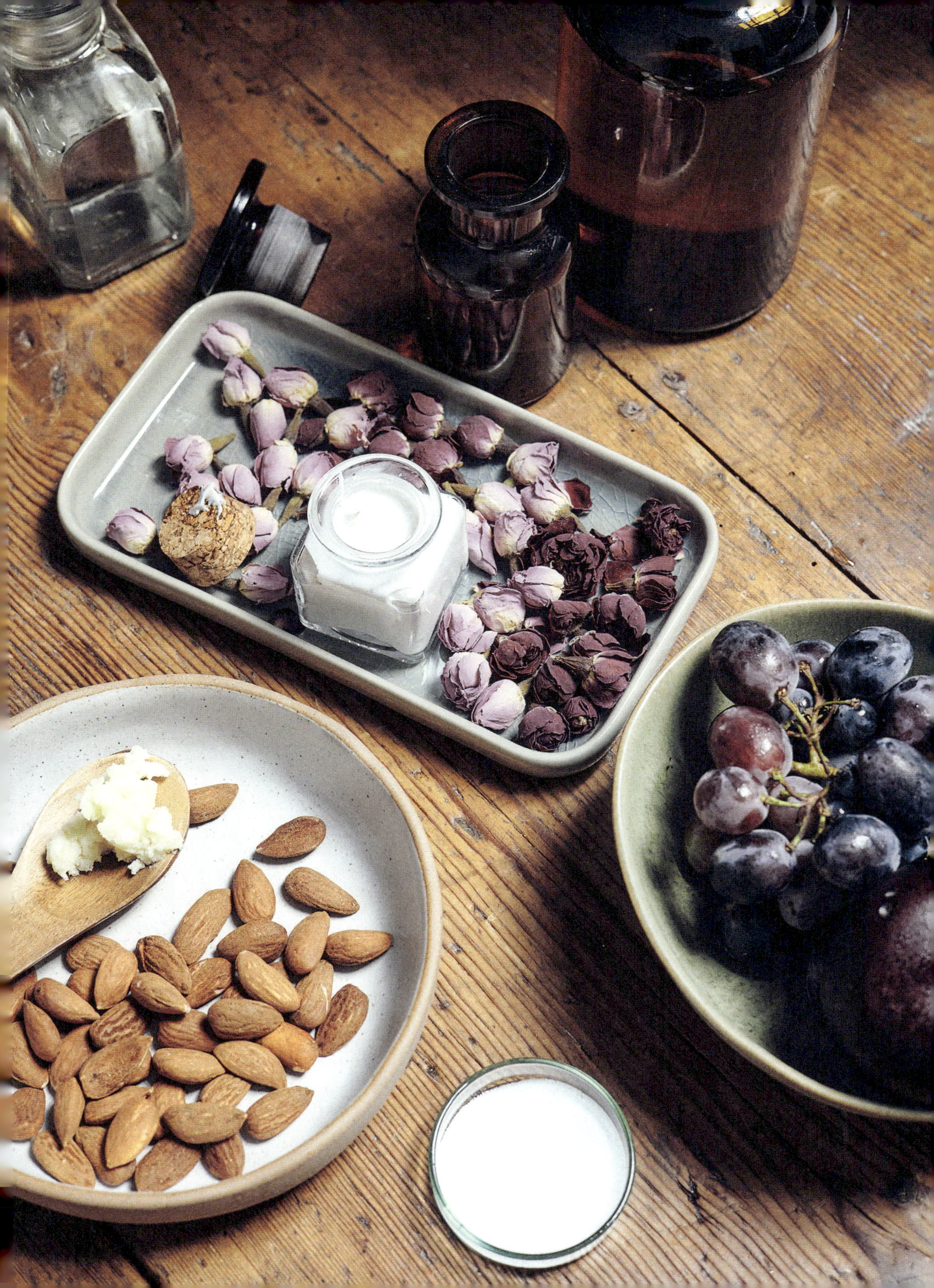

KÜHLENDE ALOE-KÖRPERLOTION

PFLEGE

BENÖTIGTE UTENSILIEN/ZUBEHÖR:
2 x Becherglas, 2 x Petrischale, Waage, Messlöffel, Heizplatten, pH-Messpapier & Milchsäure, 100-ml-Flasche mit Pumpaufsatz

ZEIT: 30 Min. | **SCHWIERIGKEIT:** mittel

MENGE: 100 g | **ART:** Emulsion

HAUTZUSTAND: trockene Haut, empfindliche Haut, sonnengeschädigte Haut

PHASE	INHALTSSTOFF	WIRKUNG	%	g
A	Quellwasser	Feuchtigkeit spendend	53,4	53,4
A	Rosenhydrolat	beruhigend, entzündungshemmend, adstringierend	15	15
A	Pentylene Glycol	Feuchtigkeit spendend, konservierend	5	5
B	Mandelöl	pflegend, Elastizität fördernd	7	7
B	Squalan	pflegend, Elastizität fördernd	6	6
B	Jojobaöl	pflegend, Elastizität fördernd	3	3
B	Glycerinstearat SE	Emulgator	3	3
B	Cetylalkohol	Co-Emulgator	1,5	1,5
C	Glycerin	Feuchtigkeit spendend, Elastizität fördernd	2,7	2,7
C	Xanthan	gelbildend	0,3	0,3

PHASE	INHALTSSTOFF	WIRKUNG	%	g
D	Aloe vera 200:1	beruhigend, entzündungshemmend	3	3
E	Pfefferminzöl	durchblutungsfördernd, kühlend	0,1	0,1

Die Lotion beruhigt und pflegt die Haut zu warmen Jahreszeiten sowie Haut, die stets leichtere Formulierungen bevorzugt. Hier weiche ich von meiner Regionalität ab: Nichts schlägt Aloe-200-fach-Konzentrat als Star dieser Körperlotion, mit seinen über 200 hautphysiologisch wertvollen Substanzen.

Schritt 1: Wiege die Komponenten der Phase A in ein Becherglas ein. Erhitze sie auf ca. 80 °C.
Schritt 2: Wiege die Komponenten der Phase B in ein Becherglas ein. Erhitze sie auf ca. 75 °C.
Schritt 3: Phase A zügig zur Phase B geben und ca. 4 Minuten hochtourig rühren. Dann moderat umrühren, während die Emulsion erkaltet.
Schritt 4: In einer Petrischale Phase C anrühren, zur Emulsion geben, ca. 30 Sekunden hochtourig rühren.
Schritt 5: Die Rohstoffe der Phase D direkt ins Becherglas geben und gründlich unterrühren.
Schritt 6: Den pH-Wert kontrollieren, bei Bedarf mit Milchsäure pH 5 einstellen. Noch einmal kräftig mit dem Messlöffel rühren.
Schritt 7: Fülle die Creme in die Glasflasche.

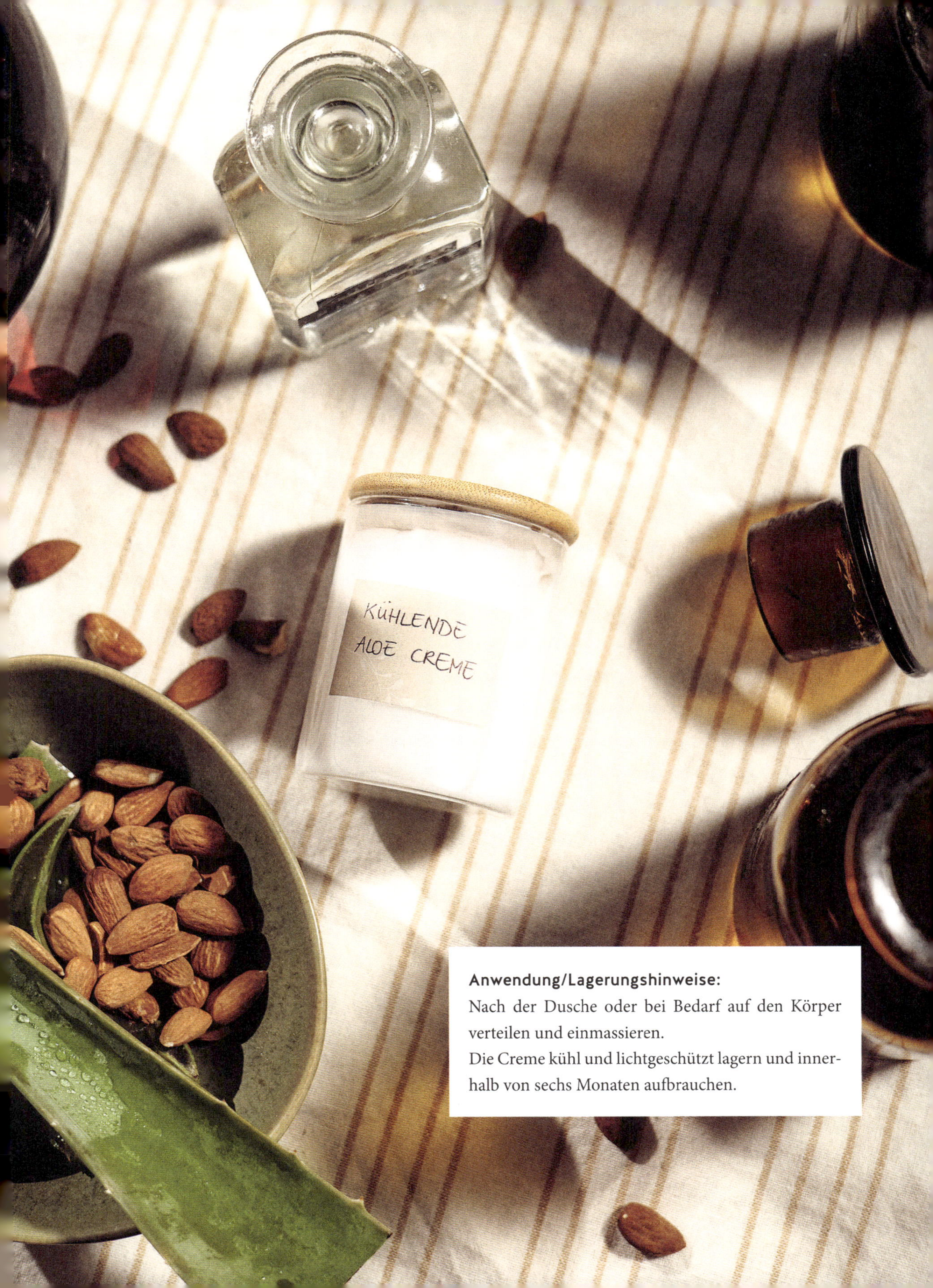

Anwendung/Lagerungshinweise:

Nach der Dusche oder bei Bedarf auf den Körper verteilen und einmassieren.

Die Creme kühl und lichtgeschützt lagern und innerhalb von sechs Monaten aufbrauchen.

VEGANE UREA-CREME

PFLEGE

BENÖTIGTE UTENSILIEN/ZUBEHÖR:
2 x Becherglas, Petrischale, Waage, Messlöffel, Thermometer, Heizplatten, pH-Messpapier & Milchsäure, Spritztüte/Pipette, 100-ml-Flasche mit Pumpaufsatz
ZEIT: 30 Min. | **SCHWIERIGKEIT:** mittel
MENGE: 100 g | **ART:** Emulsion
HAUTZUSTAND: unreine und Mischhaut, bei Verhornungsstörungen und Keratosis pilaris

PHASE	INHALTSSTOFF	WIRKUNG	%	g
A	Rosenhydrolat	beruhigend, entzündungshemmend, adstringierend	58,5	58,5
A	Pentylene Glycol	Feuchtigkeit spendend, konservierend	5	5
B	Prolix RB	für leichte, fluide Formulierung	3,5	3,5
B	Mandelöl	pflegend, Elastizität fördernd	18,1	18,1
B	Cetylalkohol	Co-Emulgator	1,5	1,5
B	Sonnenblumenwachs	pflegend, rückfettend	2	2
C	Xanthan	gelbildend	0,4	0,4
C	Glycerin	Feuchtigkeit spendend, Elastizität fördernd	5	5
D	Vegane Urea	Verhornungen lösend, ebnend	5	5
D	Vitamin E	antioxidativ	1	1

Veganes Urea ist mein liebster Rohstoff bei Keratosis pilaris, Reibeisenhaut. Lange Zeit war für Selbstrührer nur die tierisch gewonnene Variante des Harnstoffs erhältlich. Wir bauen eine ganze Emulsion um diesen hoch dosierten Wirkstoff, um rubbelige Pickelchen, meist an Armen und Beinen, zu ebnen.

Schritt 1: Wiege die Komponenten der Phase A in ein Becherglas ein. Erhitze sie auf ca. 80 °C.
Schritt 2: Wiege die Komponenten der Phase B in ein Becherglas ein. Erhitze sie auf ca. 75 °C.
Schritt 3: Phase A zügig zur Phase B geben, ca. 4 Minuten hochtourig rühren. Dann moderat umrühren, während die Emulsion erkaltet.
Schritt 4: In der Petrischale Phase C anrühren, zur Emulsion geben, ca. 30 Sekunden kräftig rühren.
Schritt 5: Die Rohstoffe der Phase D direkt ins Becherglas geben und gründlich unterrühren.
Schritt 6: Den pH-Wert kontrollieren, bei Bedarf auf pH 5 einstellen. Die Creme noch einmal kräftig mit dem Messlöffel rühren. Anschließend in ein Fläschchen mit Pumpaufsatz abfüllen.

Anwendung/Lagerungshinweise:
Nach der Dusche oder bei Bedarf auf den Körper verteilen und einmassieren.
Die Creme kühl und lichtgeschützt lagern und innerhalb von sechs Monaten aufbrauchen.

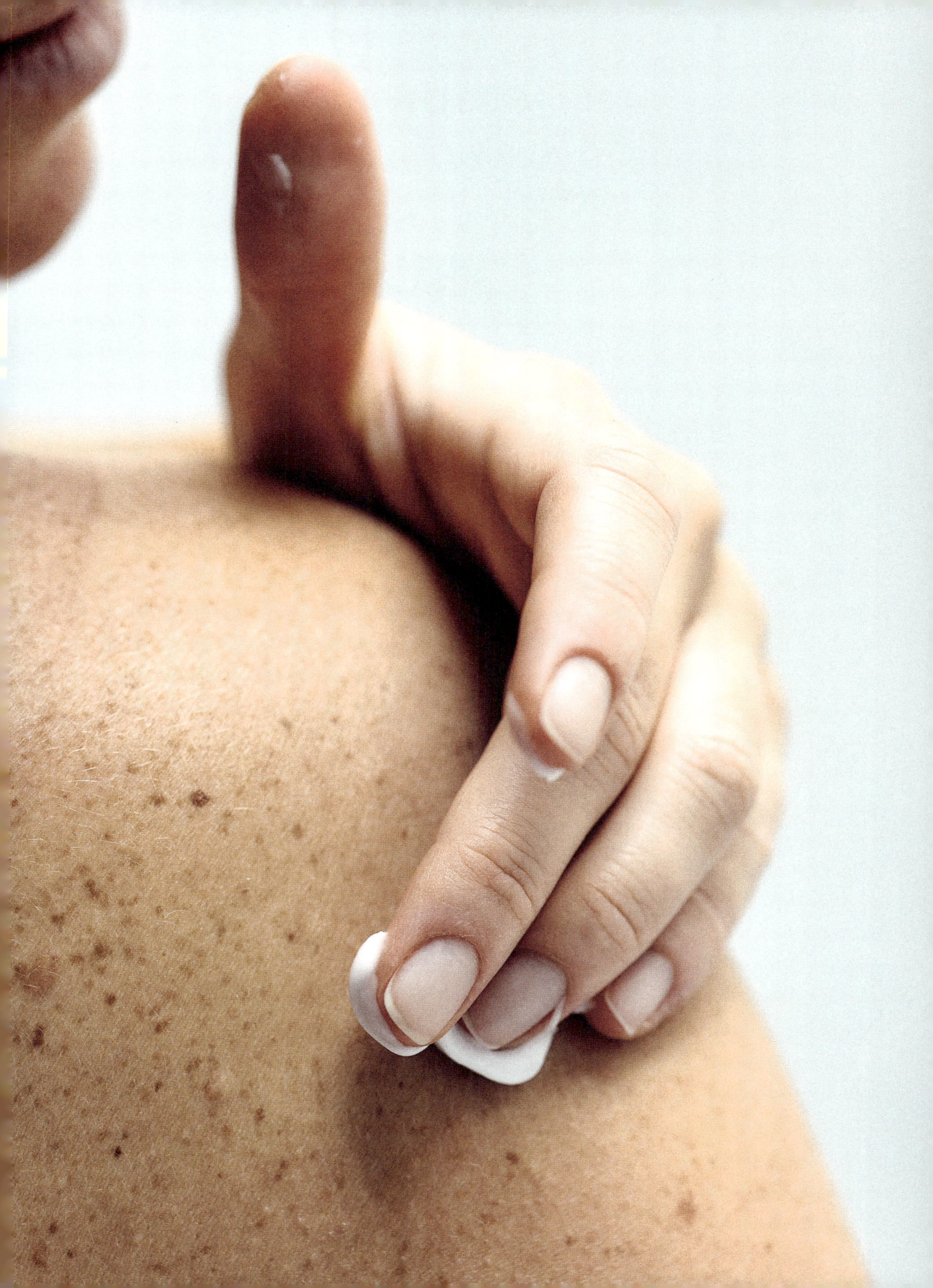

ANTIOXIDATIVES PEELING

MASKE

Für mich ist diese Formulierung ein Körperpflegeprodukt, seit ich es einmal mit unter die Dusche genommen habe: In Verbindung mit Feuchtigkeit transformiert sich das Peeling in eine kribbelnde Mousse. Sie peelt, fördert die Zellerneuerung, beruhigt und ebnet unruhige Hautbilder.

BENÖTIGTE UTENSILIEN/ZUBEHÖR:
Becherglas, Waage, Messlöffel, 100-ml-Glas mit Schraubverschluss

ZEIT: 20 Min. | **SCHWIERIGKEIT:** leicht

MENGE: 100 g | **ART:** Pulver

HAUTZUSTAND: unreine bis Mischhaut

PHASE	INHALTSSTOFF	WIRKUNG	%	g
A	Rügener Heilkreide	Talgproduktion regulierend, beruhigend, heilend	59,8	59,8
A	Alpin Heilmoor	regenerierend, Talgproduktion regulierend	10	10
A	Natriumbicarbonat	Verhornungen lösend, ausgleichend	12	12
A	Stark entöltes Kakaopulver	antioxidativ	8	8
A	Papain	peelend, ausgleichend	0,2	0,2
A	Meersalz, feinkörnig	ausgleichend, regenerierend	4	4
A	Vitamin C (Ascorbinsäure)	antioxidativ, gegen Hyperpigmentierung, Zellerneuerung fördernd	6	6

Schritt 1: Wiege die Komponenten der Phase A in ein Becherglas ein und verrühre alles gründlich. Zerkleinere die pulvrigen Bestandteile nötigenfalls mit einem Mörser, damit sie feinpulvrig sind.
Schritt 2: Fülle das Pulver in ein luftdicht verschließbares Glas ab.

Anwendung/Lagerungshinweise:
Zur Aktivierung der Maske wird eine Feuchtigkeitsgrundlage benötigt. Vermenge das antioxidative Peeling 1:1 mit dampfendem Duschwasser und reibe deinen Körper gründlich damit ein. Massiere eine volle Minute, bevor du das Peeling mit fließend Wasser wieder entfernst. Massiere anschließend noch eine Minute weiter, um gelöste Hautschuppen zu entfernen.
Lagere das Peeling feuchtigkeits- und wärmegeschützt in einem luftdicht verschließbaren Gefäß.

Tipps & Tricks
Selbst wenn man das Peeling bereits heruntergewaschen hat, lösen sich noch leichte Hautrollen ab. Weitermassieren lohnt sich!

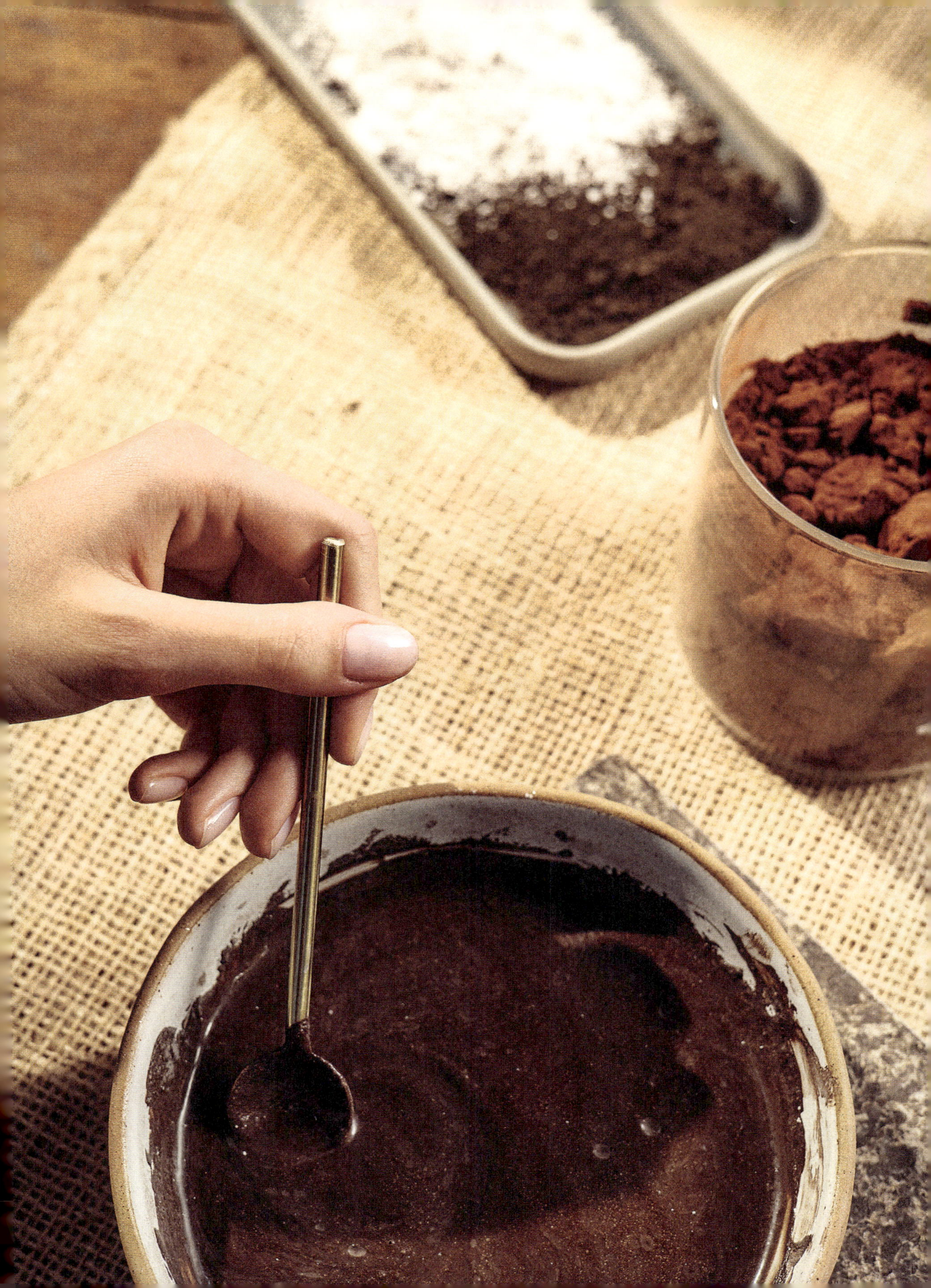

SAUBER UNTERWEGS: DESINFEKTIONSGEL

REINIGUNG

Im eigentlichen Sinn vielleicht keine Körperpflege, dennoch ein sehr praktisches Produkt, das uns viel Müll und Plastik spart: Ein Desinfektionsgel für unterwegs! Glycerin spendet Feuchtigkeit gegen die Trockenheit, die 80 Volumenprozent Alkohol vielleicht verursachen würden.

BENÖTIGTE UTENSILIEN/ZUBEHÖR: Becherglas, Petrischale, Messlöffel, Feinwaage, Flasche mit Pumpaufsatz

ZEIT: 20 Min. | **SCHWIERIGKEIT:** leicht

MENGE: 100 g | **ART:** Gel

HAUTZUSTAND: alle Hautzustände

PHASE	INHALTSSTOFF	WIRKUNG	%	g
A	Isopropylalkohol	antimikrobiell	80	80
A	Quellwasser	Feuchtigkeit spendend	11,4	11,4
B	Xanthan	gelbildend	1,5	1,5
B	Glycerin	Feuchtigkeit spendend, Elastizität fördernd	5	5
C	Hamamelis-Pflanzenextakt	Wundheilung fördernd	2	2
C	Zirbenöl	beruhigend, ausgleichend	0,1	0,1

Schritt 1: Wiege zunächst die Komponenten der Phase B in ein Schälchen ein und lasse die pulvrigen Zutaten im Glycerin vorquellen.

Schritt 2: Wiege dann die Komponenten der Phase A in ein Becherglas ein und gib sie zur Emulsion dazu. Nochmals ca. 30 Sekunden gründlich rühren.

Schritt 3: Die Phase C zugeben und gründlich vermengen, anschließend in eine Flasche mit Pumpaufsatz abfüllen.

Anwendung/Lagerungshinweise:

Reinige die Hände zwischendurch mit dem Desinfektionsgel, um stets sauber unterwegs zu sein.

Das Gel licht- und wärmegeschützt lagern und innerhalb von sechs Monaten aufbrauchen.

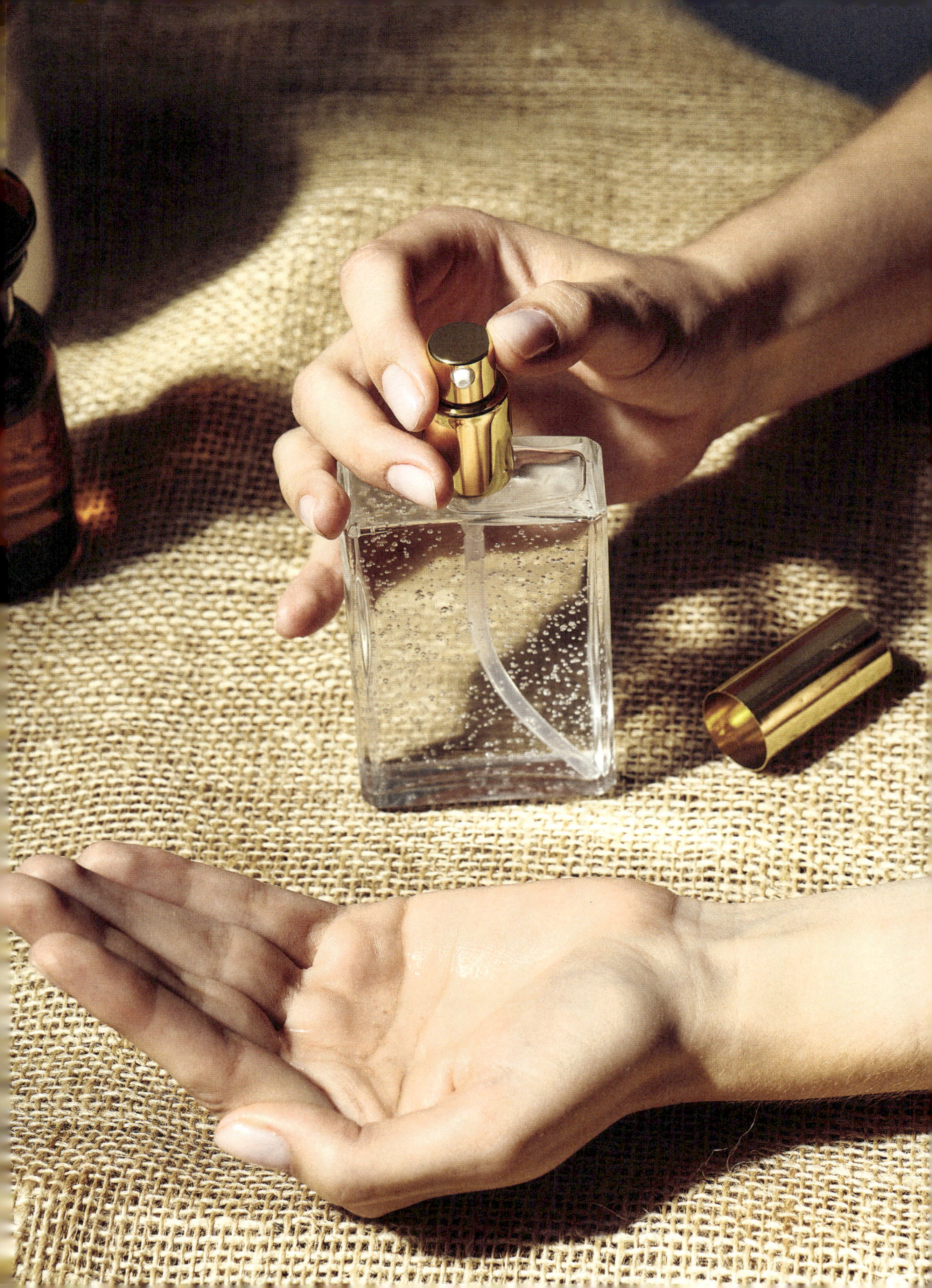

WIND-UND-WETTER-CREME

PFLEGE

Reizarm, die Wundheilung fördernd, Rötungen lindernd – und das alles so sanft wie möglich: So ist unsere Wind-und-Wetter-Creme aufgebaut! Selbst beim Konservierungsmittel gehen wir auf den Komplex, den wir bei NKM für unsere Babylinie nehmen. Verwöhne gereizte Haut mit Zink, Squalan und Panthenol.

BENÖTIGTE UTENSILIEN/ZUBEHÖR:
2 x Becherglas, Feinwaage, Messlöffel, Petrischale, pH-Messpapier & Milchsäure, 50-ml-Tiegel
ZEIT: 30 Min. | **SCHWIERIGKEIT:** mittel
MENGE: 50 g | **ART:** Emulsion
HAUTZUSTAND: empfindliche Haut

PHASE	INHALTSSTOFF	WIRKUNG	%	g
A	Quellwasser	Feuchtigkeit spendend	61,8	30,9
A	Panthenol 75 W	Feuchtigkeit spendend, entzündungshemmend, regenerierend	2,7	1,35
A	Glycerin	Feuchtigkeit spendend, Elastizität fördernd	2	1
B	Dermofeel PGPR	pflanzlicher Emulgator	4	2
B	Sonnenblumenwachs	pflegend, rückfettend	1	0,5
B	Squalan	pflegend, Elastizität fördernd	15,5	7,75
B	Olus Oil	regenerierend, Barriereschutzschicht fördernd	3	1,5
C	Zinkoxid	entzündungshemmend, ausgleichend	5	2,5
D	NKM Mineralischer Konservierungsmittelkomplex	verhindert mikrobielles Wachstum	5	2,5

Schritt 1: Wiege die Komponenten der Phase A in ein Becherglas ein. Erhitze sie auf ca. 80 °C.
Schritt 2: Wiege die Komponenten der Phase B in ein Becherglas ein. Erhitze sie auf ca. 75 °C.
Schritt 3: Phase A zügig zur Phase B geben und ca. 4 Minuten hochtourig rühren. Dann moderat umrühren, während die Emulsion erkaltet.
Schritt 4: Das Zinkoxid (Phase C) einrieseln lassen und in die Emulsion einrühren.
Schritt 5: NKM Mineralischer Konservierungsmittelkomplex einrühren und kräftig homogenisieren.
Schritt 6: Den pH-Wert kontrollieren, bei Bedarf mit Milchsäure pH 5 einstellen. Die Creme noch einmal kräftig mit dem Messlöffel rühren. Anschließend in einen Tiegel abfüllen.

Anwendung/Lagerungshinweise:
Bei Bedarf auf trockene und gereizte Hautstellen auftragen und einwirken lassen.
Die Creme kühl und lichtgeschützt lagern und innerhalb von sechs Monaten aufbrauchen.

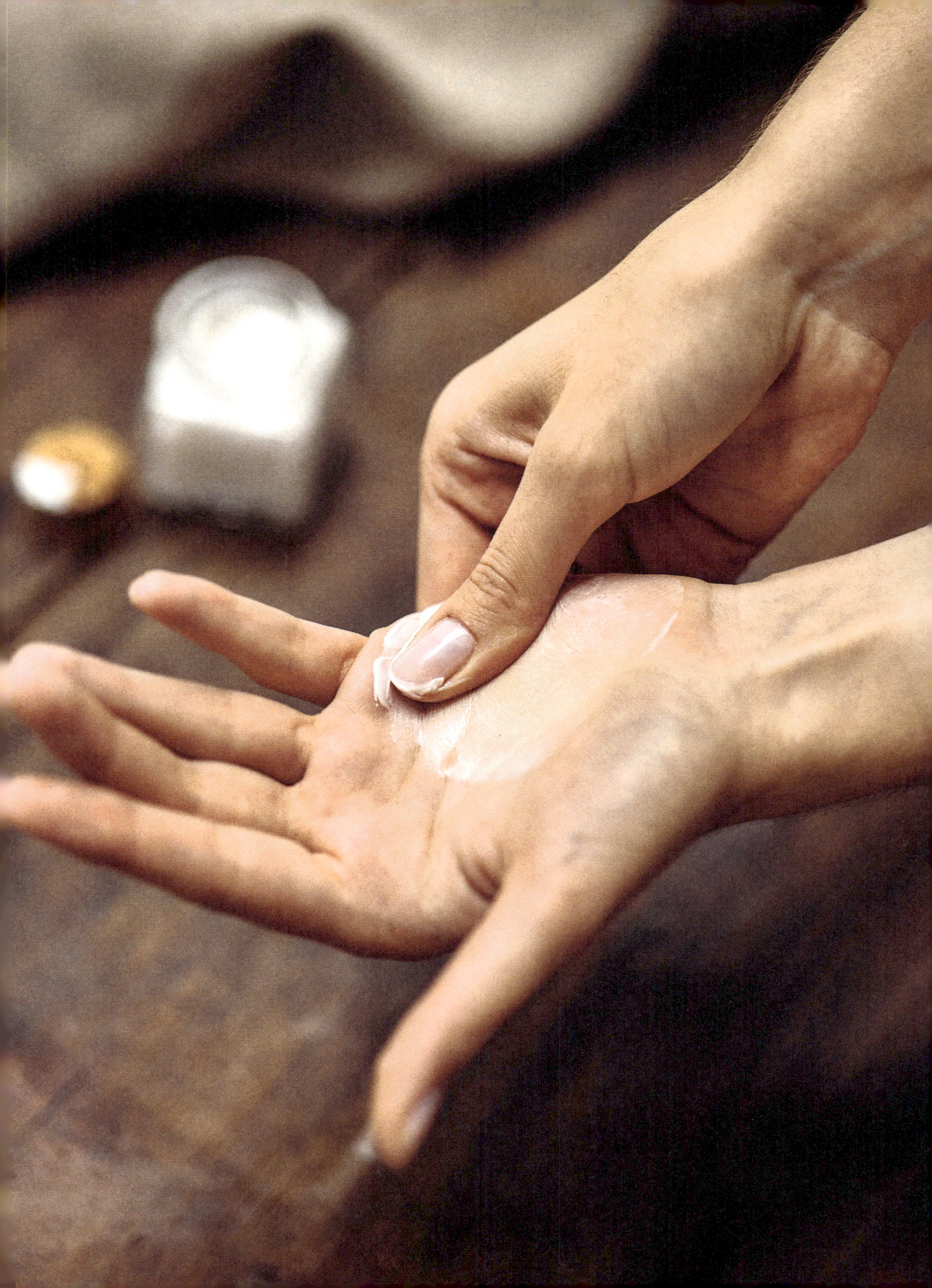

TROCKEN REINIGENDES SHAMPOO-PULVER

REINIGUNG

Ein Trockenshampoo ohne Treibgase? Mit diesem Rezept kannst du es ganz leicht und schnell selbst herstellen – und dann natürlich ohne Plastik abfüllen.

BENÖTIGTE UTENSILIEN/ZUBEHÖR:
Becherglas, Mörser, Messlöffel, Feinwaage, 50-ml-Tiegel
ZEIT: 20 Min. | **SCHWIERIGKEIT:** leicht
MENGE: 50 g | **ART:** Pulver
HAUTZUSTAND: alle Hautzustände

PHASE	INHALTSSTOFF	WIRKUNG	%	g
A	Maisstärke	Basis	80	40
A	Rügener Heilkreide	Talgproduktion regulierend, beruhigend	10	5
A	Natriumbicarbonat	funktional	6	3
A	Kakaopulver, stark entölt	antioxidativ, belebend	2,8	1,4
B	Ätherisches Lavendelöl/ätherisches Fichtennadelöl	Duft	1,2	0,6

Schritt 1: Wiege die Komponenten der Phase A in ein Becherglas ein und verrühre sie gut mit dem Messlöffel.
Schritt 2: Gib eine kleine Menge des Pulvergemisches in den Mörser.
Schritt 3 – optional: Gib ätherisches Öl für den Duft hinzu.
Schritt 4: Mahl alles gründlich mit dem Mörser, während du nach und nach den Rest des Pulvergemisches hinzugibst.
Schritt 5: Fülle dein fertiges Produkt in den Glastiegel.

Anwendung/Lagerungshinweise:
Gib eine kleine Menge des Pulvers in deine Handinnenfläche und verteile es gut auf dem Haaransatz. Optional kannst du das Pulver auch mit einem Pinsel im Haar verteilen.
Lagere das Trockenshampoo-Pulver licht- und wärmegeschützt und brauche es innerhalb von sechs Monaten auf.

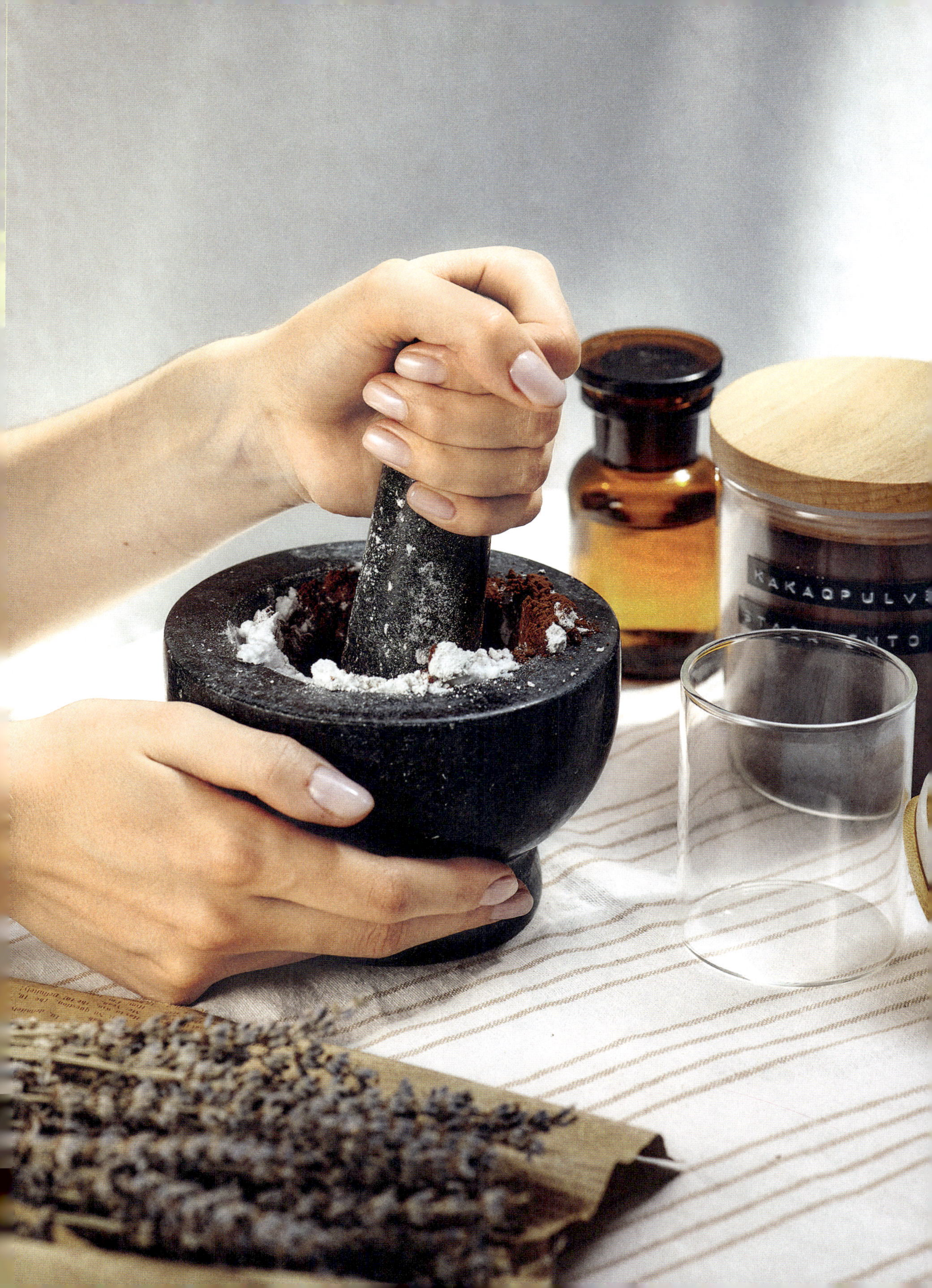

ANTI-DEHNUNGSSTREIFEN-ÖL

PFLEGE

BENÖTIGTE UTENSILIEN/ZUBEHÖR:
Becherglas, Messlöffel, Waage, 250-ml-Glasflasche mit Pumpaufsatz
ZEIT: 20 Min. | **SCHWIERIGKEIT:** leicht
MENGE: 250 g | **ART:** Ölmischung
HAUTZUSTAND: trockene, gereizte, unelastische Haut

PHASE	INHALTSSTOFF	WIRKUNG	%	g
A	Olus Oil	rückfettend, glättend, Elastizität fördernd	43,5	108,75
A	Mandelöl	pflegend, Elastizität fördernd	30	75
A	Sonnenblumenöl	pflegend, regenerierend	20	50
A	Ringelblumenblüten-Pflanzenextrakt	beruhigend, regenerierend	5	12,5
B	Bisabolol (aus Kamille)	entzündungshemmend	0,2	0,5
B	Kamillenöl	entzündungshemmend	0,2	0,5
C	Vitamin E	antioxidativ	1	2,5
D	Rosmarinöl	antioxidativ, antibakteriell	0,05	0,125
D	Lavendelöl	beruhigend, antibakteriell	0,05	0,125
E	Getrockneter Rosmarinzweig	antioxidativ, antibakteriell	q. s.	q. s.

In der Schwangerschaft kann es helfen, der Haut die Elastizität zu schenken, die sie benötigt, um dem Baby Platz zu schaffen. Das Anti-Dehnungsstreifen-Öl enthält die Hautelastizität erhöhende Öle sowie ölsäurehaltige Öle, um die Wirkstoffe in die tieferen Hautschichten zu befördern! So möchten wir mit Olus Oil, Mandelöl und Calendula eine Überdehnung verhindern.

Schritt 1: Wiege die Komponenten der Phase A in ein Becherglas ein und vermenge sie grob.
Schritt 2: Gib die Komponenten der Phase B dazu und verrühre sie homogen.
Schritt 3: Arbeite das Vitamin E (Phase C) gründlich ein.
Schritt 4: Gib die Phase D hinzu und vermenge alle Rohstoffe noch einmal gründlich.
Schritt 5: Lege einen getrockneten Rosmarinzweig in die Flasche und fülle sie mit dem Produkt auf.

Anwendung/Lagerungshinweise:
Das Anti-Dehnungsstreifen-Öl auf die feuchte Haut auftragen und mit sanft massierenden Bewegungen einarbeiten. Ein- bis zweimal täglich wiederholen. Lagere das Anti-Dehhnungsstreifen-Öl licht- und wärmegeschützt und brauche es innerhalb von sechs Monaten auf.

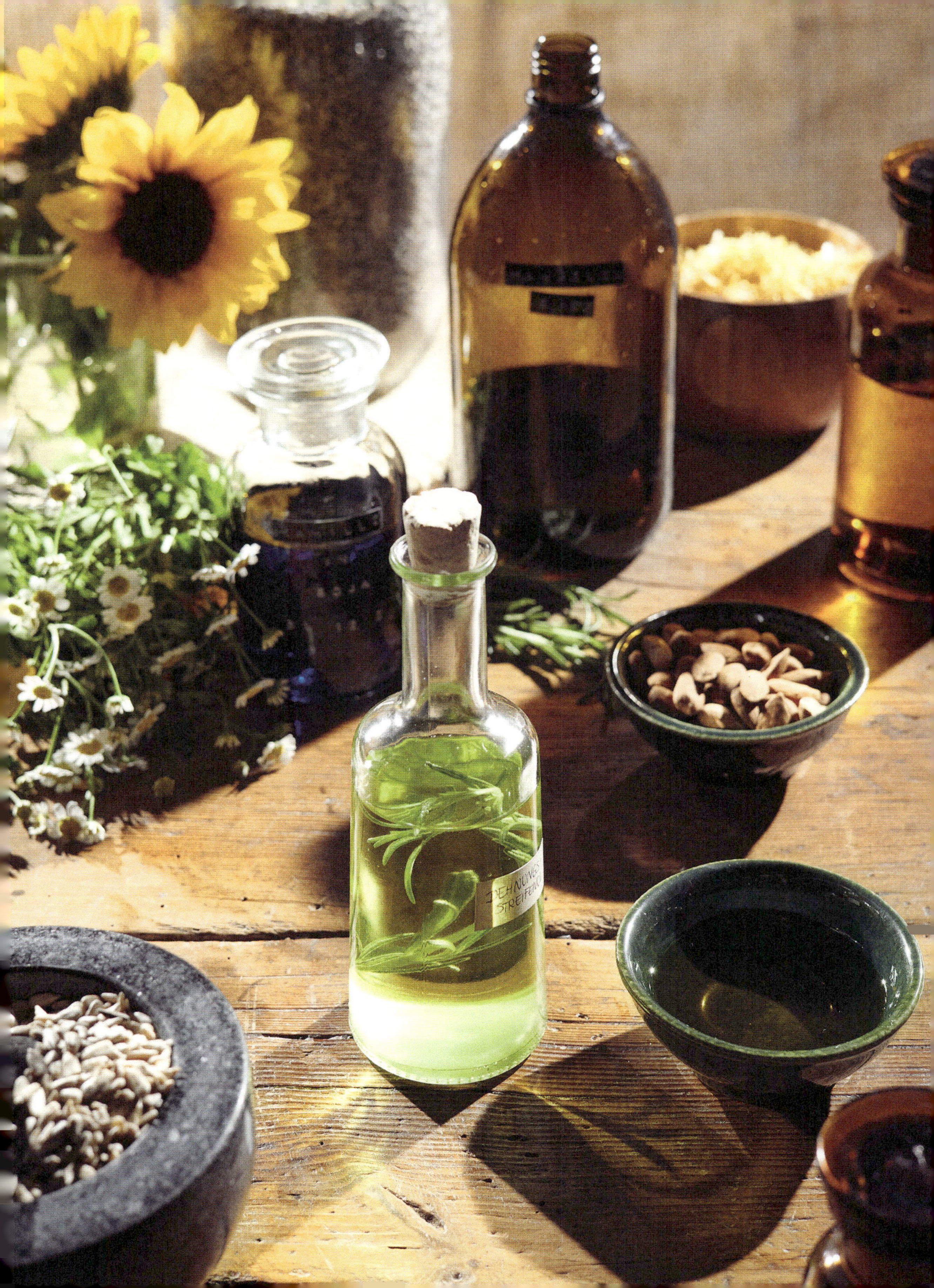
DEHNUNGS
STREIF

SCHRUNDEN-FUSSCREME FÜR NACHTS

PFLEGE

Schöne Füße bekommt man nicht nur bei der Fußpflege. Diese Fußcreme hilft, Schrunden, trockene Haut und Schuppen zu reduzieren: Hoch dosiertes Urea löst Hornhaut auf! – Und ich finde, dieses Rezept ist wieder ein gutes Beispiel dafür, wie hochpotent selbst hergestellte Hautpflege sein kann.

BENÖTIGTE UTENSILIEN/ZUBEHÖR:
2 x Becherglas, 2 x Petrischale, Waage, Messlöffel, Heizplatten, Thermometer, pH-Messpapier & Milchsäure, 50-ml-Tiegel

ZEIT: 30 Min. | **SCHWIERIGKEIT:** mittel

MENGE: 50 g | **ART:** Creme

HAUTZUSTAND: trockene, schrundige Haut

PHASE	INHALTSSTOFF	WIRKUNG	%	g
A	Quellwasser	Feuchtigkeit spendend	54,4	27,2
A	Panthenol 75 W	Feuchtigkeit spendend, entzündungshemmend, regenerierend	1	0,5
A	Pentylene Glycol	Feuchtigkeit spendend, konservierend	5	2,5
B	Mandelöl	pflegend, Elastizität fördernd	6	3
B	Squalan	pflegend, Elastizität fördernd	8	4
B	Pflaumenkernbutter	pflegend, beruhigend	5	2,5
B	Sonnenblumenwachs	pflegend, rückfettend	1	0,5
B	Glycerinsterat SE	Emulgator	1	0,5
B	Cetylalkohol	Co-Emulgator	3	1,5
C	Xanthan	gelbildend	0,6	0,3
C	Glycerin	Feuchtigkeit spendend, Elastizität fördernd	5	2,5
D	Pflanzliches Urea	Verhornungen lösend	10	5

Schritt 1: Wiege die Komponenten der Phase A in ein Becherglas ein. Erhitze sie auf ca. 80 °C.

Schritt 2: Wiege die Komponenten der Phase B in ein Becherglas ein. Erhitze sie auf ca. 75 °C.

Schritt 3: Phase A zügig zur Phase B geben und ca. 4 Minuten hochtourig rühren. Dann moderat umrühren, während die Emulsion erkaltet.

Schritt 4: In einer Petrischale Phase C anrühren, zur Emulsion geben und ca. 30 Sekunden hochtourig rühren.

Schritt 5: Die Rohstoffe der Phase D direkt ins Becherglas geben und mit einem Messlöffel gründlich unterrühren.

Schritt 6: Den pH-Wert kontrollieren, bei Bedarf mit Milchsäure auf pH 5 einstellen. Die Creme noch einmal kräftig mit dem Messlöffel rühren und in den Tiegel füllen.

Anwendung/Lagerungshinweise:
Abends vor dem Schlafengehen großzügig auf den Füßen verteilen und über Nacht einwirken lassen. Kühl und lichtgeschützt lagern und innerhalb von sechs Monaten aufbrauchen.

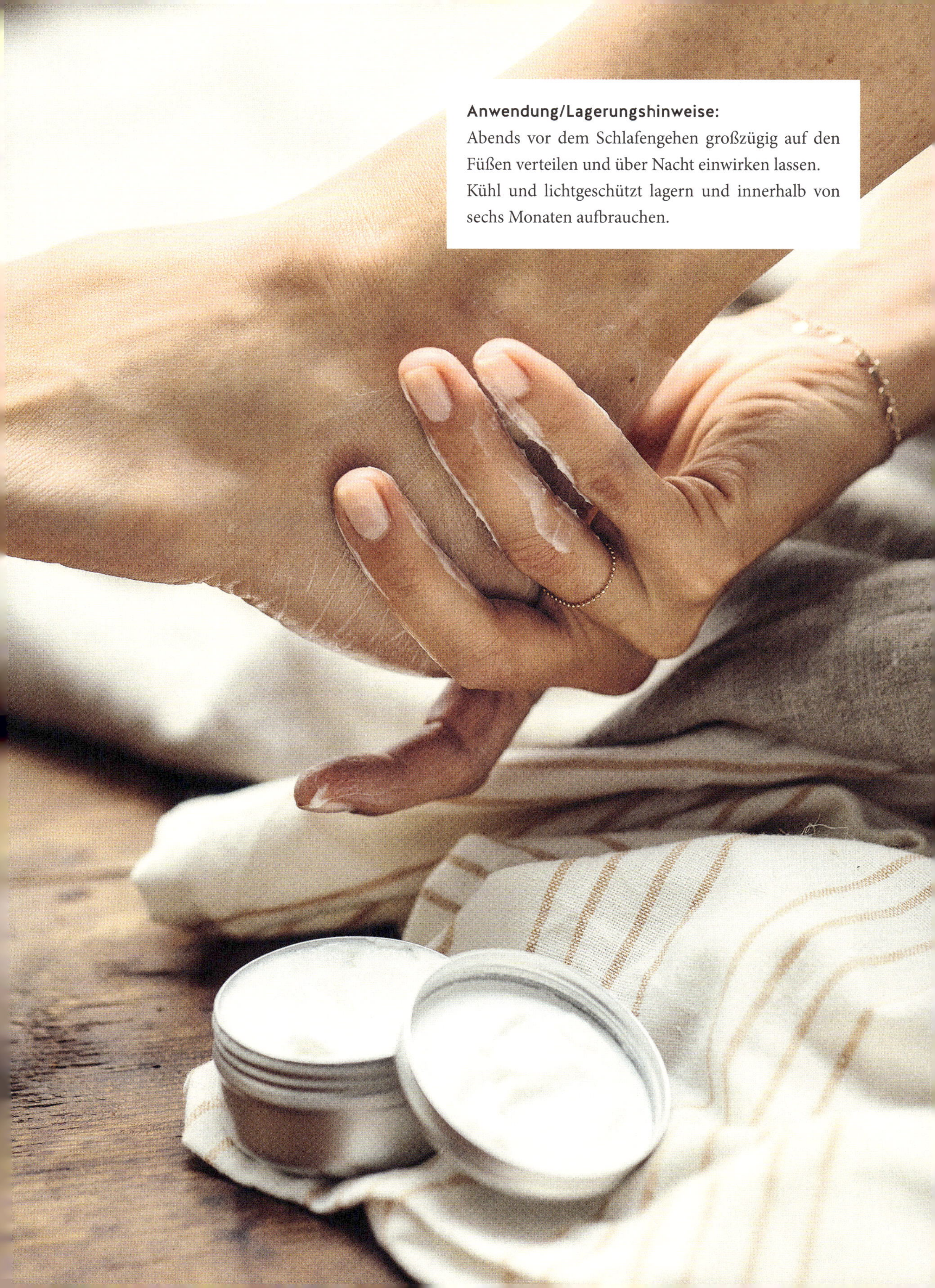

REGISTER & WEGWEISER ZU DEN TABELLEN

REGISTER

Einzelne Wirkstoffe sind im Register aufgeführt, sofern sie notwendig sind, um vom »Troubleshooting Haut« auf Seite 50 direkt zu weiteren Informationen und Rezepten zu finden.

WEGWEISER ZU DEN TABELLEN

LITERATUREMPFEHLUNGEN & BEZUGSQUELLEN

LITERATUREMPFEHLUNGEN

Je größer der Schatz an Informationen, desto fundierter ist die eigene Hautpflege: Hier liste ich beispielhaft Literatur für weiterführendes Selbststudium auf. Interessant ist für Selbstrührende Literatur der Dermatologie, der Life Science beziehungsweise Lebenswissenschaften, zu denen die Kosmetikwissenschaft gehört, und der Naturheilkunde/Phytotherapie.
Auf meiner Webseite **www.nkm-atelier.de** teile ich unter der Rubrik »Kosmetik verstehen« viele kostenfreie Artikel zu Grundlagen und meinen neusten Erkenntnissen.

Bühring, Ursel: *Praxis Lehrbuch Heilpflanzenkunde. Grundlagen – Anwendung – Therapie.* Haug Verlag. Stuttgart 2020 (5. Aufl.)
Dieses Buch liefert dir geballte Fachkenntnis rund um die Pflanzenheilkunde: Inhaltsstoffe, Wirkungen, Indikationen, Darreichungsformen, Dosis, Nebenwirkungen, Einsatzgebiete. Für Leute, die es ganz genau wissen wollen.

Chevallier, Andrew: *Das Große Lexikon der Heilpflanzen.* Dorling Kindersley Verlag. München 2001, Neuausgabe 2017
Dieses Lexikon hatte ich bereits täglich in der Hand, als ich anfing, mich wegen meiner Hautprobleme mit möglicher Heilung aus der Natur zu befassen. Mit den Porträts von über 550 Pflanzen aus aller Welt und den zugehörigen Informationen zum therapeutischen Nutzen sowie zur Geschichte und Verwendung dieser Pflanzen, kann ein Grundverständnis für Pflanzen-Wirkweisen gewonnen werden.

Hirsch, Siegrid mit Grünberger, Felix: *Die Kräuter in meinem Garten. 500 Heilpflanzen, 2000 Anwendungen, 1000 Rezepte, Botanik, Anbau, Magisches, Homöopathie, Hildegardmedizin, TCM, Volksheilkunde.* Freya Verlag. Engerwitzdorf 2015 (10. Aufl.)
Dieses Standardwerk informiert ebenfalls detailliert über 500 wirksame Heilpflanzen und ihre Anwendung. Das Plus für meinen regionalen Ansatz: Es handelt sich um Heilpflanzen unserer mitteleuropäischen Heimat!

Käser, Heike: *Naturkosmetische Rohstoffe. Wirkung, Verarbeitung, kosmetischer Einsatz.* Freya Verlag. Engerwitzdorf 2010.
Hier werden nicht nur Pflanzen, sondern auch Wirk- und Rohstoffe besonders für den kosmetischen Nutzen beschrieben, sowie notwendiges Wissen zu ihrer Verarbeitung und Kombination mit anderen.

Wenigmann, Margret: *Phytotherapie. Arzneidrogen – Phytopharmaka – Anwendung.* Elsevier Verlag. München 2017
Dieses Buch informiert über die 126 am häufigsten eingesetzten Arzneidrogen und wann sie zum Einsatz kommen.

BEZUGSQUELLEN

NKM Onlineshop: **www.nkm-atelier.de**
Hier findest du alles, was du für dieses Buch benötigst: Zubehör zur Kosmetikherstellung sowie Rohstoffe in sehr hoher Qualität und aus nachhaltigem Anbau, viele Rohstoffe direkt vom Landwirt oder so regional wie möglich.

Biologie Bedarf Thorns: **www.biologie-bedarf.de**
Der Biologie Bedarf Thorns liefert unter anderem weiterführende Labormaterialien, die für die Produktion eigener Rohstoffe sowie Pflanzenextrakte notwendig sind.

Dragonspice: **www.dragonspice.de**
Dragonspice liefert Rohstoffe für die kommerzielle und naturkosmetische Kosmetikherstellung in einem preisgünstigen Rahmen.

Skin Chakra: **www.skinchakra.com**
Skin Chakra hat meist auch außergewöhnlichere Rohstoffe, die nicht zur Grundausstattung für Selbstrührende zählen (besondere Emulgatoren etc.).

Werbedisclaimer

Die Empfehlungen zu den Bezugsquellen und Handelsprodukten entsprechen – wie alle Produktempfehlungen in diesem Buch – der Meinung und Erfahrung der Autorin und sind nicht gesponsert. Die Autorin ist Gründerin und Inhaberin von NKM Naturkosmetik München, einer Firma für fertig angerührte, pflanzliche Wirkstoffkosmetik sowie Rohstoffe und Zubehör für Selbstrührende. Die Nennung der Produkte von NKM ist Eigenwerbung. Der Verlag hat von den Empfehlungen keinen wirtschaftlichen Nutzen. Statt der in den Rezepten verwendeten NKM-Produkte können auch vergleichbare Produkte anderer Anbieter verwendet werden. Hierbei ist auf eine identische Zusammensetzung der Rohstoffe zu achten.

DANK DER AUTORIN & MEHR ÜBER DIE AUTORIN

DANK DER AUTORIN

Was kann eine Firma mehr sein, als eine Gruppe Menschen mit demselben Ziel? Damit ich dieses Buch schreiben durfte, musste mein liebes NKM in kurzer Zeit sehr selbstständig werden, und dafür danke ich meinem fantastischen Team: Auch diesen meiner Träume konnten wir gemeinsam wahr werden lassen.

Ich danke außerdem Stella und Nele von Gräfe und Unzer, meiner Lektorin Imke sowie Conny für die tollen Fotos und meiner Familie für die stete Unterstützung.

Ein herzlicher Dank auch all denjenigen, die sich für nachhaltige Naturkosmetik interessieren, und die wie ich die Faszination der Haut und Hautpflege sehen: Eure Mitarbeit und euer Feedback sind es, die unser Tun bei NKM stets vorantreiben. Ich bitte weiterhin wärmstens um euer Feedback an **hallo@nkm-atelier.de**

MEHR ÜBER DIE AUTORIN

Mareike Peters begann aufgrund eigener Hautunreinheiten, sich intensiv mit Hautpflege zu befassen. Sie rührt seit 2015 ihre Kosmetik selbst, da sie so die Inhaltsstoffe und die Wirkstoffkonzentration in ihren Produkten selber bestimmen kann. Nach ihrem Diploma in Organic Skincare Formulation schrieb Mareike unter dem Namen NKM, »Naturkosmetik München«, über den Hautpflegemarkt aus einer Produktentwicklerin-Perspektive. Ihre dort vermittelten Wertevorstellungen über Hautpflege aus regionalen Zutaten, die die traditionelle Naturheilkunde mit den modernen kosmetiktechnologischen Erkenntnissen verbinden, begeisterten die Lesenden so sehr, dass sie nach Mareikes Hautpflege fragten. Seither gibt es diese Hautpflege bei NKM: sowohl fertig angerührt als auch stets als Selbstrühr-Variante, damit die Nutzenden lernen können, wie Kosmetik zusammengesetzt ist. NKM beschäftigt derzeit über 40 Mitarbeiter, betreibt zwei Ladengeschäfte in Hamburg und München, und Mareike wurde 2021 als eine der Jüngsten auf der „Forbes Under 30“-Liste für besonderes Unternehmertum ausgezeichnet.

LIEBE LESERINNEN UND LESER,

wir wollen Ihnen mit diesem Buch Informationen und Anregungen geben, um Ihnen das Leben zu erleichtern oder Sie zu inspirieren, Neues auszuprobieren. Wir achten bei der Erstellung unserer Bücher auf Aktualität und stellen höchste Ansprüche an Inhalt und Gestaltung. Alle Anleitungen und Rezepte werden von unseren Autoren, jeweils Experten auf ihren Gebieten, gewissenhaft erstellt und von unseren Redakteur*innen mit größter Sorgfalt ausgewählt und geprüft.

Haben wir Ihre Erwartungen erfüllt? Sind Sie mit diesem Buch und seinen Inhalten zufrieden? Wir freuen uns auf Ihre Rückmeldung. Und wir freuen uns, wenn Sie diesen Titel weiterempfehlen, in Ihrem Freundeskreis oder bei Ihrem Online-Kauf.

Sollten wir Ihre Erwartungen so gar nicht erfüllt haben, tauschen wir Ihnen Ihr Buch jederzeit gegen ein gleichwertiges zum gleichen oder ähnlichen Thema um.

KONTAKT ZUM LESERSERVICE

GRÄFE UND UNZER VERLAG
Grillparzerstraße 12
81675 München
www.gu.de

IMPRESSUM

GU ist eine eingetragene Marke der GRÄFE UND UNZER VERLAG GmbH, www.gu.de

ISBN 978-3-8338-8000-1
1. Auflage 2021

Projektleitung: Stella Schossow
Lektorat: Imke Rötger
Bildredaktion: Nele Schneidewind, Dr. Nafsika Mylona
Umschlaggestaltung und Layout: ki36 Editorial Design, Marta Olesniewicz
Herstellung: Susanne Fuhrmann
Satz: Christopher Hammond
Repro: Longo AG, Bozen
Druck & Bindung: aprinta GmbH, Wemding

GRÄFE UND UNZER

Ein Unternehmen der
GANSKE VERLAGSGRUPPE

Umwelthinweis:
Nachhaltigkeit ist uns sehr wichtig. Der Rohstoff Papier ist in der Buchproduktion hierfür von entscheidender Bedeutung. Daher ist dieses Buch auf PEFC-zertifiziertem Papier gedruckt. PEFC garantiert, dass ökologische, soziale und ökonomische Aspekte in der Verarbeitungskette unabhängig überwacht werden und lückenlos nachvollziehbar sind.

Die GU-Homepage finden Sie unter www.gu.de

Bildnachweis:
Fotoproduktion und Cover: Constantin Mirbach
Weitere Fotos von Constantin Mirbach: S. 2, 4, 9, 11, 12/13, 19, 21, 45, 49, 100/101

Illustrationen:
Katharina Konte: S. 16, 27, 29, 31, 33, 34, 36; Nadia Gasmi: S. 28

Weitere Fotos: Adobe Stock: S. 60 li., 62 li., 63 u. re., 66 re., 67 u. re., 69 o. re., 69 u. li., 69 u. mi.; Getty Images: S. 62 mi.; iStockphoto: S. 25 li., 25 mi., 25 re., 52/53, 60 re., 62 re., 63 o. li., 63 o. re., 63 u. li., 67 o. li., 67 o. mi., 67 o. re., 67 u. li., 67 u. mi., 69 u. re.; Seasons.agency: S. 61 o. li., 61 u. li.; Shutterstock: S. 60 mi., 66 li., 69 o. li.; Unsplash: S. 61 o. re., 61 u. re.

Syndication: seasons.agency